中国肝炎防治基金会-中国乙肝防控科研基金资[illegible]K20170059）

病毒性肝炎预防控制与监测管理

主　审　张　颖

主　编　吴伟慎　何海艳　赵　莹

天津出版传媒集团

天津科技翻译出版有限公司

图书在版编目(CIP)数据

病毒性肝炎预防控制与监测管理 / 吴伟慎, 何海艳, 赵莹主编. — 天津 : 天津科技翻译出版有限公司, 2020.7 (2024.4重印)

ISBN 978-7-5433-3997-2

Ⅰ. ①病… Ⅱ. ①吴… ②何… ③赵… Ⅲ. ①病毒性肝炎-防治 Ⅳ. ①R512.6

中国版本图书馆 CIP 数据核字(2020)第 012666 号

出　　版:天津科技翻译出版有限公司
出 版 人:刘子媛
地　　址:天津市南开区白堤路 244 号
邮政编码:300192
电　　话:(022)87894896
传　　真:(022)87895650
网　　址:www.tsttpc.com
印　　刷:三河市华东印刷有限公司
发　　行:全国新华书店
版本记录:880mm×1230mm 32 开本 14 印张 330 千字
2020 年 7 月第 1 版 2024 年 4 月第 2 次印刷
定价:85.00 元

编者名单

主　　审：张　颖　天津市疾病预防控制中心

主　　编：吴伟慎　天津市疾病预防控制中心

何海艳　天津市疾病预防控制中心

赵　莹　天津市疾病预防控制中心

副 主 编：张国平　天津市疾病预防控制中心

魏兆飞　天津市疾病预防控制中心

费春楠　天津市疾病预防控制中心

高志刚　天津市疾病预防控制中心

许丽艳　战略支援部队特色医学中心

刘国旺　天津市第二人民医院

编　　者：（按姓氏汉语拼音排序）

白爱丽　天津市北辰区疾病预防控制中心

曹欣鑫　天津经济技术开发区卫生防病站

陈少伟　天津市西青区疾病预防控制中心

陈秀娜　天津市宝坻区疾病预防控制中心

陈银苗　天津市武清区疾病预防控制中心
韩亚凤　天津市河北区疾病预防控制中心
郝肖阳　天津市宝坻区疾病预防控制中心
李永刚　天津市宝坻区疾病预防控制中心
廖　明　天津市河东区疾病预防控制中心
刘　寒　天津市静海区疾病预防控制中心
刘　鹏　天津市疾病预防控制中心
刘　勇　天津市疾病预防控制中心
刘鹏英　天津市津南区疾病预防控制中心
吕秀芝　天津市滨海新区疾病预防控制中心
孟宪海　天津市和平区疾病预防控制中心
彭立昌　天津市东丽区疾病预防控制中心
司　爽　天津市南开区疾病预防控制中心
司福德　天津市蓟州区疾病预防控制中心
苏　颖　天津市宁河区疾病预防控制中心
腾学敏　天津市红桥区疾病预防控制中心
王　辉　天津市和平区疾病预防控制中心
王　伟　天津市滨海新区疾病预防控制中心
王文权　天津市滨海新区疾病预防控制中心
朱桂新　天津市河西区疾病预防控制中心

前　言

病毒性肝炎是全球重要的公共卫生问题。为积极落实全国卫生与健康大会精神和《“健康中国 2030”规划纲要》部署，落实习近平总书记关于“对艾滋病、结核病、乙肝、血吸虫病等传统流行重大疾病，要坚持因病施策、各个击破，巩固当前防控成果，不断降低疫情流行水平”的指示精神，做好“十三五”时期病毒性肝炎的防治工作，遏制病毒性肝炎流行，保障人民群众健康，切实推动肝炎防治工作有序开展，特编写此书。

本书是一本简明实用的为普及病毒性肝炎防治知识和指导实际防治工作的参考书。全书系统而全面地对病毒性肝炎病原学（病原特征、临床表现、传播途径和治疗等），自然史和流行现状，感染指标的解读和检测，诊断及报告标准，预防与控制，携带者权益和保障，监测与管理，防治成效，数据分析利用和健康教育等方面做了介绍。本书内容贴近实际病毒性肝炎的防治工作，既能作为防治知识学习读本进行能力提升，又能为各级各类医疗和卫生机构开展病毒性肝炎预防与控制、监测与管理工作提供指导，同时也是积极响应世界卫生组织关于在 2030 年消除病毒性肝炎主要危害的倡议，落实《中国病毒性肝炎防治规划（2017—2020 年）》的具体重要举措。

由于编写时间仓促，编者能力、精力有限，疏漏之处在所难免，广大读者在使用中如发现问题或有好的建议，望及时反馈给我们，以便再版时修订。

编者

2020 年 3 月 12 日

目　录

第一章
甲型病毒性肝炎

一、病原学

(一)病毒概况

甲型肝炎病毒(HAV)是1973年由Feinstone等应用免疫电镜方法在急性肝炎患者的粪便中发现的,1987年获得HAV全长核苷酸序列,属细小病毒科。1981年HAV被归类为肠道病毒属72型,但由于其在生化、生物物理和分子生物学的特征存在独特功能,且与肠道病毒有所不同,1993年将HAV归类于微小核糖核酸(RNA)病毒科中的嗜肝RNA病毒肝炎属,该属仅有HAV一个种。

HAV是直径27~28纳米(nm)的球形病毒,无包膜,由32个亚单位结构(称为壳粒)组成二十面对称体颗粒。电镜下可见实心和空心两种颗粒,实心颗粒为完整的HAV,有传染性;空心颗粒为未成熟的不含RNA的颗粒,具有抗原性,但无传染性。HAV是全长由7478个核苷酸组成的单股线状RNA基因组。根据核苷酸序列的同源性,HAV可分为7个基因型,其中人类基因型为Ⅰ、Ⅱ、Ⅲ、Ⅶ型,Ⅰ型又分为ⅠA和ⅠB两个亚类;Ⅳ、Ⅴ、Ⅵ型为猿猴基因型。目前我国已分离的HAV均为Ⅰ型。在血清型方面,能感染人的血清型只有1个,因此只有1个抗原抗体系统。

因为HAV可在污染的食物、水和贝类中存活,故人们对灭活HAV的方法进行了大量研究。与其他小RNA病毒相比,HAV对外界抵抗力更强,更耐热。它耐酸碱,室温下可生存1周,在干粪中25℃能生存30天,在贝壳类动物、污水、淡水、海水、泥土中能生存数月。60℃下30分钟,80℃下5分钟或100℃下1分钟才能完全使之灭活。在-20℃~-70℃数年后仍有感染力,在甘油内-80℃~-90℃可长期保存。对有机溶剂较为耐受,在4℃ 20%的乙醚中放置24小时仍稳定。对紫外线、氯、甲醛等敏感。已有报道在进食未完全煮熟的贝类后出现甲肝暴发,提示通过常用烹调贝类的蒸煮条件并不足以完全杀死HAV。

HAV经口进入体内后，由肠道进入血液，引起短暂的病毒血症,约1周后进入肝脏细胞内复制,两周后由胆汁排出体外;随后病毒从受感染的肝脏细胞中脱落进入肝血窦和胆小管中,从而进入小肠,随粪便排出体外。HAV引起肝细胞损伤的机制尚未完全明确,目前认为在感染早期,由于HAV大量增殖,使肝细胞轻微破坏。随后细胞免疫起了重要作用,由于HAV抗原性较强,容易激活特异性 $CD8^+T$ 淋巴细胞,通过直接作用和分泌细胞因子(如γ干扰素)使细胞变性、坏死。在感染后期体液免疫亦参与其中,抗甲肝病毒抗原抗体(抗HAV)产生后可能通过免疫复合物机制使肝细胞破坏。

(二)传染源和传播途径

急性期患者和隐性感染者是甲型病毒性肝炎（HA，简称甲肝)的主要传染源,隐性感染者作为传染源的意义更为重要。

甲肝主要经粪-口途径传播，常见的传播途径有经食物传播、经水传播和日常生活接触传播。

1.经食物传播

最常见的是食用受污染的贝类水产品,如蛤类、牡蛎、毛蚶、泥蚶和蟹等。如毛蚶等贝壳类动物不仅可以把污水中的HAV浓缩5~15倍,而且可将其长期蓄积于体内。食用前仅用开水冲烫毛蚶不能杀死其中的HAV,而生食毛蚶更易感染。1988年上海发生甲肝大流行，仅2~3个月患者多达31万人，死亡47人，平均罹患率为4.08%,是平常发病率的12倍。通过调查,这起甲肝流行是由生食被 HAV 污染的毛蚶引起。

此外,生吃被 HAV 污染的蔬菜、水果和凉拌食品,已感染 HAV 的厨师或其他饮食行业工作人员在采集、制作、加工及销售过程中污染了食物,也可引起 HAV 的传播。

2.经水传播

在发展中国家或卫生条件差的地区，经水传播是甲肝呈地方性流行的重要原因。在粪便和水源管理较差的地方,尤其在雨季或暴雨后,雨水冲刷粪便污染水源,易发生甲肝经水传播。2009 年初夏，广西某乡镇中学饮用水源被 HAV 污染造成甲肝暴发，约 200 名学生感染。

3.日常生活接触传播

主要是通过污染的手、食品、玩具、衣物及床上用品等直接或间接经口传播。学校、托幼机构、工厂和部队等集体单位以及家庭常发生这种传播,特别是在卫生条件差、居住拥挤的地方,粪便管理不当时更易通过此种途径传播。由日常生活接触引起的甲肝多为散发,但若不及时采取预防和控制措施,易发生续发病例,也可引起暴发或流行。

4.其他途径

HAV 偶有通过输血与注射传播，因 HAV 血症持续时间短,一般为 7~10 天,只有在甲肝潜伏期末和发病初期出现 HAV 血症时,才有可能经此途径传播。静脉吸毒、性接触、苍蝇、蟑螂等昆虫携带也可能引起甲肝传播。

(三)临床表现

HAV 传染源通常分为临床型感染者、亚临床型感染者及感染的动物，临床表现如下。

1.急性黄疸型肝炎

临床经过的阶段性较为明显，可分为以下三期。

（1）黄疸前期。起病较急，约80%的患者有发热伴畏寒。此期主要症状有全身乏力、食欲减退、恶心、呕吐、厌油、腹胀、肝区不适、尿色加深等，肝功能改变主要为丙氨酸氨基酸转移酶（ALT）、天门冬氨酸转移酶（AST）升高，本期持续5~7天。

（2）黄疸期。尿黄加深，巩膜和皮肤出现黄疸，1~3周内黄疸达高峰。部分患者可有一过性肤色变浅、皮肤瘙痒、心动徐缓等梗阻性黄疸表现。肝大、质软、边缘锐利，有压痛及叩痛。部分病例有轻度脾大。肝功能检查显示ALT和胆红素升高，尿胆红素阳性，本期持续2~6周。

（3）恢复期。症状逐渐消失，黄疸消退，肝、脾回缩，肝功能逐渐恢复正常，本期持续1~2个月，总病程为2~4个月。

2.急性无黄疸型肝炎

除无黄疸外，其他临床表现与黄疸型相似。无黄疸型发病率远高于黄疸型。无黄疸型通常起病较缓慢，症状较轻，主要表现为全身乏力、食欲减退、恶心、腹胀、肝区痛、肝大、有轻压痛及叩痛等。恢复较快，病程多在3个月内。有些病例无明显症状，易被忽视。无黄疸型占2/3以上，即使是急性黄疸型病例，黄疸亦属轻度。

3.重型肝炎（肝衰竭）

重型肝炎（肝衰竭）的病因及诱因复杂，包括重叠感染、机体免疫状况、妊娠、过度疲劳、精神刺激、饮酒、应用肝损药物、合并细菌感染、有其他并发症（如甲状腺功能亢进、糖尿病）等。表现为一系列肝衰竭症候群：极度乏力，严重消化道症状，神经、精神症状(嗜睡、性格改变、烦躁不安、昏迷等),有明显出血现象,凝血酶原时间(PT)显著延长及凝血酶原活动度(PTA)<40%。黄疸进行性加深,胆红素每天上升≥17.0 μmol/L,大于正常值10倍。可出现中毒性鼓肠、肝肾综合征、扑翼样病颜及病理反射、胆酶分离、血氨升高等。此型肝炎病例数少,易被早期诊断和早期隔离治疗,作为传染源的意义相对较小。

4.亚临床型感染者

亚临床型感染者是指感染HAV后,既无明显的临床症状和体征,亦无肝功能损害,但从粪便中可排出高滴度的HAV,且有免疫学应答者。此型感染者人数多(与显性感染者之比约为8:1),活动范围大,不仅可作为暴发的传染源,而且在散发病例的传播中也起重要作用。

(四)潜伏期

甲肝潜伏期2~6周,平均4周;甲肝通常不转为慢性,其病程呈自限性而无慢性感染。而急性期肝炎主要包括急性黄疸型肝炎和急性无黄疸型肝炎。

(五)人群易感性

人对HAV普遍易感。新生儿经胎盘从母体接受了抗HAV,但在两年内基本消失,因而婴幼儿期甲肝的易感性最高。不同国家或地区人群易感性的年龄分布有所不同:在发达国家或地区,大年龄组人群中因有较大比例的人未曾感染HAV而易感性较高;在发展中国家或地区,因卫生条件差,传播途径容易实现,甲肝的易感人群主要是学龄前儿童,大多数人在儿童时期通过亚临床感染而获得免疫。

人体一旦感染了 HAV，无论是显性还是隐性感染，血清中HAV抗体滴度都将逐渐增高，2~3 个月后达到高峰，并至少在 5~7 年内保持牢固的免疫力。已具有免疫力者再度感染 HAV 可引起回忆应答，使已下降的抗体滴度再度升高，从而获得稳固而持久的保护性抗体，使免疫力维持时间更长，甚至终身。甲肝再次发病极为罕见，但仍有感染其他型肝炎的可能。

人群易感性是影响甲肝流行的关键因素。如果人群中抗-HAV水平低于 40%时，一旦输入甲肝传染源并存在传播条件，即可发生甲肝流行；当人群抗体达到 80%左右时，则可形成免疫屏障，即使存在传染源和传播因素，流行也会被终止。随着经济的发展，人们的生活水平不断提高，卫生设施、环境卫生、饮用水、人群卫生习惯得到明显改善，人群中的甲肝自然感染率降低，造成易感人群积累，增加了甲肝暴发流行的危险性。因此，接种甲肝疫苗是降低人群易感性、提高群体免疫水平的重要措施。

（六）治疗原则

甲肝的治疗原则：足够的休息、合理饮食、辅以适当药物，避免饮酒、过劳和摄入损害肝脏药物。急性甲肝一般为自限性，大多可完全康复，以一般治疗及对症支持治疗为主。急性期应进行隔离，症状明显及有黄疸者应卧床休息，恢复期可逐渐增加活动量，但要避免过劳。饮食宜清淡易消化，适当补充维生素，热量不足者应静脉补充葡萄糖。避免饮酒和应用损害肝脏的药物，辅以药物对症治疗及恢复肝功能，药物不宜太多，以免加重肝脏负担。但有研究报道，利巴韦林治疗急性甲肝可改善临床症状，缩短症状期。由于急性甲肝一旦进展至急性（或慢加急性）肝衰竭，病死率较高，对这部分人群或发生肝衰竭的高危人群,利巴韦林治疗可明显获益。此外,免疫功能低下的患者易发展成慢性甲肝,建议早期给予抗病毒治疗。

二、标志物解读

(一)甲肝抗体

甲肝抗体的检测与意义介绍如下。

1.标本的采集、运送和保存

采集患者急性期和恢复期的血清于密闭螺旋口小管中，置冰壶内送至实验室或-20℃低温冻存待检。

2.抗甲肝病毒抗原 IgM 抗体

以抗体捕捉酶联免疫吸附法(ELISA)检测 HAV 感染急性期血清抗 HAV-IgM，采用的试剂盒应有国家食品药品监督管理总局(SFDA)批准的生产文号。要求使用符合质控标准的试剂盒,根据各厂家生产的试剂盒详细使用说明操作即可,一般操作步骤如下。

(1)原理。本方法采用抗人 IgM(μ 链)包被塑料微孔反应板,与加入待检血清中的抗 HAV-IgM 结合，再与加入的 HAV 抗原特异性结合,以辣根过氧化物酶(HRP)标记的抗 HAV 抗体为示踪物,形成抗人 IgM、抗 HAV-IgM、HAV-Ag、HRP-抗 HAV 复合物,经与底物四甲基联苯胺(TMB)作用后呈现蓝色反应,加硫酸(H_2SO_4)中止反应后蓝色即变为黄色,为阳性结果。反之,待检血清中无抗 HAV-IgM 时则不形成复合物,经与底物作用后不显色,即为阴性结果。

(2)操作步骤和结果判断

1)样本处理及要求:全血标本请于室温放置 2 小时或 4℃过夜后于 1000 转离心 20 分钟,取上清即可检测,或将标本放于-20℃

或-80℃保存，但应避免反复冻融。

2）需要提供的试剂和器材：①酶标仪（450nm）；②高精度加样器及枪头，如0.5~10μL、2~20μL、20~200μL、200~1000μL；③37℃恒温箱；④蒸馏水或去离子水。

3）试剂准备：试剂盒从冷藏环境中取出并在室温下平衡后方可使用；20倍洗涤缓冲液的稀释：蒸馏水按1:20稀释，即1份20倍洗涤缓冲液加19份蒸馏水。

4）操作流程：①从室温平衡20分钟后的铝箔袋中取出所需板条，剩余板条用自封袋密封放回4℃；②设置标准品孔和样本孔，标准品孔各加不同浓度的标准品50μL；③样本孔中加入待测样本50μL，空白孔不加；④除空白孔外，标准品孔和样本孔中每孔加入HRP标记的检测抗体100μL，用封板膜封住反应孔，37℃水浴锅或恒温箱温育60分钟；⑤弃去液体，吸水纸上拍干，每孔加满洗涤液（350μL），静置1分钟，甩去洗涤液，吸水纸上拍干，如此重复洗板5次（也可用洗板机洗板）；⑥每孔加入底物A、B各50μL，37℃避光孵育15分钟；⑦每孔加入终止液50μL，15分钟内，在450nm波长处测定各孔的孔光密度（OD）值。

5）实验结果计算。以所测标准品的OD值为横坐标，标准品的浓度值为纵坐标，在坐标纸上或用相关软件绘制标准曲线，并得到直线回归方程，将样品的OD值代入方程，计算出样品的浓度。

（3）检测抗HAV-IgM的意义。抗HAV-IgM是HAV急性感染的血清学标志，发病后数天即可阳性，3~6个月转阴。临床用于早期诊断甲肝。

3.抗甲肝病毒总抗体（抗HAV）的检测

本标准要求以竞争抑制酶联免疫吸附法检测HAV感染后血

清抗 HAV，采用的试剂盒有国家食品药品监督管理总局批准的生产文号。要求使用符合质控标准的试剂盒，根据各厂家生产的试剂盒详细使用说明操作即可，一般操作步骤如下。

(1)原理、操作与结果判断。具体操作时按试剂盒说明对加样、洗板、显色和终止等步骤进行操作，并判断结果。

本方法采用抗 HAV-IgG 包被塑料孔板，与加入的 HAV Ag 结合，然后加入的待检血清和 HRP-抗 HAV 竞争结合 HAV Ag，如待检血清中有抗 HAV 时，即形成 HAV Ag、抗 HAV 复合物，经与底物作用后呈现无色反应为阳性结果。

当待检血清中无抗 HAV 时，则形成 HAV Ag、HRP-抗 HAV 复合物，经与底物 TMB 作用后，呈现蓝色反应，加硫酸(H_2SO_4)中止反应后蓝色即变为黄色，为阴性结果。

(2)检测抗 HAV 的意义。抗 HAV 是 HAV 感染后产生的总抗体，主要为抗 HAV-IgG，出现稍晚，于 2~3 个月达到高峰，持续多年或终身，属于保护性抗体，对 HAV 感染有免疫力。单份抗 HAV-IgG 阳性表示受过 HAV 感染或疫苗接种后反应。如果恢复期抗 HAV 滴度比急性期高 4 倍以上，为 HAV 现症感染的依据。

(二)HAV 及 HAV RNA

1.甲肝病毒分离

(1) 样本的采集和保存。采集潜伏期或急性期早期患者的粪便、血清或其他样本于密闭塑料容器中，置冰壶内送至实验室或-20℃~-80℃低温冻存待检。

(2)样本处理。粪便及其他固体样本 10g 用 pH 7.4 的磷酸盐缓冲液(PBS)(0.01mol/L)或用 Hanks 液制成 20%的悬液，反复冻融 3 次后离心，取上清液进行无菌过滤，处理后的样本-20℃以下低温保存。血清样本无菌过滤后-20℃以下低温保存。

(3)病毒分离。最常用的是组织培养分离法。一般选用二倍体细胞或非洲绿猴肾细胞(FRHK4)。

1)取新近生长成单层的 25mL 正常细胞培养管培养液，用不含牛血清的培养液清洗细胞。

2)接种经处理的样本，每管细胞接种 0.5mL，37℃吸附 1 小时后，加入细胞维持液 37℃培养。同时设置细胞对照。逐日观察细胞，一般不产生病变作用。每周换一次维持液。培养至 30 天时，收获细胞悬液。鉴定可用中和试验检测病毒，间接免疫荧光法检测抗原，或用聚合酶链反应(PCR)方法检测病毒的核酸。若病毒、抗原为阳性或检测到病毒核酸，可判断病毒分离阳性。

3)第一代细胞培养为阴性的样本，需盲传一代，若鉴定后仍为阴性结果，可报告为未分离到病毒。

4)病毒分离的意义：在粪便中分离到病毒，表明患者仍具有排毒性；在血液中检测到病毒，表明患者具有病毒血症，为 HAV 感染的依据。

2.逆转录-聚合酶链反应

检测甲肝病毒核糖核酸(HAV-RNA)PCR 的基本原理是利用双链脱氧核糖核酸(DNA)在高温下发生解链(变性)，变为单链 DNA 的热变性现象，在体外模拟 DNA 聚合酶存在下的 DNA 复制过程。

(1)样本的采集、保存和运送。采集患者潜伏期或急性期的粪便或其他样本于密闭螺旋口管中，置冰壶内送至实验室或-20℃~-80℃低温冻存。

(2)RT-PCR 基本原理。将样本制备成悬浮液，反复冻融，高速离心后,取上清液。提取病毒的RNA核酸。应用RNA反转录技术产生与RNA病毒组互补的cDNA基因组,作为PCR的模板。

扩增DNA的长度由两个寡核苷酸引物所决定，选择HAV基因保守区合成引物，两端的引物必须与相对DNA的核苷酸互补。首先以高于解链温度的温度使双链DNA(模板)变性,随后在低于解链温度的温度下使两段寡核苷酸引物与变性模板单链退火（复性),再于适当的温度由耐热DNA聚合酶(Taq DNA聚合酶)催化合成DNA新链。如此反复循环,使每轮循环所合成的DNA链重新作为下轮反应的模板,使DNA分子不断倍增。经过充分的扩增后,通过电泳可检测PCR产物。

(3)实时荧光PCR基本原理。实时荧光PCR技术,是指在PCR反应体系中加入荧光基团，利用荧光信号积累实时监测整个PCR进程,最后通过标准曲线对未知模板进行定量或定性分析的方法。

(4)操作步骤和结果判断。参考试剂盒说明书进行操作和判断结果。

(5)检测HAV RNA的意义。粪便中HAV RNA阳性表明患者仍具有排毒性，在血液中检测到HAV RNA表明患者具有病毒血症,为HAV感染的依据。

(三)常见肝脏指标检查

肝功能检查的项目有很多，但是并不是每一个检查项目都需要做,通常医生会结合患者病史和症状选择一组或其中几项检查。常见肝脏检查指标如下。

1.反映肝实质损害的指标

反映肝实质损害的指标主要包括ALT、AST等,其中ALT是最常用的敏感指标,1%的肝细胞发生坏死时，血清ALT水平即可升高1倍。AST持续升高、数值超过ALT往往提示肝实质损害严重,是慢性化程度加重的标志。AST/ALT也可作为判断肝炎病毒感染预后的一个指标,可用来估计肝脏损害程度:其比值越大,损害越严重,比值在1.20~2.26时预后不良。反映急性肝细胞损伤以ALT最敏感;反映急性肝细胞损伤程度则以AST较敏感。

2.反映胆红素代谢及胆汁淤积的指标

反映胆红素代谢及胆汁淤积的指标主要包括总胆红素(TBIL)、直/间接胆红素、尿胆红素、尿胆原、γ-谷氨酰转肽酶(γ-GT)等。肝细胞变性坏死、胆红素代谢障碍或者肝内胆汁淤积时,可以出现上述指标升高。溶血性黄疸时,可以出现间接胆红素升高。γ-GT一般与ALT平行,肝炎的急性期γ-GT合成亢进,恢复期该酶趋于正常;在急性肝炎恢复期,ALT虽然正常,但γ-GT持续升高,提示患者已处于肝炎的慢性期。慢性肝炎患者的γ-GT若持续不降,则提示有病变活动。该指标检测的敏感性虽高,但特异性较差。

3.反映肝脏合成功能的指标

反映肝脏合成功能的指标主要包括白蛋白、胆碱酯酶及凝血酶原时间等。肝脏是合成白蛋白的唯一场所,人血白蛋白是反应慢性肝损伤的很好的指标之一。人血白蛋白水平降低见于营养摄入不足、合成障碍、消耗过多、丢失增多。肝功能损伤时,相关凝血因子合成障碍,可导致PT延长。这是肝功能异常的早期预测指标之一。长期白蛋白、胆碱酯酶降低,凝血酶原活动度下降,补充维生素K不能纠正时,说明正常肝细胞逐渐减少,肝细胞合成蛋白、凝血因子功能差,肝脏储备功能减退,预后不良。

4.反映肝纤维化的指标

Ⅳ型胶原透明质酸酶(HA)、Ⅲ型前胶原氨基端肽、IV 型胶原(CL–IV)、板层素或层粘连蛋白(LN)等,对肝纤维化的诊断有一定参考价值,但缺乏特异性。

5.反映肝脏凝血功能的检测指标

肝脏能合成Ⅲ及因子 a 链以外的全部凝血因子，在维持正常凝血功能中起重要作用。常规的肝功能检测一般只能显示肝功能的某种变化,而凝血象检测则可反映整个肝功能、蛋白质的代谢水平等因素的变化。因此,该检测可以补充肝功能检测的不足,提高一些可疑肝炎患者的诊断率。肝功能损害时,相关的凝血因子合成障碍,可导致 PT 延长,这是肝功能异常的早期预测指标之一。

上述肝功能检测存在特异性较差、敏感性不高、影响因素多等不足,因此应合理选择观察指标,对肝功能应进行动态观察,结合病史进行全面分析和评价。

6.甲胎蛋白

甲胎蛋白（AFP）含量的检测是筛选和早期诊断肝细胞癌(HCC)的常规方法,但应注意有假阴性的情况。肝炎活动和肝细胞修复时 AFP 有不同程度的升高,应动态观察。

7.影像学检查

B 型超声(简称 B 超)有助于鉴别阻塞性黄疸、脂肪肝及肝内占位性病变,对肝硬化有较高的诊断价值,能反映肝脏表面变化,门静脉、脾静脉直径、脾脏大小、胆囊异常变化、腹腔积液等。在重型肝炎中可动态观察肝脏大小变化。计算机断层扫描(CT)、磁共振成像(MRI)的应用价值基本同 B 超。

8.肝组织病理检查

肝组织病理检查对明确诊断、衡量炎症活动度、纤维化程度及评估疗效具有重要价值。还可在肝组织中原位检测病毒抗原或核酸,以助确定病毒复制状态。

三、自然史和流行现状

(一)地区分布

甲肝呈全球性分布,据世界卫生组织(WHO)报告,全世界每年甲肝新发报告病例至少 140 万,实际病例数要多 3~10 倍。根据其流行强度,可分为高、中、低和很低度地方性流行区。在高度地方性流行区,约 90%成人抗 HAV 阳性,大部分儿童在 10 岁前已感染 HAV,如非洲、中南美洲、中东和东南亚部分地区;在中度地方性流行区,成人 HAV 感染率约为 50%,儿童为 20%~30%,如亚洲的印度尼西亚、泰国、斯里兰卡和马来西亚;在低度地方性流行区,成人 HAV 感染率低于 30%,如北美、澳洲、西欧和亚洲的日本。

甲肝流行与社会、经济和卫生因素有很大关联。随着社会经济的发展和卫生水平的提高,在某些国家和地区,甲肝的流行病学模式发生了变化。如中东的沙特阿拉伯,已经由高度地方性流行转变为中度地方性流行;亚洲的印度、中国、尼泊尔、孟加拉国、巴基斯坦、缅甸和菲律宾等国,正在向中、低度地方性流行区转变。由于我国地域辽阔,经济发展不平衡,高度流行区和低度流行区在较长时期内还将交错存在。

在中国,从 20 世纪 90 年代开始,随着包括甲肝减毒活疫苗在内的各种甲肝疫苗预防接种的推广,人民生活水平的逐步提高和居住条件的不断改善，中国大陆地区甲肝发病率总体呈逐年下降趋势，至2012年发病率已降至1.78/10万，正在由甲肝高发区向中、低发区过渡，表明疫苗接种措施已取得巨大成果。我国甲肝发病率由1990年的52.58/10万下降至2009年的3.30/10万，下降了93.72%，2017年又比2009年下降了19.94%。甲肝发病逐年下降趋势与经济发展和甲肝疫苗在人群中的普遍应用相关。虽然甲肝的发病率逐年降低，但暴发流行仍有发生，即在HAV感染率很低的发达国家，也存在幼儿园、学校、社区和医院的甲肝小型暴发，在中、高度地方性流行国家内的低地方性流行区，甲肝暴发的危险性也较高。

（二）时间分布

甲肝流行有周期性现象，如美国在开展甲肝疫苗免疫（1999年）前，每隔10~15年甲肝发病率出现一个高峰，天津市甲肝发病率也同样呈现每10年一个高峰的规律。不同国家和地区周期性的间隔期不同，与易感者积累和人群免疫力下降等因素有关。甲肝全年均有发病，但有一定的季节性。温带地区甲肝发病高峰多在秋末冬初，而热带地区则在雨季。我国甲肝发病呈春季高发现象，但近年来流行高峰已逐年趋平，无明显的季节区别，但冬季略低。从地域分布特点看，2004—2012年甲肝发病数前6位的省市中，5个在西部地区，东部沿海地区较低，这与东部地区的经济状况、卫生条件好于西部地区有关。

（三）人群分布

世界范围内，在高度流行区，甲肝发病主要集中于低年龄人群,以婴幼儿为多,5~14 岁发病率高,14 岁后随年龄增长发病率下降;在低度流行区,发病年龄后移,成人发病比例高。我国 2004—2007 年报告的甲肝病例中,发病人数最多的是农民、学生、散居儿童和工人,5~9 岁发病率最高,近 30%的病例为<15 岁的儿童。儿童高发多与学校和托幼机构中易感人群密度大、相互接触频繁而增加感染机会有关,如有危险因素及传染源存在易引发甲肝暴发。我国于 2008 年将甲肝疫苗列入国家免疫规划后,儿童发病率下降,至 2017 年降至 0.47/10 万。天津市 2005—2014 年发病数据显示,甲肝发病以青壮年为主,平均发病年龄为 38.71 岁,其中发病率最高为 30~39 岁组,为 0.54/10 万。除 0~9 岁组外,其余各年龄组男性发病率均高于女性,发病平均年龄在近 15 年呈现先下降后上升的趋势。职业构成主要以农民、学生、家政及待业为主。

四、诊断标准

(一)诊断原则

根据流行病学、临床症状、体征、实验室检查等进行综合分析和诊断。因为甲肝的临床表现与其他急性病毒性肝炎极其相似,确诊依赖于特异性的血清学检查。

(二)诊断条件

1.流行病学史

发病前 2~7 周内有不洁饮食史或不洁饮水史,或与急性甲肝患者有密切接触史,或当地出现甲肝暴发或流行,或有甲肝流行区旅行史。

2.临床表现

(1)发热、乏力和食欲缺乏、恶心、呕吐或者腹胀、便秘等消化道症状。肝大,伴有触痛或叩痛。

(2)有巩膜、皮肤黄染并排除其他疾病所致黄疸者。

3.实验室检查

(1)ALT 明显升高。

(2)TBIL 大于正常上限数值一倍以上和(或)尿胆红素阳性。

(3)血清学检测:抗 HAV-IgM 阳性或抗 HAV-IgG 双份血清呈 4 倍升高。

(三)诊断

甲肝分为急性无黄疸型和急性黄疸型。

1.甲肝临床诊断

符合下列一条即可诊断。

(1)有流行病学史、临床表现及 ALT 明显升高。

(2)有流行病学史、临床表现、ALT 明显升高及 TBIL 大于正常上限数值一倍以上和(或)尿胆红素阳性。

(3)有临床表现及 ALT 明显增高。

(4)有临床表现,ALT 明显增高,且 TBIL 大于正常上限数值一倍以上和(或)尿胆红素阳性。

2.急性甲肝(无黄疸型)临床诊断

符合下列一条同时 TBIL 不超过正常上限数值一倍以上和(或)尿胆红素阴性即可诊断。

(1)有流行病学史和临床表现,无黄疸体征。

(2)有流行病学史及 ALT 明显升高。

（3）有临床症状及 ALT 明显升高。

3.急性甲肝（黄疸型）临床诊断

符合下列一条即可诊断。

（1）有流行病学史、临床表现及 TBIL 大于正常上限数值一倍以上和（或）尿胆红素阳性。

（2）有流行病学史、黄疸体征及 TBIL 大于正常上限数值一倍以上和（或）尿胆红素阳性。

（3）有流行病学史、黄疸体征、ALT 明显升高和 TBIL 大于正常上限数值一倍以上和（或）尿胆红素阳性。

4.甲肝确诊病例

临床诊断病例和血清学检测阳性。

5.急性甲肝（无黄疸型）确诊病例

临床诊断病例（无黄疸型）和血清学检测阳性。

6.急性甲肝（黄疸型）确诊病例

临床诊断病例（黄疸型）和血清学检测阳性。

7.鉴别诊断

发病早期要与上呼吸道感染、肠道感染和关节炎等区别，同时需与其他型别的病毒性肝炎、药物性肝炎、中毒性肝炎、传染性单核细胞增多症、钩端螺旋体病、巨细胞病毒性肝炎和阻塞性黄疸区别。

五、疫情报告

（一）法定疫情报告

病毒性肝炎属国家法定报告的乙类传染病，报告要求如下。

1.报告方式方法

(1)责任报告单位及报告人。各级各类医疗卫生机构为责任报告单位,其执行职务的人员和乡村医生、个体开业医生均为责任疫情报告人。

(2)登记与报告。责任报告单位或责任报告人在诊疗过程中应规范填写或由电子病历、电子健康档案自动生成规范的门诊日志、入/出院登记、检测检验和放射登记。首诊医生在诊疗过程中发现疑似和确诊病毒性肝炎患者后应按照要求填写《中华人民共和国传染病报告卡》或通过电子病历、电子健康档案自动抽取符合交换文档标准的电子传染病报告卡。

(3)填报要求。《传染病报告卡》统一格式,可采用纸质或电子形式填报,内容要完整、准确,由填报人签名。纸质报告卡要求用A4纸印刷,使用钢笔或签字笔填写,字迹清楚。电子交换文档应当使用符合国家统一认证标准的电子签名和时间戳。

传染病报告卡中须填报患者有效证件或居民健康卡、社会保障卡、新农合医疗卡等身份识别号码;患者为学生或幼托儿童须填报其所在学校/幼托机构全称及班级名称。

(4)报告程序与方式。病毒性肝炎报告实行属地化管理,首诊负责制。传染病报告卡由首诊医生或其他执行职务的人员负责填写。现场调查时发现的病毒性肝炎病例,由属地医疗机构诊断并报告。

1)实行网络直报或直接数据交换。不具备网络直报条件的医疗机构,在规定的时限内将传染病报告卡信息报告属地乡镇卫生院、城市社区卫生服务中心或区级疾病预防控制机构进行网络报告,同时传真或寄送传染病报告卡至代报单位。

2)区域信息平台或医疗机构的电子健康档案、电子病历系统应当具备传染病信息报告管理功能,已具备传染病信息报告管理功能的要逐步实现与传染病报告信息管理系统的数据自动交换的功能。

3)军队医疗卫生机构向社会公众提供医疗服务时,发现病毒性肝炎疫情,应当进行传染病网络报告或数据交换。

(5)报告时限。责任报告单位和责任疫情报告人发现疑似和确诊病毒性肝炎患者和规定报告的传染病病原携带者在诊断后,应于24小时内进行网络报告。

不具备网络直报条件的医疗机构要及时向属地乡镇卫生院、城市社区卫生服务中心或区级疾病预防控制机构报告,并于24小时内寄送出传染病报告卡至代报单位。

2.质量控制

按诊断和报告标准进行诊断和报告，减少错误诊断、错误报告、重复报告和漏报。发生订正信息时及时订正,订正审核包括责任报告人和单位、报告单位辖区卫生行政及疾病控制部门,其次为病例现住址所在地卫生行政部门、疾病预防控制部门及社区卫生服务中心(卫生院)等。

(1)审核。医疗机构传染病报告管理人员须对收到的纸质传染病报告卡或电子病历、电子健康档案系统中抽取的电子传染病报告卡的信息进行错项、漏项、逻辑错误等检查,对有疑问的报告卡必须及时向填卡人核实。

区级疾病预防控制机构疫情管理人员每日对辖区内报告或数据交换的病毒性肝炎信息进行审核。对有疑问的报告信息及时反馈报告单位或向报告人核实。对误报、重报信息应及时删除。

(2)订正。医疗卫生机构发生报告病例诊断变更、已报告病例因该病死亡或填卡错误时,应由该医疗卫生机构及时进行订正报告,并重新填写传染病报告卡或抽取电子传染病报告卡,卡片类别选择订正项,并注明原报告病名。对报告的疑似病例,应及时进行排除或确诊。

(3) 补报。责任报告单位发现本年度内漏报的病毒性肝炎病例,应及时补报。

(4)查重。区级疾病预防控制机构及具备网络直报条件的医疗机构每日对报告信息进行查重,对重复报告的信息进行删除。

3.信息保护

报告、管理、使用病毒性肝炎信息的部门和个人,不得利用数据从事危害国家安全、社会公共利益和他人合法权益的活动,不得对外泄露患者或病毒携带者的个人隐私信息资料。

4.相关用表

(1)《中华人民共和国传染病报告卡》见下表。

(2)《中华人民共和国传染病报告卡》填卡说明。

卡片编码:由报告单位自行编制填写。

姓名:填写患者或献血员的姓名,姓名应该和身份证上的姓名一致。

家长姓名:14 岁及以下的患儿要求填写患者家长姓名。

有效证件号:必须填写有效证件号,包括居民身份证号、护照、军官证、居民健康卡、社会保障卡、新农合医疗卡。尚未获得身份识别号码的人员用特定编码标识。

性别:在相应的性别前打“√”。

出生日期:出生日期与年龄栏只要选择一栏填写即可,不必同

中华人民共和国传染病报告卡

卡片编号:________________________ 报卡类别:1. 初次报告 2.订正报告

姓名*:__________(患儿家长姓名:__________)
有效证件号*:□□□□□□□□□□□□□□□□□□ 性别*:□男、□女
出生日期*:______年_____月_____日(如出生日期不详,实足年龄:__________
年龄单位:□岁□月□天)
工作单位(学校):联系电话:__________________________________
患者属于*:□本县区、□本市其他县区、□本省其他地市、□外省、□港澳台、□外籍
现住址(详填)*:_____省市_____市(区)_____县(镇、街道)_____村_____(门牌号)
人群分类*:
□幼托儿童、□散居儿童、□学生(大中小学)、□教师、□保育员及保姆、□餐饮食品业、□商业服务、□医务人员、□工人、□民工、□农民、□牧民、□渔(船)民、□干部职员、□离退人员、□家务及待业、□其他( )、□不详
病例分类*:(1) □疑似病例、□临床诊断病例、□确诊病例、□病原携带者
(2) □急性、□慢性(乙型肝炎*、血吸虫病*、丙肝)
发病日期*:_______年______月______日
诊断日期*:_______年______月______日_____时
死亡日期:_______年______月______日

甲类传染病*:
□鼠疫、□霍乱

乙类传染病*:
□传染性非典型肺炎、艾滋病(□艾滋病患者□HIV)、病毒性肝炎(□甲型□乙型□丙型□丁肝□戊型□未分型)、□脊髓灰质炎、□人感染高致病性禽流感、□麻疹、□流行性出血热、□狂犬病、□流行性乙型脑炎、□登革热、炭疽(□肺炭疽、□皮肤炭疽、□未分型)、痢疾(□细菌性、□阿米巴性)、肺结核(□涂阳、□仅培阳、□菌阴、□未痰检)、伤寒(□伤寒□副伤寒)、□流行性脑脊髓膜炎、□百日咳、□白喉、□新生儿破伤风、□猩红热、□布鲁氏菌病、□淋病、梅毒(□Ⅰ期、□Ⅱ期、□Ⅲ期、□胎传、□隐性)、□钩端螺旋体病、□血吸虫病、疟疾(□间日疟、□恶性疟、□未分型)□人感染 H7N9 禽流感

丙类传染病*:
□流行性感冒、□流行性腮腺炎、□风疹、□急性出血性结膜炎、□麻风病、□流行性和地方性斑疹伤寒、□黑热病、□棘球蚴病、□丝虫病、□除霍乱、□细菌性和阿米巴性痢疾、□伤寒和副伤寒以外的感染性腹泻病、□手足口病

其他法定管理以及重点监测传染病:

订正病名:________________________ 退卡原因:________________________
报告单位:________________________ 联系电话:________________________
填卡医生*:________________________ 填卡日期*:______年______月______日

备注:

时填报出生日期和年龄。

实足年龄:对出生日期不详的用户填写年龄。

年龄单位:对于新生儿和只有月龄的儿童,注意选择年龄单位为天或月。

工作单位(学校):填写患者的工作单位。学生、幼托儿童须详细填写所在学校及班级名称。

联系电话:填写患者的联系方式。

病例属于:在相应的类别前打"√"。用于标识患者现住地址与就诊医院所在地区的关系。

现住地址:须详细填写到乡镇(街道)。现住址的填写,原则是指患者发病时的居住地,不是户籍所在地址。如患者不能提供本人现住地址,则填写报告单位地址。

职业:在相应的职业名前打"√"。

病例分类:在相应的类别前打"√"。

发病日期:本次发病日期;病原携带者填初检日期或就诊时间;采供血机构报告填写献血者献血日期。

诊断日期:本次诊断日期,需填写至小时;采供血机构填写确认实验日期。

死亡日期:病例的死亡时间。

疾病名称:在做出诊断的病名前打"√"。

其他法定管理以及重点监测传染病:填写纳入报告管理的其他传染病病种名称。

订正病名:订正报告填写订正前的病名。

退卡原因:填写卡片填报不合格的原因。

报告单位:填写报告传染病的单位。

填卡医生:填写传染病报告卡的医生姓名。

填卡日期:填写本卡日期。

备注:用户可填写文字信息,如最终确诊非法定报告的传染病的病名等。诊断为耐多药肺结核或订正诊断为耐多药肺结核的患者在此栏补充填写“MDRTB”。

注:报告卡带“*”部分为必填项目。

(二)突发公共卫生事件报告

执行首诊负责制，严格门诊工作日志制度以及突发公共卫生事件和疫情报告制度，负责突发公共卫生事件和疫情监测信息报告工作。

1.天津市较大、一般级别突发公共卫生事件分级标准

(1)甲肝、戊肝一般级别(Ⅳ级)突发公共卫生事件分级标准:7天内,同一学校、幼儿园、自然村寨、社区、建筑工地等集体单位发生3例及以上。

(2)甲肝、戊肝较大级别(Ⅲ级)突发公共卫生事件分级标准:7天内,一个区同一事件累计发生30例及以上。

2.报告方式、时限和程序

获得突发公共卫生事件相关信息的责任报告单位和责任报告人，应当在2小时内以电话或传真等方式向属地卫生行政部门指定的专业机构报告,具备网络直报条件的同时进行网络直报,直报的信息由指定的专业机构审核后进入国家数据库。不具备网络直报条件的责任报告单位和责任报告人，应采用最快的通讯方式将《突发公共卫生事件相关信息报告卡》报送属地卫生行政部门指定的专业机构,接到《突发公共卫生事件相关信息报告卡》的专业机

构,应对信息进行审核,确定真实性,2 小时内进行网络直报,同时以电话或传真等方式报告同级卫生行政部门。

接到突发公共卫生事件相关信息报告的卫生行政部门应当尽快组织有关专家进行现场调查，如确认为实际发生突发公共卫生事件,应根据不同的级别,及时组织采取相应的措施,并在 2 小时内向本级人民政府报告，同时向上一级人民政府卫生行政部门报告。如尚未达到突发公共卫生事件标准的,由专业防治机构密切跟踪事态发展,随时报告事态变化情况。

3.报告内容

(1)事件信息。信息报告主要内容包括:事件名称、事件类别、发生时间、地点、涉及的地域范围、人数、主要症状与体征、可能的原因、已经采取的措施、事件的发展趋势、下一步工作计划等。具体内容见《突发公共卫生事件相关信息报告卡》。

(2)事件发生、发展、控制过程信息。事件发生、发展、控制过程信息分为初次报告、进程报告、结案报告。

1)初次报告:报告内容包括事件名称、初步判定的事件类别和性质、发生地点、发生时间、发病人数、死亡人数、主要的临床症状、可能原因、已采取的措施、报告单位、报告人员及通讯方式等。

2)进程报告:报告事件的发展与变化、处置进程,事件的诊断和原因或可能因素,势态评估、控制措施等内容。同时,对初次报告的《突发公共卫生事件相关信息报告卡》进行补充和修正。

重大及特别重大突发公共卫生事件至少按日进行进程报告。

3)结案报告:事件结束后,应进行结案信息报告。达到《国家突发公共卫生事件应急预案》分级标准的突发公共卫生事件结束后,由相应级别卫生行政部门组织评估,在确认事件终止后 2 周内,对事件的发生和处理情况进行总结，分析其原因和影响因素，并提出今后对类似事件的防范和处置建议。

4.报告相关用表

（1）《突发公共卫生事件相关信息报告卡》见下表。

（2）《突发公共卫生事件相关信息报告卡》填卡说明。

（3）传染病相关信息表。

六、聚集性疫情处置

聚集性疫情标准根据当地既往同期流行水平定义，一般调查处置步骤如下。

（一）疫情调查

1.调查前准备

组织专业流调、消毒及检测人员等；准备各种现场调查、登记、采样等表格；采样、消杀及个人防护器具及手机、手提电脑等。

2.核实疫情

对报告病例的临床表现、体征、生化指标及实验室检测等进行核实，以判断诊断及暴发的真实性。

3.现场调查病例定义

在特定时间、范围、人群中，参考诊断标准进行疑似、临床诊断及确诊病例的定义。

4.病例搜索

按照“现场调查病例定义”，通过查阅相关医疗机构的诊疗记录、医生访谈、入户调查及集体单位缺勤记录等途径发现疑似和临床病例，并采集血标本，检测感染指标。

突发公共卫生事件相关信息报告卡

□初步报告、□进程报告(　次)、□结案报告

填报单位(盖章):____________________ 填报日期:______ 年 ___月___日
报告人:________________________ 联系电话:________________________
事件名称:____
信息类别:①传染病;②食物中毒;③职业中毒;④其他中毒事件;⑤环境卫生;⑥免疫接种;⑦群体性不明原因疾病;⑧医疗机构内感染;⑨放射性卫生;⑩其他公共卫生
突发事件等级:①特别重大;②重大;③较大;④一般;⑤未分级;⑥非突发事件
初步诊断:______________________ 初步诊断时间:______ 年 ___ 月 ___ 日
订正诊断:______________________ 订正诊断时间:______ 年 ___ 月 ___ 日
确认分级时间:____ 年 ___ 月 ___ 日 订正分级时间:______ 年 ___ 月 ___ 日
报告地区:__________省__________市__________县(区)
发生地区:__________省__________市__________县(区)__________乡(镇)
详细地点:____
事件发生场所:①学校;②医疗卫生机构;③家庭;④宾馆饭店写字楼;⑤餐饮服务单位;⑥交通运输工具;⑦菜场、商场或超市;⑧车站、码头或机场;⑨党政机关办公场所;⑩企事业单位办公场所;⑪大型厂矿企业生产场所;⑫中小型厂矿企业生产场所⑬城市住宅小区;⑭城市其他公共场所;⑮农村村庄;⑯农村农田野外;⑰其他重要公共场所;⑱如是医疗卫生机构,则:(1)类别:①公办医疗机构;②疾病预防控制机构;③采供血机构;④检验检疫机构;⑤其他及私立机构;(2)感染部门:①病房;②手术室;③门诊;④化验室;⑤药房;⑥办公室;⑦治疗室;⑧特殊检查室;⑨其他场所;⑲如是学校,则类别:托幼机构;小学;中学;大、中专院校;综合类学校;其他
事件信息来源:1.本地医疗机构;2.外地医疗机构;3.报纸;4.电视;5.特服号电话95120;6.互联网;7.市民电话报告;8.上门直接报告;9.本系统自动预警产生;10.广播;11.填报单位人员目睹;12.其他
事件信息来源详细:____
事件波及的地域范围:____________________
新报告病例数:__________ 新报告死亡数:__________ 排除病例数:__________
累计报告病例数:__________ 累计报告死亡数:__________
事件发生时间:________年________月________日________时________分
接到报告时间:________年________月________日________时________分
首例患者发病时间:________年________月________日________时________分
末例患者发病时间:________年________月________日________时________分
主要症状:1.呼吸道症状;2.胃肠道症状;3.神经系统症状;4.皮肤黏膜症状;5.精神症状;6.其他(对症状的详细描述可在附表中详填)
主要体征:(对体征的详细描述可在附表中详填)
主要措施与效果:(见附表中的选项)
注:请在相应选项处画“○”

《突发公共卫生事件相关信息报告卡》填卡说明

填报单位(盖章):填写本报告卡的单位全称
填报日期:填写本报告卡的日期
报告人:填写事件报告人的姓名,如事件由某单位上报,则填写单位
联系电话:事件报告人的联系电话
事件名称:本起事件的名称,一般不宜超过30字,名称一般应包含事件的基本特征,如发生地、事件类型及级别等
信息类别:在已明确的事件类型前面画"○"
突发事件等级:填写事件的级别,未经过分级的填写"未分级",非突发事件仅适用于结案报告时填写
确认分级时间:本次报告级别的确认时间
初步诊断及时间:事件的初步诊断及时间
订正诊断及时间:事件的订正诊断及时间
报告地区:至少填写到县(区),一般指报告单位所在的县(区)
发生地区:须详细填写到乡镇(街道),如发生地区已超出一个乡镇范围,则填写事件的源发地或最早发生的乡镇(街道),也可直接填写发生场所所在的地区
详细地点:事件发生场所所处的详细地点,越精确越好
事件发生场所:在已明确的事件类型前面画"○"
如是医疗机构,其类别:选择相应类别,并选择事件发生的部门
如是学校,其类别:选择学校类别,如发生学校既有中学,又有小学,则为综合类学校,其余类似
事件信息来源:填写报告单位接收到事件信息的途径
事件信息来源详细:填写报告单位接收到事件信息的详细来源,机构须填写机构详细名称;报纸注明报纸名称、刊号、日期、版面;电视注明哪个电视台,几月几日几时哪个节目;互联网注明哪个URL地址;市民报告须注明来电号码等个人详细联系方式;广播须注明哪个电台、几时几分哪个节目
事件波及的地域范围:指传染源可能污染的范围
新报告病例数:上次报告后到本次报告前新增的病例数
新报告死亡数:上次报告后到本次报告前新增的死亡数
排除病例数:上次报告后到本次报告前排除的病例数
累计报告病例数:从事件发生始到本次报告前的总病例数
累计报告死亡数:从事件发生始到本次报告前的总死亡数
事件发生时间:指此起事件可能的发生时间或第一例病例发病的时间
接到报告时间:指网络报告人接到此起事件的时间
首例患者发病时间:此起事件中第一例患者的发病时间
末例患者发病时间:此起事件中到本次报告前最后一例患者的发病时间
主要症状体征:填写症状的分类
主要措施与效果:选择采取的措施与效果
附表:填写相关类别的扩展信息

传染病相关信息表

填报单位(盖章):____________________ 填报日期:______ 年 ___ 月 ___ 日

事件名称:____________________

传染病类别:1.甲类传染病;2.乙类传染病;3.丙类传染病;4.其他

初步诊断:

1.甲类:(1)鼠疫;(2)霍乱

2.乙类:(1)传染性非典型肺炎;(2)艾滋病;(3)病毒性肝炎(□甲型、□乙型、□丙型、□戍型、□未分型);(4)脊髓灰质炎;(5)人感染高致病性禽流感;(6)麻疹;(7)流行性出血热;(8)狂犬病;(9)流行性乙型脑炎;(10)登革热;(11)炭疽(□肺炭疽、□皮肤炭疽、□未分型);(12)痢疾(□细菌性、□阿米巴性);(13)肺结核(□涂阳、□仅培阳、□菌阴、□未痰检);(14)伤寒(□伤寒、□副伤寒);(15)流行性脑脊髓膜炎;(16)百日咳;(17)白喉;(18)新生儿破伤风;(19)猩红热;(20)布鲁菌病;(21)淋病;(22)梅毒(□Ⅰ期、□Ⅱ期、□Ⅲ期、□胎传、□隐性);(23)钩端螺旋体病;(24)血吸虫病;(25)疟疾(□间日疟、□恶性疟、□未分型)

3.丙类:(1)流行性感冒;(2)流行性腮腺炎;(3)风疹;(4)急性出血性结膜炎;(5)麻风病;(6)流行性和地方性斑疹伤寒;(7)黑热病;(8)棘球蚴病;(9)丝虫病;(10)除霍乱、细菌性和阿米巴性痢疾、伤寒和副伤寒以外的感染性腹泻病。

4.其他:______________________________

致病因素:

1.细菌性:(1)沙门菌;(2)变形杆菌;(3)致泻性大肠埃希菌;(4)副溶血 2 性弧菌;(5)肉毒梭菌;(6)葡萄球菌肠毒素;(7)蜡样芽孢杆菌;(8)链球菌;(9)椰毒假单胞菌酵米面亚种菌;(10)伤寒杆菌;(11)布鲁菌;(12)志贺菌属;(13)李斯特菌;(14)空肠弯曲杆菌;(15)产气荚膜梭菌;(16)霍乱弧菌;(17)肠球菌;(18)气单胞菌;(19)小肠结肠炎耶尔森菌;(20)类志贺邻单胞菌;(21)炭疽杆菌;(22)其他致病细菌

2.病毒性:(1)甲型肝炎病毒;(2)乙型肝炎病毒;(3)丙型肝炎病毒;(4)戊型肝炎病毒等;(5)SARS 病毒;(6)其他病毒

3.衣原体支原体:(1)肺炎衣原体;(2)其他衣原体支原体

4.真菌性:(1)真菌毒素;(2)其他真菌

5.其他新发或不明原因:(1)SARS;(2)禽流感病毒;(3)其他

(待续)

（续表）

事件发生原因： 1.饮用水污染；2.食物污染；3.院内感染；4.医源性传播；5.生活接触传播；6.媒介动植物传播；7.原发性；8.输入性；9.不明；10.其他 患者处理过程： 1.对症治疗；2.就地观察；3.就地治疗；4.公安机关协助强制执行；5.免费救治；6.医学观察；7.转送定点医院；8.隔离观察；9.特异性治疗；10.明确诊断；11.采样检验；12.就地隔离；13.其他 事件控制措施： 1.隔离传染病患者；2.区域实行疫情零报；3.开展流行病学调查；4.筹资免费救治 5.多部门协作，群防群治；6.落实各项公共卫生措施；7.政府成立专项工作组织；8.区域实行疫情日报；9.国家卫健委（原卫生部）已公布该事件信息；10.启动本县区级应急预案；11.预防性服药；12.启动本省级应急预案；13.启动全国应急预案；14.专家评估；15.上级督察和指导；16.针对新病种出台新方案；17.调拨贮备急需物资药品；18.宣传教育；19.消毒；20.疫苗接种；21.疫点封锁；22.医疗救护；23.现场救援；24.群体卫生防护；25.其他 注：请在相应选项处画"○"

5.个案调查和访谈

对每个确诊病例开展个案调查，填写个案调查表相关信息。

6.描述病例特征

通过描述时间分布、地区分布和人群分布以确定本次聚集疫情的流行特征，绘制流行曲线，分析和解释流行时间起点及可能传播的模式。

7.收集相关信息

结合个案访谈和疫情流行特征分析，收集当地的饮食、饮水、粪便及污水处理等情况，包括种类、数量、分布、地理、气候及人口、社会环境信息等。

8.提出假设

通过描述性流行病学方法，结合环境和卫生学调查，以及疫情发生地的人群活动情况（是否有特别的聚集性活动、饮食和餐具、水源和饮具、粪便管理情况、特殊的食物以及卫生习惯等），综合分析,提出疫情的病因假设。

9.验证假设

根据可疑病因假设提供的线索，设计调查表，开展病例对照调查。也可用实验流行病学方法进行干预,或者与采取的控制措施的效果评价互相印证,从而找出本次暴发的传播途径和传播因素。

(二)疫情处置

控制措施在经过初步调查确定后,为及时、有效地控制疫情,应该立即采取初步措施,随着调查的病因进一步明确,随时补充或修正措施。主要控制措施如下。

1.预防措施

(1)健康教育。开展预防甲肝的健康教育和卫生宣传,做好饮水卫生、食品卫生和环境卫生,养成不喝生水、饭前便后仔细洗手的习惯,疫情期间不吃生冷食物,应进食烹饪熟透的食物。

(2)水源和食品管理。针对调查发现的食品和水源污染,卫生行政部门及水源管理部门应加强合作,确保饮水安全。专人负责对水源消毒,进行卫生学指标检测。

对可能引起甲肝暴发的商业化流通的食品、饮料及饮用水立即召回、封存和销毁。

(3)甲肝疫苗应急接种。根据疫情流行状况和既往免疫状况等,评估疫情蔓延风险,确定接种范围和对象,按照《疫苗流通和预防接种管理条例》,坚持“知情同意、自愿接种”的原则开展甲肝疫苗应急接种;根据选择疫苗生产厂家的要求确定疫苗剂量、免疫程序和允许注射疫苗的年龄。

密切接触者应在最后一次接触的 2 周内注射甲肝疫苗。密切接触者人群应包括:在一个甲肝潜伏期内(45 天)与甲肝病例或疑似病例共同居住、生活、工作或护理的人,包括甲肝患者密切接触的家庭成员、朋友,同一宿舍的同学或同事,与患者同饮食的人员和护理人员等。

密切接触者检测感染状况,如其抗 IgM 或抗 IgG 阳性,则不需接种疫苗。

2.患者、接触者及其环境控制

(1)病例监测和报告。疾控、医疗、监督、教育等部门应加强甲肝病例的主动监测,发现符合诊断标准的病例应立即向当地疾控中心报告,及时分析疫情,掌握疫情动态,评价处置措施的效果。

(2)病例隔离。对已经证实的患者隔离期为发病日起 21 天。

(3)随时消毒。对病例粪便要进行彻底消毒处理,避免污染环境;对疫点周围环境进行消毒,消毒方法可参考本章消毒部分。

(三)标本采集与运送

1.血清采集

采集可疑和临床病例急性期的血清标本，填写血清标本采集表/送检表,送至实验室检测抗 HAV-IgM。病例数较少的聚集或暴发疫情,全部采集;病例数较多的采集 10 例即可。

2.血清采集及运输

采集静脉血 2mL,离心后存血清至少 1mL,冷藏运输。检测后剩余血清于-20℃冻存,备用。

3.检测项目与方法

甲肝病例急性期血清检测抗 HAV-IgM。如需证实是否为同一起暴发疫情,可对急性期抗 HAV-IgM 阳性血清标本开展基因分型及同源性检测。

(四)甲肝疫情调查处理报告和信息反馈

参考本章甲肝突发公共卫生事件报告。

(五)部门职责

在接到甲肝疫情报告后,上级部门根据疫情涉及范围、人群及发生地点适时组织相关部门成立疫情处置组织，适时启动联防联控机制,密切配合,积极参与甲肝疫情调查和处理。各部门职责分工参考如下。

1.卫生行政部门

负责领导组织职责,提供必要的经费和物资等保障,协调督促有关部门落实各项防控措施。组织医疗机构积极开展甲肝病例医疗救治,正面引导宣传,加强与教育行政等部门的沟通协作。

2.疾病预防控制机构(CDC)

开展甲肝暴发疫情信息收集;负责疫情调查、核实和处理以及疫情报告等工作;指导辖区集体单位开展甲肝防治工作;开展防治的宣传教育与健康促进活动;为政府部门提供防控建议。

3.医疗机构

负责对甲肝患者或疑似病例的医疗救护、现场救援、接诊、治疗和隔离，并按要求进行相应的管理；协助 CDC 做好流行病学调查,以及临床相关样本的采集工作;及时发现并报告疫情;还应做好院内感染控制工作。

4.卫生监督机构

对学校、医疗机构和 CDC 的甲肝疫情报告、防控措施等执行情况进行监督检查，查处违法行为；对疫区周围的饮食摊点及贩卖的三无产品进行清理整顿，对疫区居民的生活饮用水开展卫生监督；开展卫生法律法规宣传教育。

5.疫情暴发单位

学校和托幼机构或其他甲肝疫情暴发单位内负责本单位甲肝疫情报告工作的专（兼）职人员，一旦发现符合甲肝暴发疫情预警指标的事件时，应主动向所在辖区CDC（农村学校可向所在辖区乡级卫生院）进行报告，并每日报告新增的病例；建立健全学校缺课/缺勤的监测、报告与管理制度；加强与卫生部门的信息沟通，主动配合卫生部门的调查和各项措施的落实；积极开展爱国卫生运动，清除垃圾；做好单位配套设施（如洗手设备、开水供应等）的装备。

七、甲肝疫苗接种

（一）WHO关于甲肝疫苗使用指南

低流行工业化国家，高危人群有较高发病率，推荐人群进行免疫接种以预防甲型肝炎。包括以下高风险人群：①病毒感染高危人群或与其相关者（慢性肝病或凝血因子异常、男性同性恋者、注射毒品者、在甲肝地方性流行的国家旅行或工作的所有易感者、工作涉及感染甲肝病毒的灵长类，或在实验研究甲肝病毒人员）；②生活在甲肝发病率持续上升的地区。

（二）天津疫苗接种

根据《扩大国家免疫规划实施方案》的规范要求，到2010年，甲肝疫苗力争在全国范围对适龄儿童普及接种。天津市使用甲肝疫苗始于 1995 年，完成国产甲肝减毒活疫苗和进口灭活疫苗免疫原性和安全性观察之后，主要用于疫点周围和幼儿园儿童等重点人群，于 1998 年始将甲肝疫苗纳入计划免疫管理,要求满 12 月龄儿童接种。2002 年扩大了接种范围,天津市卫生局和市教育局联合下发文件,明确规定小学一年级、初中一年级和大学一年级学生均要进行一次性接种甲肝疫苗。2009 年正式将甲肝疫苗接种纳入计划免疫,要求 18 月龄儿童免费接种。据年终考核抽查,接种率达99%。

1.儿童接种

甲型肝炎减毒活疫苗(HepA-L)接种 1 剂次,儿童 18 月龄接种。

甲型肝炎灭活疫苗(HepA-I)接种 2 剂次,儿童 18 月龄和 24~30 月龄各接种 1 剂次。

接种对象:现行的国家免疫规划疫苗按照免疫程序,所有达到应种月(年)龄的适龄儿童,均为接种对象。

天津市<7 岁儿童需补齐甲肝灭活疫苗 2 剂次，第 1 剂和第 2 剂间隔 6 个月,有甲肝减毒活疫苗接种史的儿童无须再补种。儿童型甲肝灭活疫苗适用于 1~15 岁儿童,每剂 0.5mL。

2.成人接种

凡对 HAV 易感者均可接种,特别是从甲肝非流行区到流行区旅游或出差的未经免疫接种者、食品经营人员、卫生保健人员、污物处理人员、频繁外出就餐者等。根据美国疾病预防控制中心的建议,暴露前常规推荐使用甲肝疫苗的人群包括:国际旅行者、男同性恋者、违禁药品使用者、慢性肝病患者、接受凝血因子浓缩剂的患者、研究机构中研究HAV 人员以及其他希望获得免疫力的人群。

接种完第一针后间隔 6 个月后接种第二针。成人型甲肝灭活疫苗适用于 15 岁(不含 15 岁)以上成人,每剂 1.0mL。

3.接种禁忌证

甲肝疫苗不得用于下列人员：既往对甲肝疫苗有重度反应史，或者对疫苗中其任何成分过敏者。尚未确定甲肝疫苗在孕妇中使用的安全性。因为疫苗是通过减毒或者灭活 HAV 生产的，所以从理论上讲，对胎儿的风险可能很低。

由于患过甲型肝炎的人，已经获得终身免疫力，所以就没有必要再注射甲肝疫苗了。注射甲肝疫苗无严重副作用，但有发烧、身体虚弱，有严重腹泻或慢性活动性肝炎和肝硬化的人，不宜接种。

八、意外暴露处置

WHO 关于甲肝疫苗使用指南指出：密切接触者（如家庭、性）应采取暴露后预防措施，最后一次接触的 2 周内注射免疫球蛋白，最好同时在不同部位注射甲肝疫苗。是否在暴发的情况下推荐甲肝疫苗，要根据该社区甲肝流行病学和迅速执行大范围的疫苗接种项目的可行性来决定。在小的独立社区，当预防接种在暴发的早期就开始进行，且在多个年龄段都有较高接种率的情况下，使用甲肝疫苗可非常成功地控制社区范围的甲肝暴发。

九、天津市甲型病毒性肝炎监测方案

（一）方案

1.背景

甲型病毒性肝炎（简称甲肝）是由 HAV 引起的以肝脏炎症和肝功能损害为主要表现的传染病。该病主要通过粪-口途径传播，水、食物污染常会引起大的暴发或流行。甲肝的临床表现以急性黄疸型肝炎为主。我国属甲肝高流行地区,但不同地区甲肝流行强度和流行特征不同。天津市近十几年来甲肝报告发病呈平稳下降态势，报告发病率由2005年的7.16/10万下降到2017年的0.47/10万,工人和干部职员为发病主体。天津市甲肝监测数据主要来源于法定传染病报告系统(NNDRS),结合不断成熟的甲肝血清和分子生物学诊断技术,构成我市甲肝监测的双向监测支撑。为探索甲肝监测技术方法,摸清我市甲肝发病真实水平,提高我市甲肝防治水平,根据既往病毒性肝炎监测经验,结合实际工作,制订本方案。

2.监测目的与内容

(1)监测目的。及时发现甲肝病例,采取有效防控措施,控制疫情蔓延;掌握我市甲肝发病及流行趋势,完善甲肝预测、预警机制;掌握甲肝疫苗接种情况和人群免疫水平，识别高危地区和高危人群,加强预防控制工作;掌握我市甲肝的流行病学特征,为制订防控措施提供科学依据。

(2)监测内容。通过对区CDC及各级监测点医院专项督导,提高甲肝诊断报告质量；提高NNDRS中报告甲肝病例的准确性;通过个案调查对报告病例进行核实诊断及订正；开展甲肝病例聚集和暴发调查;开展专项调查。

实验室相关监测包括以下内容:对聚集、疑似聚集和暴发的甲肝事件进行血样检测,核实诊断,对部分甲肝确诊病例进行分子生物学检测。由市CDC负责进行HAV RNA检测。专项调查检测工作。

(3)时间。全年持续开展。

3.监测方法

(1)监测病例。根据卫生行业标准《甲型病毒性肝炎诊断标准

(WS298-2008)》(以下简称“甲肝诊断标准”),结合当前法定传染病报告系统有关要求,将甲肝监测病例定义为“临床诊断病例”和“确诊病例”。其中临床诊断病例与“甲肝诊断标准”中的临床诊断病例一致,实验室诊断病例与“甲肝诊断标准”中的“确诊病例”一致(即在本监测方案中,确诊病例即实验室诊断病例)。

临床诊断及实验室诊断病例参照本章甲肝诊断标准。

临床诊断病例中，如果与实验室诊断病例有明显流行病学联系,在无血清学检测结果的情况下也可诊断为“实验室诊断病例”。流行病学联系是指病例出现临床症状前的5~50天与确诊病例有密切接触,如确诊病例的家庭成员、性伴侣、共同生活者等。

无症状的抗HAV-IgM阳性者(无症状感染者)暂不纳入本方案规定的监测对象。今后随着甲肝病例的进一步减少,将适时调整监测病例定义。

(2)监测技术要求

病例报告:参照本章法定传染病报告部分。

快速报告:发生聚集、暴发时参照本章突发公共卫生事件报告部分。

病例调查：所有监测病例在病例报告7日内按照统一的流行病学调查表进行个案调查(见调查表格)。调查工作由区CDC负责,个案调查表于调查后7日内上报市CDC。为保证个案调查工作的完成,要注意以下几个方面:①住院病例应在患者出院前完成调查工作;②门诊病例可由医疗机构工作人员协助调查;③如病例确实无法查找而失访,要在“流调汇总表”该病例“个案调查”栏中标注“失访”,并填写失访原因。

(3)标本采集和检测。血标本由辖区接诊医疗单位在其就诊时进行实验室检测,无检测能力的需采集血标本送辖区CDC检测。

4.暴发调查和处理

(1)甲肝暴发的定义。见本章突发公共卫生事件部分。

(2)疫情调查及暴发控制。发生病毒性肝炎暴发后,区疾控机构要对所有暴发病例进行个案调查,同时按照1:3比例进行对照调查;其余工作参考本章突发公共卫生事件部分。

通过上述调查、分析和处理,要求区CDC在暴发处理完后7天内,完成甲肝暴发控制调查结论和处理报告,审核后上报市CDC。

5.主动监测和主动搜索

结合病毒性肝炎病例的主动监测，区CDC每月应至少一次深入到辖区内各监测点医院进行甲肝主动监测。区CDC在市CDC进行甲肝"零"病例和非"零"病例报告时,必须是在对辖区内医疗单位进行主动监测的基础上进行月报。另外,区CDC每年还要有计划或不定时地在辖区内的重点医疗单位或居民人群中，开展甲肝病例的主动搜索工作,以了解和评价甲肝监测的工作状况,进一步改善和提高甲肝监测工作的质量。

6.监测评价指标

市CDC对区CDC的监测评价指标如下。

(1)个案调查表填写的完整性。开展个案调查的散发病例中,个案表填写无空项者所占比例。

(2)聚集病例血标本采集率。甲肝监测病例中,已采集合格血清标本者所占的比例。

(3)血标本送检及时率。所有监测病例中,每月15日前将上月血清标本送达市CDC的病例数所占的比例。

(4)经实验室确诊的暴发率。经实验室确诊的甲肝暴发在全部报告甲肝暴发疫情中所占的百分比。

(二)调查表格

甲型病毒性肝炎流行病学调查表

报告医院____________________ 报告时间______年______月______日

一、基本情况

1.患者姓名:____________家长姓名:____________(14岁以下)

2.出生日期:______年______月______日 年龄:________岁

3.联系电话:______________________

4.性别:(1)男 (2)女

5.职业:(1)幼托儿童(2)散居儿童(3)学生(4)教师(5)餐饮业(6)商业服务(7)工人(8)农民(9)医务人员(10)公务员(11)离退休人员(12)民工(13)渔民(14)海员及长途驾驶员(15)家务及待业(16)保育员及保姆(17)其他__________

6.现住址:__________________,学习/工作单位:____________________

7.文化程度:(1)文盲(2)小学(3)初中(4)高中(5)中专(6)大专(7)大学及以上:

8.户籍:(1)本市(2)其他省市自治区:_____________(3)港澳台(4)外籍

9.若是其他地区户籍,来现住址时间:< 45天(____年____月____日),≥ 45天

10.患者目前状态:(1)痊愈 (2)病程中 (3)死亡

二、发病及就诊情况

1.发病日期:____年____月____日 首发主要症状:________________

2.是否具有以下症状和体征:

(1)发热: ①有 ②无 (2)乏力: ①有 ②无

(3)食欲缺乏: ①有 ②无 (4)厌油: ①有 ②无

(5)恶心: ①有 ②无 (6)呕吐: ①有 ②无

(7)上腹不适: ①有 ②无 (8)腹胀: ①有 ②无

(9)腹泻: ①有 ②无 (10)右上腹疼痛: ①有 ②无

(11)深色样尿: ①有 ②无 (12)巩膜黄染: ①有 ②无

(13)肝大: ①有 ②无 (14)脾大: ①有 ②无

(15)肝脾触压痛: ①有 ②无

3.初诊日期:____年____月____日 初诊医院:________________

4.诊断日期:____年____月____日 诊断医院:________________

三、实验室检测(填确诊时的结果)

监测项目	检测日期	结 果	备 注
抗HAV IgM抗体检测		(1)阳性(2)阴性	
ALT最高值			

(待续)

（续表）

四、流行病学调查（以下均为发病前一个半月内的情况）

（一）接触史

1.外出史：(1)有：地点＿＿＿＿＿＿＿＿起止日期＿＿＿＿＿＿＿＿(2)无

2.甲肝病例接触史：(1)有　(2)无　(3)不清楚

若有，与病例的关系：(1)家庭成员 (2)同事 (3)其他＿＿＿＿＿＿＿＿

接触日期：< 45 天(＿＿年＿＿月＿＿日至＿＿月＿＿日)，≥ 45 天，

患者姓名：＿＿＿＿＿＿＿＿＿＿＿＿

（二）饮食

1.是否进食过生菜肴：(1)是　(2)否

2.是否有可疑的海(水)产品食用史(尤其是水生贝类)：(1)是；(2)否

如是，请填写产品的详细名称和烹调方式：

食用日期	食物名称	烹调方式	食用地点	备注

（三）在外就餐频次

(1)几乎每天均在外就餐；(2)每周在外就餐 1~3 次；(3)每月偶尔在外就餐；(4)从不在外就餐

（四）饮水习惯：（可多选）

(1)煮开的水；(2)桶装水；(3)生水；(4)其他

（五）卫生习惯和周围环境

1.饭前洗手：(1)不洗；(2)偶尔；(3)经常；(4)几乎每次都洗

2.便后洗手：(1)不洗；(2)偶尔；(3)经常；(4)几乎每次都洗

3.家庭内苍蝇密度：(1)0 个/视野；(2)1~5 个/视野；(3)5 个以上/视野

五、甲肝疫苗史

有(接种时间：＿＿年＿＿月)，无(原因：①没必要；②没时间；③价格贵；④不知道甲肝疫苗)

六、控制措施

1.患病期间：(1)在家；(2)住院，医院名称：＿＿＿＿＿＿；(3)正常学习或工作

2.如果是在家治疗，是否消毒？(1)是，消毒药品：＿＿＿＿＿＿消毒对象

（待续）

（续表）

(多选):①餐具;②患者排泄物;③病家周围环境;④其他,__________(2)否

3.主要接触者登记

姓名	性别	年龄	与患者关系	预防措施		是否发病	发病日期
				方法	日期		

七、疾病负担

就诊、治疗总费用(包括医保负担部分):______元;住院时间:_______天,住院费用:________元

八、判断

(1)确诊甲肝;(2)排除

九、判断有无疑似聚集或暴发

(1)有;(2)无

十、备注____

调查者:_______调查者单位:__________调查日期:____年____月___日

十、甲型肝炎消毒

甲(戊)型肝炎患者各种体液及排泄物都可能污染外环境,再通过粪-口途径传播。因此,在医疗单位、患者家庭中及时处理污染物是十分重要的预防措施。不同物品、场所消毒方法不同,不同消毒方法也都有一定的条件,消毒前应充分了解每种消毒方法的优缺点(部分消毒剂有一定的腐蚀性、刺激性、有毒性、易燃易爆性等)、选择合适的方法及设备进行消毒,同时做好消毒前的各项个人防护等工作。在消毒工作完毕后,应将所有的非一次性消毒工具进行消毒清洗,依次脱下隔离衣、帽、口罩(或其他防护用具),衣服脏的一面卷在内,放入消毒专用袋中带回彻底消毒;消毒员应彻底清洗双手消毒,并填写好工作记录表。参照 GB19193-2003 卫生部《消毒技术

规范》(2002 版),一般参考消毒方法如下。

1.衣服、被褥

被细菌繁殖体或病毒污染时,耐热、耐湿的纺织品可煮沸消毒30 分钟,或用流通蒸汽消毒 30 分钟,或用 250~500mg/L 有效氯的含氯消毒剂浸泡 30 分钟;不耐热的毛衣、毛毯、被褥、化纤尼龙制品等,可采取过氧乙酸熏蒸消毒。熏蒸消毒时,将欲消毒衣物悬挂室内(勿堆集一处),密闭门窗,糊好缝隙,每立方米用 15% 过氧乙酸 7mL($1g/m^3$),放置瓷或玻璃容器中,加热熏蒸 1~2 小时。被细菌芽孢污染时,也可采用过氧乙酸熏蒸消毒。熏蒸消毒方法与被繁殖体污染时相同,用药量为每立方米 15% 过氧乙酸 20mL($3g/m^3$);或将被消毒物品置环氧乙烷消毒柜中,在温度为 54℃、相对湿度为 80%条件下,用环氧乙烷气体(800mg/L)消毒 4~6 小时,或用高压灭菌蒸汽进行消毒。

2.患者排泄物和呕吐物

稀薄的排泄物或呕吐物,每 1000mL 可加漂白粉 50g 或20 000mg/L 有效氯含氯消毒剂溶液 2000mL,搅匀放置 2 小时。无粪的尿液每 1000mL 加入干漂白粉 5g 或次氯酸钙 1.5g 或 10 000mg/L 有效氯含氯消毒剂溶液 100mL 混匀放置 2 小时。成形粪便不能用干漂白粉消毒,可用 20% 漂白粉乳剂(含有效氯 5%),或 50 000mg/L 有效氯含氯消毒剂溶液 2 份加于 1 份粪便中,混匀后作用 2 小时。

3.餐(饮)具

首选煮沸消毒 15~30 分钟,或流通蒸汽消毒 30 分钟。也可用0.5% 过氧乙酸溶液、250~500mg/L 二溴海因溶液或250~500 mg/L 有效氯含氯消毒剂溶液浸泡 30 分钟后,再用清水洗净。

4.食物

瓜果、蔬菜类:可用 0.2%~0.5% 过氧乙酸溶液浸泡 10 分钟,或用 12mg/L 臭氧水冲洗 60~90 分钟。患者的剩余饭菜不可再食用，煮沸 30 分钟，或用 20% 漂白粉乳剂、50 000mg/L 有效氯含氯消毒剂溶液浸泡消毒 2 小时后处理，也可焚烧处理。

5.盛排泄物或呕吐物的容器

可用 2% 漂白粉澄清液（含有效氯 5000 mg/L）、5000mg/L 有效氯含氯消毒剂溶液、或 0.5% 过氧乙酸溶液浸泡 30 分钟，浸泡时消毒液要漫过容器。

6.家用物品、家具、玩具

可用 0.2%~0.5% 过氧乙酸溶液或 1000~2000mg/L 有效氯含氯消毒剂进行浸泡、喷洒或擦洗消毒。布制玩具尽量做焚烧处理。

7.纸张、书报

可采用过氧乙酸或环氧乙烷气体熏蒸（消毒剂量和方法同上文），无应用价值的纸张、书报焚烧。

8.手与皮肤

用 0.5% 碘附溶液（含有效碘 5000mg/L）或 0.5%氯已定醇溶液涂擦，作用 1~3 分钟。也可用 75%乙醇或 0.1%苯扎溴铵溶液浸泡 1~3 分钟。必要时用 0.2% 过氧乙酸溶液浸泡，或用 0.2% 过氧乙酸棉球、纱布块擦拭。

9.患者尸体

对患者的尸体用 0.5% 过氧乙酸溶液浸湿的布单严密包裹，口、鼻、耳、肛门、阴道要用浸过 0.5% 过氧乙酸的棉球堵塞后尽快火化。土葬时，应远离水源 50 米以上，棺木应在距地面 2 米以下深埋，棺内尸体两侧及底部铺垫厚达 3~5cm 漂白粉，棺外底部铺垫厚 3~5cm 的漂白粉。

10.运输工具

车、船内外表面和空间,用 0.5% 过氧乙酸溶液或有效氯 10 000mg/L 的含氯消毒剂溶液喷洒至表面湿润,作用 60 分钟。密封空间,可用过氧乙酸溶液熏蒸消毒。对细菌繁殖体的污染,每立方米用15% 过氧乙酸 7mL（1g/m³），对细菌芽孢的污染用 20mL (3g/m³)蒸发熏蒸消毒 2 小时。对密闭空间还可用 2%过氧乙酸进行气溶胶喷雾,用量为 8mL/m³,作用 60 分钟。

11.厕所

厕所的四壁和地面的消毒,方法同(2.患者排泄物和呕吐物)。厕所内的粪便可按粪便量的 1/10 加漂白粉，或加其他含氯消毒剂干粉或溶液（使有效氯作用浓度为 20 000mg/L)，搅匀作用 12~24 小时。

12.垃圾

可燃物质尽量焚烧,也可喷洒有效氯 10 000 mg/L 的含氯消毒剂溶液,作用 60 分钟以上。消毒后深埋。

13.污水消毒

疫点内的生活污水,应尽量集中在缸、桶中进行消毒。每 10L 污水加入有效氯 10 000mg/L 的含氯消毒溶液 10mL，或加漂白粉 4g。混匀后作用 1.5~2 小时,余氯为 4~6 mg/L 时即可排放。对疫点内污染的生活污水,可使用含氯消毒剂进行消毒。消毒静止的污水水体时,应先测定污水的容积,而后按有效氯 80~100mg/L 的量将消毒剂投入污水中。搅拌均匀,作用 1~1.5 小时。检查余氯在 4~6mg/L 时,即可排放。对流动污水的水体,应做分期截流。在截流后,测污水容量,再按消毒静止污水水体的方法和要求进行消毒与检测。符合要求后放流,再引入并截流新来的污水,如此分期依次进行消毒处理。

十一、防控成效

（一）天津市 2005—2014 年甲型病毒性肝炎流行趋势和特征分析

甲型病毒性肝炎是严重威胁我国人民健康的重点肠道传染病，也是天津市重点防治的传染病。近年来随着社会进步，卫生条件改善，以及疫苗预防接种等综合防治措施的实施，天津市甲肝疫情得到有效控制。为了解天津市甲肝疫情的变化趋势，进一步控制和降低甲肝发病，本文对天津市 2005—2014 年甲肝的流行强度、特征、趋势和 2014 年感染因素进行了系统分析。

天津市 2005—2014 年甲肝报告发病和报告死亡数据来自《中国疾病预防控制信息系统》报告的病例信息；天津市人口资料来源于《天津市统计年鉴》。感染因素数据来自 2014 年报告甲肝病例的随访调查，调查内容包括基本信息及 HAV 感染危险因素，未进行病例对照研究。甲肝诊断标准依据《甲型病毒性肝炎诊断标准 WS298-2008》。统计学处理疫情数据采取描述性流行病学方法分析流行特征和趋势；采用 EpiData 3.1 建立相关数据库；使用 SPSS20.0 进行数据统计和分析，发病率和趋势比较采用 χ^2 检验；$P<0.05$ 为差异有统计学意义。

1.疫情概况

2005—2014 年天津市累计报告甲肝 493 例。年报告甲肝病例 16~89 例（年均报告 49.3 例），年平均发病率为 0.40/10 万，其中 2005 年最高值为 0.85/10 万。2011 年报告发病率最低，为 0.12/10 万(表 1-1)。

表 1-1 2005—2014 年天津市甲肝报告发病情况

年份	甲肝		病毒性肝炎例数	甲肝所占比例(%)
	例数	发病率(/10 万)		
2005	89	0.85	7089	1.26
2006	87	0.82	8163	1.07
2007	64	0.58	8020	0.77
2008	48	0.43	4311	1.11
2009	37	0.32	3630	1.02
2010	32	0.26	3296	0.97
2011	16	0.12	3132	0.51
2012	18	0.13	2916	0.62
2013	37	0.27	2698	1.37
2014	69	0.47	2670	2.51

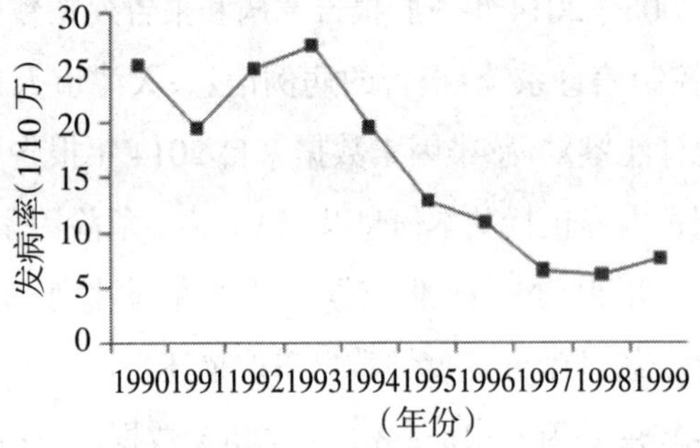

图 1-1 天津市 1990-1999 年甲肝发病率

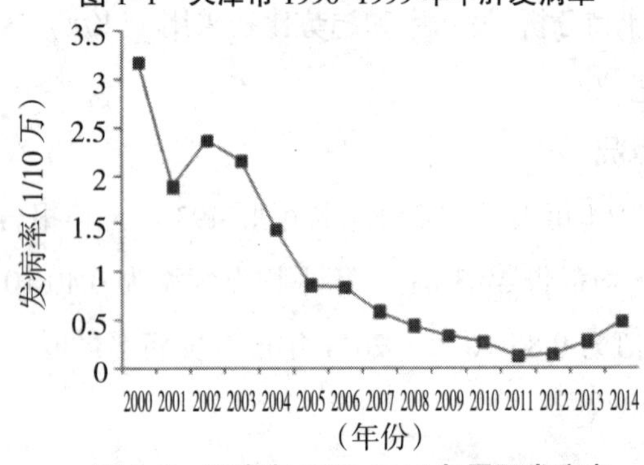

图 1-2 天津市 2000-2014 年甲肝发病率

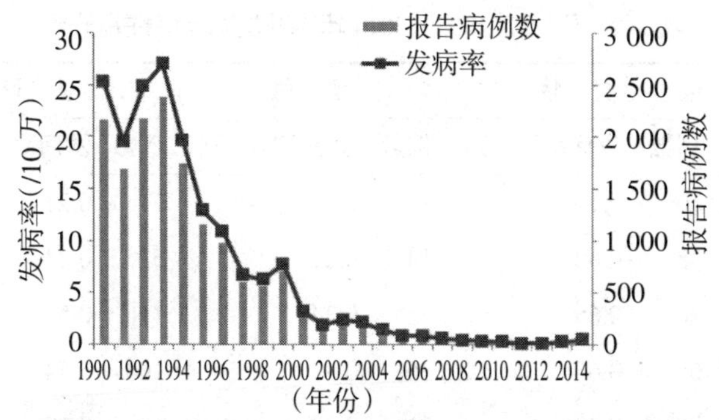

图 1-3　天津市 1990—2014 年甲肝报告病例数与发病率

如图 1-1、1-2、1-3 所示，在 1990—2010 年，天津市甲肝疫情总体呈下降趋势，呈现每 10 年一个周期，每个周期前 5 年疫情上升，在中期达到高峰后逐渐回落（趋势一致性检验 t=1.892，P=0.095）。而2011—2014 年与前 2 个周期前 5 年趋势一致(趋势一致性检验 t=-0.762，P =0.501)。

2.人群分布

2005—2014 年报告甲肝病例中，男性 322 例，女性171 例，男性:女性=1.88∶1(χ^2=35.24，P <0.01)。<20 岁组累计报告73 例，平均发病率为 0.33/10 万；≥20 岁组发病率为 0.42/10 万（χ^2=4.00，P = 0.046)。甲肝发病以青壮年为主，平均发病年龄为 38.71 岁，其中发病率最高为 30~39 岁组，为 0.54/10 万。除 0~9 岁组外，其余各年龄组男性发病率均高于女性(表 1-2)。2005—2006 年甲肝病例的平均发病年龄为 40.91 岁，2007—2010 年间为 32.60 岁，2011—2014 年为 40.06 岁，发病平均年龄在近 10 年呈现先下降后上升的趋势。职业构成主要以农民(90 例，占 18.26%)、学生(70 例，占14.20%)、家政及待业(53 例，占 10.75%)为主，散居及托幼儿童在近 10 年共报告 13 例(表 1-2)。

表 1-2　天津市 2005—2014 年甲肝发病年龄性别分布

年龄组（岁）	男性		女性		总计	
	例数	发病率(/10 万)	例数	发病率(/10 万)	例数	发病率(/10 万)
0~9	10	0.19	11	0.23	21	0.21
10~19	38	0.60	14	0.24	52	0.43
20~29	80	0.65	36	0.34	116	0.51
30~39	68	0.66	36	0.40	104	0.54
40~49	48	0.43	21	0.20	69	0.32
50~59	48	0.49	28	0.29	76	0.39
≥60	30	0.37	25	0.29	55	0.33

3.时间分布

天津市甲肝全年各月均有发病，6 月份和 7 月份的累计报告病例数最多，分别为 50 例和 47 例，发病率均为 0.04/10 万（χ^2=7.45，P<0.01）；全年报告例数最少的月份为 10 月，26 例，发病率为 0.02/10 万（χ^2=4.06，P<0.05）。

4.地区分布

2005—2014 年天津市甲肝疫情呈散发状态，全市16 个区县（滨海新区含塘沽、汉沽、大港）均有病例报告，以市区发病为主，年平均发病率前 5 位的是和平区、河东区、静海区、南开区及河北区，发病率分别为 0.64/10 万、0.54/10 万、0.50/10 万、0.46/10 万和 0.45/10 万。按地理位置划分，近 10 年发病率由高到低依次为市内六区（和平区、河东区、河西区、南开区、红桥区）、老五县（静海区、蓟州区、宝坻区、武清区、静海区）、环城四区（津南区、西青区、北辰区、东丽区）和滨海新区，年均发病率分别为 0.47/10 万，0.38/10 万，0.34/10 万，0.28/10 万，各片区年均发病率差异有统计学意义（χ^2=16.52，P <0.01）。

5.死亡病例

2005—2014 年天津市报告甲肝死亡病例 1 例，男性，36 岁，自由职业者，由甲肝导致急性重型肝炎而死亡。病死率为0.20%，死亡率为 0.08/1000 万。

6.感染因素

2010—2014 年天津市报告甲肝病例 171 例，合格随访调查 165 例，合格随访比例为 96.49%。调查潜伏期内(14~49 天)暴露可疑危险因素，发现食用海产品占 70.30%(116 例)，且食用海产品来源及餐馆分布无明显一致性；曾进食生菜肴(凉拌菜)占30.30%(50 例)；外省市及外国旅行占 16.36%(27 例)；而每周在外就餐 3 次及以上者占 60.00%(99 例)(表 1-3)。

表 1-3　甲肝病例危险因素分布情况

危险因素	例数	发生率(%)
食用海产品	116	70.30
食用生菜肴(凉拌菜)	50	30.30
外省市及外国旅行	27	16.36
无经常洗手习惯	128	77.58
在外就餐频次		
每周在外就餐 3 次以上	99	60.00
每月偶尔在外就餐	56	33.40

7.讨论和小结

天津市自 1990 年开始对病毒性肝炎实行分型报告管理，实时掌握的甲肝报告发病率为 25.26/10 万，发病率峰值出现于 1993 年，为 27.03/10 万，其中报告<20 岁的病例数占全部甲肝发病的 69.55%。自 2000 年开始实施以甲肝疫苗预防接种为主的甲肝控制策略，甲肝发病随之大幅下降。2001—2005 年天津市甲肝年均发病

率降至 1.74/10 万，其中报告<20 岁病例数占全部甲肝发病的 16.15%。2011 年报告发病率达到最低，为 0.12/10 万，至今已连续 10 年低于 1/10 万。2014 年天津市报告的甲肝发病率为全国最低。2005—2014 年男性年均发病率高于女性，这可能与男性工作环境、社会活动交际广泛、饮食卫生习惯等多种因素有关，与文献报道一致。而天津报告较低死亡率和病死率也是整体医疗救治水平提高的体现。2005—2014 年天津市甲肝流行特征发生较大变化，主要表现为下述特点。

（1）发病率下降。1996—2004 年天津市甲肝的发病率为 3.98/10 万，近 10 年较之前发病率下降（χ^2=32.06，P <0.01）。2010 年血清学监测显示全人群抗-HAV 流行率（85.28%）与 1992 年（87.70%）的基本一致（χ^2=4.04，P>0.05），而 2010 年<20 岁组抗-HAV 流行率（77.90%）高于 1992 年水平（40.03%）（χ^2=26.99，P<0.01）。这说明近 10 年成人甲肝疫情下降主要是因经济发展，生活水平提高而导致卫生条件及个人卫生意识提高，以往由水源及食物污染所致大规模暴发或流行已逐渐被外环境存在的 HAV 导致的散发病例所替代，与我国其他较发达城市报道情况一致；而<20 岁人群甲肝发病率的下降主要是由疫苗接种而致。

（2）发病呈每 10 年一个周期。天津市甲肝疫情总体发病率呈下降趋势。自 1990 年起天津市甲肝疫情呈现 10 年一个周期，表现为每个周期前 5 年疫情上升，在中期达到高峰后逐渐回落（趋势一致性检验：t=1.892，P=0.095）。且 2011—2014 年与前 2 个周期前 5 年趋势一致（趋势一致性检验：t=–0.762，P =0.501）。说明近 10 年虽未出现暴发及大流行，但 HAV 感染仍存在自然流行规律，且多篇文献报道外环境中存在 HAV；Maxine M.Denniston 也报道了 2007—2012

年在美国甲肝流行与以往存在规律性：这提示在今后疫情预测及防控中仍应充分考虑由于自然流行规律引起的疫情波动。

（3）<20 岁年龄组发病下降，发病年龄后移。2005—2014 年天津市甲肝病例平均年龄为 38.71 岁，较1980—2004 年的 23.8 岁增加 14.91 岁。2002 年天津市实施甲肝免疫接种控制及消除甲肝策略，在相应年龄组（1 岁、小学一年级和初中一年级）开展甲肝疫苗接种；2009 年正式将甲肝疫苗纳入免疫规划，要求 18 月龄儿童免费接种，接种率达到 99%。2010 年血清学监测显示天津市<20 岁人群抗 HAV 水平与 1992 年相比显著增高（$\chi^2=43.34, P<0.05$），已达到 1998—2005 年 20~29 岁成人水平。近 10 年天津甲肝疫情表现为发病年龄后移，为儿童全面接种甲肝疫苗的效果。故当下在全市范围以青壮年为重点接种甲肝疫苗可以有效防控甲肝发生。

（4）职业构成变化。近 10 年天津市甲肝发病以农民为主，学生所占比例逐渐减少，彻底改变了以托幼儿童、学龄儿童感染发病为主的流行模式。分析其原因为：个人卫生意识较差，农村生活环境及务农过程中较易存在HAV 粪便污染等，导致农民仍为天津市甲肝的最高发群体。

（5）发病以市区为主，感染途径改变。近 10 年天津市甲肝主要发病由远郊五县为主转为以市内六区为主。结合本次感染因素调查，甲肝病例大部分曾在外就餐，说明在经济发达、人口密集、人际交往频繁、相对繁华的市区，人们经常在外就餐而感染 HAV。这与之前由于生活卫生条件差造成外环境及饮水被粪便污染的感染途径有了本质区别。这与一项调查收入水平较高群体外出就餐时食用海产品机会较多而导致甲肝感染概率升高的结论相吻合。

由此可见，随着时代变迁和社会进步，天津市甲肝发病情况及传播模式较前30年因排水管道污染、大雨淹泡、污水反流、粪便横溢的环境状况而引起甲肝等的肠道传染病暴发流行情况发生很大改变,故相应防控措施也应随之变化。目前天津市各年龄段人群抗HAV流行率均大于75%(40岁以上人群大于90%)。根据先前研究,当人群HAV抗体流行率均大于65%时,不可能再发生甲肝暴发流行,且接种甲肝疫苗后集体存在细胞免疫,更增加了屏障作用。故当前天津市甲肝防控策略应以切断传播途径和接种甲肝疫苗相结合的方式为主。增强以市区居民为主的肝炎宣传防控,提高防治意识;同时针对成人发病率高的现状,如餐饮服务及生产行业从业人员中对抗HAV阴性者给予接种甲肝疫苗,由此可较好地防控天津市甲肝疫情。

(二)天津市控制甲型病毒性肝炎的策略效果分析

天津市自1960年建立病毒性肝炎(简称:肝炎)疫情记录,至1990年,报告发病率一直持续呈较高水平,以<20岁人群发病构成为主(可视为甲型病毒性肝炎病例数)。自1990年始,对肝炎实行了分型报告管理,尽管分型率由低到高(由1990年的40%增加到2010年的95%),但甲型病毒性肝炎(简称:甲肝)报告发病率却呈现由高到低(由1990年的25.6/10万下降到2010年的0.12/10万)的趋势,至2017年,天津市甲肝报告发病率已连续11年低于1/10万。

据天津市肝炎控制历史沿革,可将控制甲肝的策略分为三个阶段:第一阶段是1960—1979年,为自然发展阶段。在20世纪60年代中期(1964年)首次出现举国影响较大的肠道传染病之一霍乱暴发大流行,天津市确诊845例,继之(1966年)发生肝炎(当时称为传染性肝炎)流行年,报告发病率达143.22/10万,属20世纪六七十年代的最高值。虽然当时没有进行分型报告管理,但根据甲肝主要发生于小年龄段(<20 岁)人群、乙肝主要发生于大年龄段(≥20 岁)人群的特点和 20 世纪 60 年代初期(1960—1964 年)的肝炎疫情统计,<20 岁人群肝炎报告发病人数占病例总数的 69.55%,推测那个年代报告的肝炎病例以肠道传染性的甲肝为主。在政府部门制订和完善应对肠道传染病策略之际,全社会进入“文化大革命”的时期,严重影响了传染病疫情的控制及管理,肝炎报告发病率曾一度“下降”到 5.46/10 万(1969 年),似不实际。所以将此阶段归为肝炎(主要为甲肝)的自然发展阶段。第二阶段是 1980—1994 年,为以切断甲肝传播途径为主的综合性控制阶段。基于 1964 年和 1984 年的霍乱和甲肝(或可能性的甲肝)等的肠道传染病暴发流行,政府逐渐加大改善公共卫生设施和市政排水建设力度。例如,改善了郊区和沿海区域(现在的滨海新区)的饮水条件,将露天井供水改为管网供水,将城区和部分郊区的简易坑式厕所(旱厕)改为水冲式,同时改善了疫情多发区的排水管道和清淤工作,防止了大雨淹泡、污水反流、粪便横溢的局面,同时也加大了对居民宣传教育的力度等。第三阶段是 1995 年至今,为以接种甲肝疫苗、保护易感染人群为主的综合控制阶段。此阶段,将儿童作为控制甲肝的重点(易感)人群进行大规模化接种,甚至纳入计划免疫普及接种。天津市使用甲肝疫苗始于 1995 年,完成国产甲肝减毒活疫苗和进口灭活疫苗免疫原性和安全性观察之后,主要用于疫点周围和幼儿园儿童等重点人群,于 1998 年始将甲肝疫苗纳入计划免疫管理,要求满 12 月龄儿童接种。2002 年扩大了接种范围,天津市卫生局和市教育局联合下发文件,明确规定小学一年级、初中一年级和大学一年级学生均要进行一次性接种甲肝疫苗。2009 年正式将甲肝疫苗接种纳入计划免疫,要求 18 月龄儿童免费接种,据年终考核抽查,接种率达 99%。

1.小年龄段人群甲肝抗体阳性率增高

天津市于1992、1998、2005和2010年先后开展4次具有代表性的血清学调查，除1992年的调查结果受1989年甲肝暴发疫情影响致全人群抗HAV流行率[87.7%(937/1068)]较高外,其他3次调查结果呈现逐次增高趋势,分别为63.73%、72.30%和85.28%,尤其是20岁以下人群(不包括20岁)增高更为显著,且逐次增高具有统计学意义。

2.甲肝报告发病率明显下降

与甲肝控制策略的划分一致,分三个阶段。第一阶段(1960—1979年)为自然流行阶段。此阶段经历了"文化大革命",且处在传染病疫情报告管理的初期,在报告管理的规范性、科学性和数据的代表性方面待考究，所以对此阶段的疫情不做描述。第二阶段（1980—1994年）为以切断传播途径为主的综合性控制阶段。1980—1989年,全人群肝炎报告发病率波动于76.5/10万~196.1/10万之间,年均发病率为127.43/10万(10 136 /7 954 446),属历史高发阶段,发病年龄主要为20岁以下(不包括20岁)人群,其报告发病率波动于173.46/10万~780.31/10万之间，年均甲肝病例数占全人群甲肝病例总数的62.50%(41 655/66 651)，报告发病率最高的1981年达76.22%。此阶段发生两次大的甲肝暴发流行年(血清学证实),分别发生于1981年和1989年,报告发病率分别为196.10/10万和177.18/10万。虽然两次暴发流行年的肝炎病例主要涉及农村地区,但首次暴发多为水型和食物型,而1989年则以密切接触型的小暴发点和大范围的高度散发为主。基于1989年的大流行，1990—1994年甲肝疫情处于稳定状态,报告发病率波动幅度较小,在82.39/10万~92.06/10万之间。第三阶段(1995年至今)为以接种甲肝疫苗为主的综合控制阶段:天津市于1995年开始在儿童中试用甲肝疫苗,控制住了局部甲肝暴发点的发生或蔓延,随着甲肝疫苗接种工作的推进(1998年纳入计划免疫),甲肝发病率逐年下降。近年完全打破了以前甲肝在发病年龄(<20岁)、发病季节(春、秋季)和流行高峰年等方面的流行规律。

根据20世纪60年代初期(1960—1964年)肝炎(当时称为传染性肝炎)疫情统计,<20岁人群肝炎报告发病人数占病例总数的69.55%,将该比例视为当年甲肝的报告发病比例,即当时肝炎的报告发病以甲肝为主,政府所采取的措施乃是以控制甲肝为主。

3.切断传播途径是控制甲肝的辅助性措施

众所周知,甲肝是肠道传染病,采取切断传播途径、把住病从"口"入关的措施即可有效预防。随着社会经济的发展,政府对公共卫生设施不断改善和卫生监督服务的不断加强,居民生活水平和文明素质不断提高,生活中的不良习惯被不断改善,必然会使甲肝发病率下降。但这只是下降或改变甲肝的流行周期,要想彻底控制或实现消除是不可能的,原因是在传染源(患者和隐性感染者)散在存在的情况下,随着易感人群的积累,势必引起暴发或流行。这在控制甲肝第二个阶段中的1989年发生的以农村接触传播为主的甲肝暴发疫情证实了这一点。

4.接种甲肝疫苗是控制甲肝的根本性措施

随着儿童接种甲肝疫苗工作的推进，接种率逐渐提高，直至2009年纳入计划免疫,天津市甲肝发病率逐渐下降(自20世纪90年代初期开始)，完全打破了先前甲肝3~9年出现一次流行年的规律,并且自2005年起已连续13年低于1/10万(2017年73例,报告的发病率为0.47/100万),渐近于麻疹的消除标准(1/100万)。虽然

2010年血清学监测显示全人群抗-HAV流行率(85.28%)与1992年(87.70%)的基本一致或稍低,但20岁以下人群抗-HAV水平是逐渐升高的,且具有统计学意义(χ^2=43.34~79.24,P<0.05),至2010年已达到1998年和2005年20~29岁成人的水平,无疑这是儿童全面接种甲肝疫苗的作用。目前,天津市各年龄段人群抗HAV流行率均大于75%(40岁以上人群大于90%),根据先前的研究,当人群抗HAV流行率大于65%时,不可能再发生甲肝的暴发流行,并且接种甲肝疫苗后机体存在细胞免疫,更增加了屏障作用。在巩固当前儿童甲肝疫苗接种率(>95%)的基础上,跟踪甲肝疫苗的远期效果,及时完善疫苗管理规程和甲肝监测系统,消除甲肝近在咫尺。

(三)天津市甲肝病例对照调查研究

甲型病毒性肝炎一直以来都是严重威胁我国人群健康的肠道重点传染病。天津市自2000年以来开始实施甲肝消除策略,如今甲肝以大年龄散发病例为主,继续保持为全国发病率最低省区。但知晓率调查显示,目前天津市人群甲肝防治相关知识知晓率较低,仅为54%。在连续低发病率的状态下,仍有易感人群的积累。故天津市疾病预防控制中心开展散发甲型肝炎病例对照调查,及时摸清危险因素,为制订新时期甲肝防控策略提供依据。

1.调查对象

病例:2011年天津市报告甲型肝炎病例。

对照:2011年天津市报告急性乙型肝炎病例。

匹配条件:根据性别、年龄和地区按照1:3进行匹配。

2.调查方法

利用本市病毒性肝炎监测系统,按照统一编制的调查表内容在肝炎监测点和社区卫生服务机构开展现场、入户或电话调查。

3.调查结果

在2011年报告的16例甲型肝炎病例中,除3例失访外,共调查13例病例。按照相应的匹配条件,共调查急性乙型肝炎39例,合计调查病例52例。经过单因素配对Logistic回归分析,结果显示:食用海产品经历、收入水平和甲肝传播途径知晓水平为散发甲型肝炎感染危险因素。(详见表1–4)

表1–4 单因素分析结果(1:3配对Logistic回归分析)

因素	β	P	OR
教育程度		0.51	
同居人数		0.73	
住房条件		0.96	
房龄		0.90	
外出史		0.32	
生食蔬菜		0.23	
生食未清洗瓜果		0.73	
食用海产品	2.89	0.01*	17.91
外出就餐习惯		0.47	
饮水习惯		0.42	
家庭卫生条件		0.74	
宠物家禽饲养		0.34	
生活卫生习惯		0.73	
收入水平	2.38	0.03*	10.75
甲肝传播途径知晓情况	2.58	0.02*	0.08
甲肝预防措施知晓情况		0.17	

*注:差异存在统计学意义$P<0.05$。

结果中因甲肝传播途径知晓情况得到反向结果，即知道甲肝传播途径反而会增加感染风险,故将该因素剔除。对经单因素分析在 α=0.05 水平上筛选出的剩余因素进行多因素 1:3 配对条件 Logistic 回归分析。结果显示:食用海产品和收入水平均为甲肝感染危险因素(详见表 1–5)。

表 1–5 多因素分析结果(1:3 配对 Logistic 回归分析)

因素	β	P	OR
食用海产品	3.12	0.01*	22.71
收入水平	2.75	0.04*	15.61

* 注:差异存在统计学意义 $P<0.05$。

4.讨论和小结

(1)分析结果显示,食用海产品为甲肝感染的首要危险因素,符合甲型肝炎病毒的传播特点。关于收入水平分析结果显示,收入越高的人群感染的风险越大，可以认为收入较高人群外出就餐频次较多,感染风险较高。但结果同时显示,病例组与对照组在外出就餐习惯方面差异无统计学意义。结合食用海产品经历为甲肝感染主要危险因素的情况，可以理解为高收入群体外出就餐时食用海产品的机会较多,故收入越高感染机会越多。

(2)在单因素配对 Logistic 回归分析中,得到甲肝传播途径反而会增加感染风险的反向结论。考虑其原因是病例对照调查作为一种回顾性流行病学研究,在调查过程中可能存在信息偏倚情况,即患者在发病前并不知道甲肝的传播途径，而在发病后通过医务人员、家人、亲属和报纸、电视、网络等媒体了解到甲肝的相关知识并深刻记忆,从而在接受调查时提供了错误的信息,故得出与常理相悖的结论。该结果提示,在今后相关工作的开展中,应注意信息采集的细节,以避免误导相关工作的方向。

(3)此次调查在原有甲型肝炎流行病学调查表的基础上进行了修改和补充,增加了可能与散发甲肝相关的危险因素,但经分析并未发现存在统计学意义。该结果可能为实际情况,也有可能是因为此次调查样本量较少而未能得出相应结论。故提示在今后甲肝流行病学调查时,应继续收集相关信息,积累相关资料,以用于为未来甲肝防控工作开展提供指向性和数据支持。

第二章
乙型病毒性肝炎

乙型病毒性肝炎(HB,简称乙肝)属于《中华人民共和国传染病防治法》规定报告的乙类传染病,是由乙型肝炎病毒(HBV,简称乙肝病毒)引起的以肝脏损害为主多器官损害的一种传染病。

一、病原学

(一)病原体

HBV 是世界上最常见的导致慢性感染的病毒之一。Blumberg 等于 1965 年发现澳大利亚抗原是重要突破,1970 年 Dane 等在电镜下发现 HBV 完整颗粒,定义为 Dane 颗粒,1972 年世界卫生组织命名为乙型肝炎表面抗原(HBsAg)。HBsAg 抗原性复杂,其中有一个共同抗原“a”和至少两个亚型决定簇“d/y”“w/r”,据此将其分成 10 个亚型,主要亚型包括 adw、ayw、adr 和 ayr,不同地区亚型分布不同,各亚型之间临床表现没有差异,因有共同因子“a”,各亚型之间有共同保护力。HBV 属于双链 42nm 嗜肝 DNA 病毒。人类已发现的 HBV 基因型 A~I 共 9 种,在我国以 C 型和 B 型为主。大量临床研究表明,一些基因型与疾病严重程度相关。病毒对外界环境抵抗力较强,在 30℃~32℃时可存活至少 6 个月,在-20℃时可存活 15 年。121℃高压 20 分钟、100℃干烤 1 小时、100℃直接煮沸 10 分钟均可灭活 HBV,含氯制剂、环氧乙烷、戊二醛、过氧乙酸和碘附等也有较好的灭活效果。

(二)传染源

传染源包括急性、慢性乙肝患者(包括乙肝肝硬化和肝癌)和病毒携带者，其中以慢性感染者（包括慢性乙肝病例和病毒携带者）最为重要，特别是病毒携带者，其数量庞大、活动不受限制，分布地区广，作为传染源的意义更大。

（三）传播途径

HBV 在肝细胞内复制后释放至血循环，因此在乙肝患者或 HBV 携带者的血液、体液和分泌物（精液、阴道分泌物、月经等）中均含有病毒颗粒，具有传染性。感染性体液经皮肤（静脉、肌肉、皮下和皮内注射）和黏膜暴露等进行传播。因为 HBV 在外环境存活时间较长，可通过无生命体的物体之间间接传播。

HBV 主要经血和血制品、母婴、破损的皮肤和黏膜及性接触传播。日常工作或生活接触，如同一办公室工作（包括共用计算机等办公用品）、握手、拥抱、同住一宿舍、同一餐厅用餐和共用厕所等无血液暴露的接触，不会传染 HBV。流行病学和实验研究未发现 HBV 能经吸血昆虫（蚊、臭虫等）传播。

（1）母婴传播。围生期传播是母婴传播的主要方式，多为在分娩时接触 HBV 阳性母亲的血液和体液传播，慢性乙肝病毒感染者中有 30%~50%是通过母婴传播获得的，其中 HBsAg 和乙型肝炎病毒 e 抗原（HBeAg）同为阳性的母亲如未采取相应阻断措施，病毒传播率在 70%以上，是 HBsAg 高流行区的主要原因。母婴传播可分为宫内传播（怀孕时经胎盘传播，较为罕见，多数研究表明<2%）、产程传播（常见）和产后感染。母婴传播率主要取决于母亲血液中是否存在 HBeAg，HBeAg 阳性母亲如不进行阻断，传给新生儿概率较高。我国 1979 年、1992 年血清流行病学调查均显示、我国大部分感

染者是由于母婴感染所致,这和世界卫生组织、联合国儿童基金会发布的乙肝高流行地区感染模式一致。

(2)经血传播。输入含有HBV的血液及血制品(包括血清、血浆、全血以及血液制品)可引起乙肝。由于《中华人民共和国献血法》实施,加强血源筛查HBsAg及HBV DNA等,通过直接输血传播途径得到有效控制。目前主要经血、皮肤和黏膜传播,医源性主要发生于不安全注射、侵入性诊疗操作和手术、医务人员工作中的意外暴露以及静脉内滥用毒品(共用注射器)等;日常生活中共用被病毒污染而消毒不彻底的器具,例如指甲刀、牙刷、剃须刀、修脚刀等,病毒也可经破损的皮肤或黏膜进入体内而传播。

(3)性传播。乙肝属于性传播传染病(STD)。HBV阳性者的精液或阴道分泌物中均可检出HBV,在多性伴侣人群中,感染HBV的危险性明显增高。在一项对200名有多个性伴侣的女性进行病毒感染标志血清学检测的研究中,HBV感染率高达55.15%。在一些发达国家,性传播是乙肝的重要传播途径。美国纽约的男同性恋者HBV感染率比对照组高13倍,感染率与性接触对象数目成正比,无论主动还是被动肛交,均增加感染风险。在日常婚姻生活中,由男性传给女性的比率大概为女性传给男性的3倍。对HBV慢性感染者的配偶进行追踪分析,在婚后第5年,配偶HBsAg检出率为42%。

(四)易感人群

未获得有效免疫的人群对HBV都易感。有效免疫主要通过注射乙肝疫苗途径获得,部分人群由于感染HBV并清除病毒后获得保护性抗体。

（五）临床表现和潜伏期

1.急性乙肝

乙肝潜伏期长，约45~160天，平均120天，潜伏期长短与进入体内病毒数量、传播方式和宿主因素等有关。最常见的临床表现为全身乏力、食欲减退、恶心、呕吐、厌油、腹泻及腹胀，部分患者有发热（一般不超过38.5℃）、黄疸、尿色加深等症状。体检可发现肝、脾大，肝脏触痛或叩痛，实验室检查ALT明显升高，可同时血清胆红素升高，部分患者皮肤瘙痒等。

2.慢性HBV感染

乙肝或HBsAg阳性史超过6个月，且HBsAg和（或）HBV DNA仍为阳性者，可诊断为慢性HBV感染。根据HBV感染者的血清学、病毒学、生化学试验及其他临床和辅助检查结果，可将慢性HBV感染分为慢性乙肝、乙肝肝硬化、乙肝相关肝癌和HBV携带。每个患者症状、体征与病情严重程度及个体差异相关，表现不完全一致。

（1）慢性乙肝。根据肝组织病理学、临床症状体征、化验及影像学检查符合慢性乙肝表现。慢性乙肝主要临床表现为：乏力、食欲减退、腹胀、尿黄等，体检可发现肝掌、蜘蛛痣、面色灰暗（肝病面容）、脾大、肝大、肝脏触痛或叩痛等，血清ALT和（或）AST持续或反复升高。

（2）乙肝肝硬化。乙肝肝硬化是慢性乙肝发展的结果，所以有慢性肝炎活动的表现，但乏力及消化道症状更加明显，白蛋白下降。可伴有腹壁、食管静脉曲张、腹腔积液、脾大、门静脉和脾静脉增宽等门脉高压表现，肝组织学表现为弥散性纤维化及假小叶形成。肝硬化根据肝组织病理学及临床表现一般可分为代偿期肝硬化和失代偿期肝硬化。

1)代偿期肝硬化:属于早期肝硬化,一般属 Child-Pugh A 级。可有轻度乏力、食欲减退或腹胀症状,ALT 和 AST 可异常,但尚无明显肝功能失代偿表现。可有门静脉高压症,如脾功能亢进及轻度食管、胃底静脉曲张,但无腹腔积液、上消化道出血和肝性脑病等。

2)失代偿期肝硬化:指中晚期肝硬化,一般属 Child-Pugh B、C 级。患者可有食管、胃底静脉曲张破裂出血、肝性脑病、腹腔积液等严重并发症。

(3)乙肝相关肝癌。为在慢性乙肝或乙肝肝硬化基础上,病情发展的恶性结局。早期症状无特异性,中晚期肝癌除常见的一般慢性乙肝或肝硬化症状外,还可能包括消瘦、进行性肝大或上腹部包块等,部分患者出现低热、肝癌破裂后急腹症等表现。发生肝外转移时可出现相应部位的症状体征。AFP 测定对诊断本病有相对的特异性,影像超声、组织病理可辅助进行诊断。

(4)慢性 HBV 携带者和非活动性 HBsAg 携带者。血清 HBsAg 阳性,但 1 年内连续随访 3 次以上,血清 ALT 和AST 均在正常范围内,肝组织学检查一般无明显异常,没有症状和体征。一般 HBeAg 和 HBV DNA 同时阳性的称为慢性 HBV 携带者,HBeAg 和 HBV DNA 同时阴性(低于检测下限)称为非活动性 HBsAg 携带者。

(六)治疗

目前无特效清除乙肝病毒的治疗药物。

急性乙肝一般为自限性,多可完全康复。以一般治疗和对症支持治疗为主,一般不采用抗病毒治疗,可辅助休息、饮食调整、适当补充营养元素,避免劳累,避免损害肝脏的饮食(饮酒等)和药物摄入等。

慢性乙肝治疗目标为最大限度地长期抑制 HBV 复制,减轻肝细胞炎性坏死及肝纤维化，达到延缓和减少肝衰竭、肝硬化失代偿、肝细胞癌及其他并发症的发生,从而改善生活质量和延长生存时间。分为一般治疗和药物治疗,建议适当休息、劳逸结合、合理饮食、保持心情愉快,可同时进行改善肝功能、免疫调节、抗纤维化、抗病毒治疗及人工肝等,改善并预防并发症。乙肝肝硬化、乙肝相关肝癌的患者也可选用手术及介入治疗或肝移植等。

慢性 HBV 患者和非活动性 HBsAg 携带者不推荐抗病毒治疗。可定期检查(3~6 个月,例如血常规、生物化学、病毒学、AFP、B 超和无创肝纤维化等检查),并动员其做肝组织学活检,若符合抗病毒治疗指征,也应及时启动治疗。

二、病毒感染标志物

(一)单项指标意义

(1)HBsAg。在感染 2 周后即可检出,是机体感染后最早出现的血清学标志之一,其阳性表明有 HBV 感染,即身体内有病毒存在。

(2)抗乙型肝炎病毒表面抗原抗体(抗 HBs)。常用酶联免疫吸附试验(ELISA)方法检测,是 HBsAg 相应的抗体。抗 HBs 为保护性抗体,阳性表示对HBV 有免疫力,为接种乙肝疫苗或自然感染康复获得。HBsAg 和抗 HBs 同时阳性可出现在 HBV 感染恢复期,此时 HBsAg 尚未消失,抗 HBs 已产生;另一种情形是 S 基因发生变异,原型抗 HBs 不能将其清除;或抗 HBs 阳性者感染了免疫逃避株等。

被动注射乙肝免疫球蛋白(HBIG)短期内也可检出。

(3)HBeAg。急性感染HBV时HBeAg的出现晚于HBsAg,较HBsAg消失早,其与HBV DNA有良好的相关性,因此,该指标阳性标志病毒复制活跃或有较强的传染性。

(4)抗乙型肝炎病毒E抗原抗体(抗HBe)。是HBeAg特异性抗体,非保护性抗体,常用ELISA方法检测。HBeAg消失,而抗HBe转阳后称为血清转换,抗HBe阳性,病毒复制多处于静止状态,传染性降低;长期抗HBe阳性并不代表病毒复制停止或无传染性,研究显示20%~50%仍可能检测到HBV DNA。

(5)乙型肝炎病毒核心抗原(HBcAg)。主要为Dane颗粒的核心成分,游离的极少,通常存在于核壳中,血液中检测不到。临床上一般不检测HBcAg,其阳性代表病毒处于复制状态。

(6)抗乙型肝炎病毒核心抗原抗体(抗HBc)。抗HBc-IgM是HBV感染后较早出现的抗体,在发病一周即可出现,持续时间差异较大,通常在6个月内消失。高滴度的抗HBc-IgM对诊断急性乙肝有帮助,但在某些慢性乙肝也可持续存在。抗HBc-IgG在血清中可长期存在,高滴度的抗HBc-IgG表示现症感染,常与HBsAg共存;低滴度的抗HBc-IgG表示既往感染,常与抗HBs共存。单纯抗HBc-IgG阳性者可以是过去感染,因其可长期存在;但高滴度者也可能是低水平现症感染,这有助于临床诊断及流行病学感染率调查等。

(7)乙型肝炎病毒前S抗原(Pre-S)与抗乙型肝炎病毒前S抗原抗体(抗Pre-S)。Pre-S1仅在HBV DNA阳性血清中检出,在感染早期紧接着HBsAg出现,随HBeAg消失而消失,且与阴转时间呈正相关。Pre-S1抗原快速转阴可作为病毒清除与病情好转的指标。抗 Pre-S1 被认为是保护性抗体,感染早期即可出现,可作为病毒清除和病例康复的一种标志。Pre-S2 抗原,在乙肝急性期阳性率高且滴度升高,恢复期滴度逐渐下降,可作为判断HBV 复制的一项指标,出现在急性乙肝早期和慢性乙肝患者的血清中。抗 Pre-S2 在急性乙肝恢复早期出现,发挥保护性抗体作用,对观察乙肝的预后有一定意义,亦可用于乙肝疫苗免疫效果评价指标。

(8)HBV DNA。最早由 Kaplan 于 1973 年发现,常用聚合酶链反应和分子杂交等方法检测。定性实验阳性或定量试验检出病毒是病毒复制和具有传染性的直接标志。

(二)常见组合指标意义

常见乙肝病毒血清学五项检测指标主要包括 HBsAg、抗 HBs、HBeAg、抗 HBe 和抗 HBc,俗称乙肝“两对半”检测。其中全阴性代表未感染乙肝病毒或未接种过乙肝疫苗；单抗 HBs 阳性表示乙肝疫苗注射后，已成功产生保护力或乙肝病毒感染后康复获得免疫力;HBsAg、HBeAg、抗 HBc 同时阳性俗称“大三阳”,急性或慢性乙肝病毒感染,提示病毒复制活跃,传染性强;HBsAg、抗 HBe、抗HBc 同时阳性俗称“小三阳”,一般提示病毒复制降低,传染性降低;抗 HBs 和抗 HBc 同时阳性表示乙肝病毒感染后痊愈,且具有保护力;其他组合意义,详见表 2-1。

表 2-1 乙肝病毒五项检测指标组合意义

序号	HBsAg	抗HBs	HBeAg	抗HBe	抗HBc	临床意义
1	-	-	-	-	-	未感染乙肝病毒或未接种过乙肝疫苗
2	-	+	-	-	-	乙肝疫苗注射后，已成功产生保护力；乙肝病毒感染后康复获得免疫力
3	+	-	+	-	+	俗称“大三阳”，急性或慢性乙肝病毒感染，提示病毒复制活跃，传染性强
4	+	-	-	+	+	俗称“小三阳”，一般提示病毒复制降低，传染性降低；急性感染趋向恢复；慢性感染
5	-	+	-	-	+	乙型肝炎病毒感染后痊愈，且具有保护力
6	+	-	-	-	+	急性或慢性期，病毒复制低下，传染性低
7	-	+	-	+	+	乙型肝炎恢复期，传染性很低或无传染性
8	-	-	-	-	+	乙型肝炎痊愈，无传染性或传染性极低；对乙型肝炎的保护力不确定
9	-	-	-	+	+	既往感染过乙肝病毒，急性感染恢复期，基本无传染性
10	+	-	-	-	-	急性乙肝感染早期（潜伏期后期）；慢性乙肝病毒携带者，传染性弱
11	+	-	-	+	-	慢性乙肝病毒携带者易转阴；急性乙肝病毒感染趋向康复
12	+	-	+	-	-	急性乙肝病毒感染早期或慢性病毒携带者，传染性强
13	+	-	+	+	-	急性乙肝病毒感染趋向康复或慢性病毒携带者
14	+	+	-	-	-	亚临床型乙肝病毒感染早期或不同亚型的二次感染
15	+	+	-	-	+	亚临床型乙肝病毒感染早期或不同亚型的二次感染
16	+	+	-	+	-	亚临床型或非典型性感染
17	+	+	-	+	+	亚临床型或非典型性感染
18	+	+	+	-	+	乙肝亚临床型或非典型性乙肝病毒感染早期

（待续）

（续表）

序号	HBsAg	抗HBs	HBeAg	抗HBe	抗HBc	临床意义
19	-	-	+	-	-	非典型乙肝病毒急性感染；抗-HBc 出现前的感染早期,HBsAg 滴度降低阴性
20	-	-	+	-	+	非典型乙肝病毒急性感染
21	-	-	+	+	+	急性乙肝病毒感染中期
22	-	+	-	+	-	乙肝病毒感染后已经恢复
23	-	+	+	-	-	非典型肝炎或亚临床型乙肝病毒感染
24	-	+	+	-	+	非典型肝炎或亚临床型乙肝病毒感染
25	-	-	-	+	-	乙肝病毒感染趋势康复,一般无传染性

(三)常见乙型肝炎病毒感染免疫指标检测方法

1.乙肝血清学检测方法

以 ELISA 法检测 HBV 血清标志物,要求使用符合质控标准的试剂盒,根据各厂家生产的试剂盒详细使用说明操作即可,一般操作步骤如下。

(1)检测 HBsAg。ELISA 双抗体夹心法操作步骤如下。

1)配液:将 30mL 浓缩洗涤液(20 倍)用蒸馏水或去离子水稀释至 600mL 备用。

2)编号:将样品对应微孔按序编号,每板应设阴、阳性对照各2 孔和空白对照 1 孔(空白对照孔不加样品及酶标试剂,其余各步相同)。

3)加样:分别在相应孔中加入待测样品或阴、阳性对照 50μL。

4)温育:用封板膜封板后置 37℃温育 1 小时。

5)洗涤:吸去板内液体,用洗涤液注满各孔,静置 1 分钟后吸干,重复洗涤 5 次,拍干。

6)加酶:每孔加入酶标试剂(辣根过氧化物,HRP)1 滴(50μL),

轻轻振荡混匀。

7)温育:用封板膜封板后置37℃温育1小时。

8)洗涤:将孔内液体吸干,用洗涤液充分洗涤5次,拍干。

9)显色:每孔加入底物显色剂A、B液各1滴(50μL),轻轻振荡混匀,37℃避光显色15~30分钟。

10)测定:每孔加入终止液(4NH_2SO_4)1滴(50μL)终止反应,轻轻振荡混匀,设定酶标仪波长于50nm处(建议用双波长450/630nm检测),用空白孔调零点后测定各孔光密度(OD)值。

结果判断:①临界值(CUTOFF)计算,临界值=阴性对照孔OD均值×2.1(阴性对照孔OD值低于0.05者按0.05计算)。②阳性判定:样品OD值≥CUTOFF者判阳性。③阴性判定:样品OD值<CUTOFF者判阴性。

(2)检测抗HBs。ELISA双抗原夹心法操作一般步骤,请参考不同试剂盒的说明书进行试验。

1)配液;将30mL浓缩洗涤液(20倍)用蒸馏水或去离子水稀释至600mL备用。

2)编号:将样品对应微孔按序编号,每板应设阴、阳性对照各2孔和空白对照1孔(空白对照孔不加样品及酶标试剂,其余各步相同)。

3)加样:分别在相应孔中加入待测样品或阴、阳性对照50μL。

4)温育:用封板膜封板后置37℃温育1小时。

5)洗涤:吸去板内液体,用洗涤液注满各孔,静置1分钟后吸干,重复洗涤5次,拍干。

6)加酶:每孔加入酶标试剂1滴(50μL),轻轻振荡混匀。

7)温育:用封板膜封板后置37℃温育1小时。

8)洗涤:吸去孔内液体,用洗涤液充分洗涤5次,拍干。

9)显色:每孔加入显色剂A、B液各1滴(50μL),轻轻振荡混匀,37℃避光显色15分钟。

10)测定:每孔加入终止液1滴(50μL),轻轻振荡混匀,终止反应后设定酶标仪波长于450nm处,用空白孔调零点后测定各孔OD值。

结果判断:①CUTOFF计算:临界值=阴性对照孔OD均值×2.1(阴性对照孔OD值低于0.05者按0.05计算)。②阳性判定:样品OD值≥CUTOFF者判阳性。③阴性判定:样品OD值< CUTOFF者判阴性。

(3)检测HBeAg。ELISA双抗原夹心法操作一般步骤,请参考不同试剂盒的说明书进行试验。

1)配液:将30mL浓缩洗涤液(20倍)用蒸馏水或去离子水稀释至600mL备用。

2)编号:将样品对应微孔按序编号,每板应设阴、阳性对照各2孔和空白对照1孔(空白对照孔不加样品及酶标试剂,其余各步相同)。

3)加样:分别在相应孔中加入待测样品或阴、阳性对照50μL。

4)温育:用封板膜封板后置37℃温育1小时。

5)洗涤:吸去板内液体,用洗涤液注满各孔,静置1分钟后吸干,重复洗涤5次,拍干。

6)加酶:每孔加入酶标试剂1滴(50μL),轻轻振荡混匀。

7)温育:用封板膜封板后置37℃温育1小时。

8)洗涤:将孔内液体吸干,用洗涤液充分洗涤5次,拍干。

9)显色:每孔加入显色剂A、B液各1滴(50μL),轻轻振荡混匀,37℃避光显色 15 分钟。

10)测定:每孔加入终止液 1 滴(50μL),轻轻振荡混匀,设定酶标仪波长于 450nm 处,用空白孔调零点后测定各孔 OD 值。

结果判断:①CUTOFF 计算:临界值=阴性对照孔 OD 均值×2.1(阴性对照孔 OD 值低于 0.05 者按 0.05 计算)。②阳性判定:样品 OD 值≥CUTOFF 者判阳性。③阴性判定:样品 OD 值< CUTOFF 者判阴性。

(4)检测抗 HBe。ELISA 竞争抑制法检测一般步骤,请参考不同试剂盒的说明书进行试验。

1)配液:将 30mL 浓缩洗涤液(20 倍)用蒸馏水或去离子水稀释至 600mL 备用。

2)编号:将样品对应微孔按序编号,每板应设阴、阳性对照各 2 孔和空白对照 1 孔(空白对照孔不加样品及酶标试剂,其余各步相同)。

3)加样:分别在相应孔中加入待测样品或阴、阳性对照 50μL,

4)加酶:每孔加入酶标试剂 1 滴(50μL),轻轻振荡混匀。

5)温育:用封板膜封板后置 37℃温育 1 小时。

6)洗涤:将孔内液体吸干,用洗涤液注满各孔,静置 1 分钟后吸干,重复洗涤 5 次,拍干。

7)显色:每孔加入显色剂 A、B 液各 1 滴(50μL),轻轻振荡混匀,37℃避光显色 15 分钟。

8)测定:每孔加入终止液 1 滴(50μL),轻轻振荡混匀,设定酶标仪波长于 450nm 处(建议用双波长 450/630nm 检测),用空白孔调零点后测定各孔 OD 值。

结果判断:①CUTOFF 计算:临界值=阴性对照孔 OD 均值×0.5。②阳性判定:样品 OD 值≤CUTOFF 者判阳性。③阴性判定:样品 OD 值> CUTOFF 者判阴性。

（5）检测抗 HBc。ELISA 竞争抑制法检测一般步骤，请参考不同试剂盒的具体要求进行试验。

1）配液：将 30mL 浓缩洗涤液（20 倍）用蒸馏水或去离子水稀释至 600mL 备用。

2）编号：将样品对应微孔按序编号，每板应设阴、阳性对照各 2 孔和空白对照 1 孔（空白对照孔不加样品及酶标试剂，其余各步相同）。

3）加样：分别在相应孔中加入待测样品或阴、阳性对照 50μL，

4）加酶：每孔加入酶标试剂 1 滴（50μL），轻轻振荡混匀。

5）温育：用封板膜封板后置 37℃温育 1 小时。

6）洗涤：将孔内液体吸干，用洗涤液注满各孔，静置 1 分钟后吸干，重复洗涤 5 次，拍干。

7）显色：每孔加入显色剂 A、B 液各 1 滴（50μL），轻轻振荡混匀，37℃避光显色 15 分钟。

8）测定：每孔加入终止液 1 滴（50μL），轻轻振荡混匀，设定酶标仪波长于 450nm 处（建议用双波长 450/630nm 检测），用空白孔调零点后测定各孔 OD 值。

结果判断：①CUTOFF 计算：临界值=阴性对照孔 OD 均值×0.5。②阳性判定：样品 OD 值≤CUTOFF 者判阳性。③阴性判定：样品 OD 值> CUTOFF 者判阴性。

（6）检测抗 HBc-IgM。ELISA 捕获法检测一般步骤，请参考不同试剂盒的说明书进行试验。

1）配液：将待测血清用生理盐水做 1∶100 稀释，浓缩洗涤液用蒸馏水稀释至 500mL（48T）或 750mL（96T）备用。

2)编号:将样品对应微孔按序编号,每板应设阴、阳性对照各2孔和空白对照1孔(空白对照加入100μL洗涤液)。

3)加样:取出已包被板,分别在相应孔中加入已稀释待测血清或阴、阳性对照100μL。

4)温育:用封板膜封板后置37℃温育1小时。

5)洗涤:吸去板内液体,用洗涤液注满各孔,静置1分钟后吸干,重复洗涤5次,拍干。

6)加酶及抗原:每孔加入酶标记物及抗原各1滴,约50μL(空白孔不加)。

7)温育:振荡1分钟后,于37℃温育30分钟。

8)洗涤:温育后吸去板内液体,同上洗涤5次,吸干。

9)显色:每孔加显色剂A、B液各50μL,轻轻振荡混匀,37℃避光显色15分钟。

10)测定:每孔加入终止液50μL,轻轻振荡混匀,于450nm测OD值。

结果判断:①CUTOFF计算:临界值=阴性对照孔OD均值×2.1(阴性对照孔OD值低于0.05者按0.05计算)。②阳性判定:样品OD值≥CUTOFF者判阳性。③阴性判定:样品OD值<CUTOFF者判阴性。

(7)检测抗HBc-IgG。ELISA间接法检测一般步骤,请参考不同试剂盒的说明书进行试验。

1)配液:将50mL浓缩洗涤液(20倍)用蒸馏水或去离子水稀释至1000mL备用。

2)编号:将样品对应微孔按序编号,每板应设阴性对照3孔、阳性对照2孔和空白对照1孔(空白对照孔不加样品及酶标试剂,其余各步相同)。

3)稀释:每孔加入100μL样品稀释液。

4)加样:分别在相应孔中加入待测样品或阴、阳性对照10μL,轻轻振荡混匀。

5)温育:用封板膜封板后置37℃温育30分钟。

6)洗涤:将孔内液体吸干,用洗涤液注满各孔,静置1分钟后吸干,重复洗涤5次,拍干。

7)加酶:分别在相应孔中加入酶标试剂100μL,轻轻振荡混匀。

8)重复步骤5)和6)。

9)显色:每孔加入显色剂A、B液各1滴(50μL),轻轻振荡混匀,37℃避光显色15分钟。

10)测定:每孔加入终止液1滴(50μL),轻轻振荡混匀,设定酶标仪波长于450nm处,用空白孔调零点后测定各孔OD值。

结果判断:①阴性对照的正常范围:正常情况下,阴性对照孔OD值≤0.08(阴性对照孔OD值若大于0.08应舍弃,如果所有阴性对照孔OD值都大于0.08,应重复试验。若阴性对照孔OD值小于0.03,则按0.03计算)。②阳性对照的正常范围:正常情况下阳性对照孔OD值≥0.50。③CUTOFF计算:临界值=阴性对照空OD均值+0.16。④阳性判定:样品OD值≥CUTOFF者判阳性。⑤阴性判定:样品OD值<CUTOFF者判阴性。

(8)Pre-S1抗原检测。利用ELISA双抗体夹心法检测一般步骤,请参考不同试剂盒的具体要求进行试验。

1)配液:用蒸馏水将30mL,10倍洗涤液稀释到300mL;去2.5mL酶标抗体稀释液,加入25μL抗pres1-HRP,混合均匀后即为酶标抗体使用液。

2)加样:在酶标板上取5孔作为对照,其中空白对照1孔,阴、阳性对照各2孔。空白对照不加样品,阴性和阳性对照孔分别加入相应的对照样品50μL,余下各孔加不同的待检血清,每孔50μL。将酶标板在37℃孵育30分钟。

3)吸去酶标板中的溶液,用洗涤液注满各孔,静止5秒后舍去洗涤液,如此反复洗涤5次。

4)除空白对照外,酶标板各孔加入50μL酶标抗体使用液,37℃作用30分钟。

5)按步骤3)洗涤酶标板。

6)在酶标板各孔中分别加入底物显色剂A、B各1滴(50μL),混合均匀后37℃避光反应15分钟。

7)每孔加入反应终止液1滴(50μL),混合均匀后用酶标仪测定各孔的OD值。

结果判定:①每次检测阴性对照OD值必须<0.100,而阳性与阴性对照比值要>5,检测结果才可靠,否则必须重测;②样品OD值/阴性对照OD值≥2.1为阳性,反之为阴性。

(9)抗Pre-S1检测。采用间接酶免疫技术检测的一般步骤。

1)用20μL的Pre-S1抗原肽,20mmol/L pH9.6 PBS液包被酶标板,37℃温育2小时,4℃过夜。

2)弃去包被液,用1%牛血清白蛋白封板后以0.5%的PBS洗板。

3)将待检血清稀释50倍,每份血清加一个检测孔,另设对照孔1个,加1%牛血清白蛋白,37℃温育2小时,然后用洗涤液洗涤。

4)在酶标板各孔中加入HRP标记的金黄色葡萄球菌A蛋白,孵温反应。

5)洗涤后按常规的ELISA技术进行酶显色和吸光度值测定。

结果判定：①当 2 份阳性对照 OD 的平均值≥3 份阴性对照 OD 平均值的2.1 倍时，测定可靠，否则必须重测。②样品 OD 值/阴性对照 OD 值≥2.1 为阳性，反之为阴性。

（10）Pre–S2 检测。采用 ELISA 双抗体夹心法检测一般步骤，不同检测试剂盒请参考说明书操作。

1）于已包被的反应板凹孔中加入待检血清 100μL，同时设阴性和阳性对照各 2 孔，空白对照 1 孔。

2）于 37℃保温 2 小时，用蒸馏水洗涤 4 次，将反应板控干。

3）于 HRP 抗体中加入稀释液 5mL 混匀，于反应板凹孔中每孔加入 100μL，空白孔不加。

4）37℃作用 2 小时以后，用蒸馏水洗涤 4 次，将板控干。

5）每孔加入 100μL 底物溶液，室温 15~30 分钟。

6）加 4NH_2SO_4 终止液 50μL 终止反应。

7）用酶标仪测定结果。

结果判定：样品 OD 值/阴性对照 OD 值≥2.1 为阳性，反之为阴性。

（11）抗 Pre–S2 检测

1）取抗 Pre–S2 抑制液于已包被的反应板凹孔中，每孔加入 50μL，同时加入待检血清每孔 50μL。

2）设阳性和阴性对照各 2 孔、空白孔 1 孔，置于 37℃作用 2 小时以后洗涤 4 次，将板控干。

3）于 HRP 抗体中加入 HRP 抗体稀释液 5mL 混匀，每孔加入 100μL（空白孔不加）。

4）混匀后于 37℃作用 2 小时，洗涤 4 次，将板控干。

5）OPD 缓冲液显色，每孔加入 100μL，置于暗处，室温或 37℃

作用 15~20 分钟。

6)加 $4NH_2SO_4$ 终止液终止反应。

7)酶标仪测定其 OD 值。

结果判定:①抑制率≥50%为阳性。②抗 Pre-S2 抑制率=(阴性对照 OD 值-样本 OD 值)/(阴性对照 OD 值-阳性对照 OD 值)×100%。

2.HBV DNA 基因型和变异检测

(1)HBV DNA 定性和定量检测。反映病毒复制情况或水平,主要用于慢性 HBV 感染的诊断、血清 HBV DNA 及其水平的监测,以及考核抗病毒治疗的效果。

(2)HBV 基因分型常用的方法如下

1)基因型特异性引物法。

2)限制性片段长度多态性分析法(RFLP)。

3)线性探针反向杂交法。

4)PCR 微量板核酸杂交酶联免疫法。

5)基因序列测定法等。

(3)HBV 耐药突变株检测常用的方法如下

1)HBV 聚合酶区基因序列分析法。

2)RFLP。

3)荧光实时 PCR 法。

4)线性探针反向杂交法等。

3.HBV 感染的标记物判定标准

(1)有以下任何一项阳性者可诊断为 HBV 感染

1)血清 HBsAg 阳性。

2)血清 HBV DNA 阳性。

3)肝内 HBcAg 阳性和(或)HBsAg 阳性,或 HBV DNA 阳性。

(2)急性 HBV 感染标记物诊断标准

1)病程中 HBsAg 由阳性转为阴性,可伴有抗 HBs 阳转。

2)抗 HBc-IgM 滴度高水平(>1:1000),而抗 HBc-IgG 阴性或低水平。

(3)慢性 HBV 感染标志物诊断标准

抗 HBc-IgM 滴度不高或阴性,但血清 HBsAg 或 HBV DNA 任何一项阳性持续 6 个月以上。

三、自然史和流行现状

(一)自然史

1.急性乙肝后发展成慢性乙肝

HBV 感染时的年龄是影响乙肝患病结局的一个至关重要的决定因素,感染的年龄越早越容易成为慢性。Palmer Beasley 等研究发现,如果母亲“大三阳”,未采取母婴阻断措施的话,几乎 100%的新生儿会在围生期被 HBV 感染,约 90%会发展成慢性 HBV 感染。幸运的是,由于乙肝疫苗和乙肝免疫球蛋白的使用,此感染率可降到 3%以下;在不使用疫苗和免疫球蛋白的情况下,如果母亲“小三阳”,只有约 15%的病例会发展为慢性乙肝,但是有一定概率成为急性黄疸型乙肝。非洲的一项研究发现,如果新生儿在出生后前 2 年感染 HBV,大约有 50%的概率会成为慢性。如果儿童在 5 岁以前感染 HBV,25%~30%会发展成慢性;而 10 岁以后感染 HBV,发展为慢性感染的概率低于 10%,成人感染后发展成慢性的概率在 5%以下。另外,男性 HBsAg 检出率高于女性,抗 HBs 则相反，表明男性更容易形成HBsAg携带者，而女性的免疫应答比男性好。

2.慢性乙肝病毒感染状态

美国国家卫生研究院（NIH）把HBV感染过程分为四个期，即免疫耐受期、免疫活动期、非活动期和免疫清除期。

（1）免疫耐受期。在HBV慢性感染中首先出现免疫耐受期，常见于HBeAg阳性母亲传染给新生儿，成人较罕见，类似于急性感染潜伏期。如果感染的是HBV C基因型，血清HBeAg转换为抗HBe的时间长达40年，如果是其他基因型则在20岁以前发生血清转换，所以大部分感染C基因型的HBV女性，在生育年龄时依然会是HBeAg阳性。在免疫耐受期，人体内HBV DNA水平非常高，甚至高于10^7拷贝/mL，血清ALT正常，肝脏没有炎症或表现轻微。此期免疫系统还未识别HBV，细胞毒性T细胞（CTL）未起作用。

（2）免疫活动期。随着宿主免疫系统的成熟，大部分病例在免疫耐受期后进入HBeAg阳性的HBV活动期，免疫系统开始识别HBV。此期ALT水平升高，活检可见肝脏炎性改变，CTL开始发挥作用并逐渐开始抑制HBV DNA复制，可发生血清HBeAg转换。由于感染的HBV的基因型不同，血清转换率在10%~40%之间，但是血清转换率会随着时间迁移而下降或停止。虽然部分病例HBeAg阴性或抗HBe阳性，可能仍处在HBV活动期，大约占血清转换人群的20%。这些病例通常HBV DNA水平仍高于10^5拷贝/mL，ALT也较高，活检可发现活动性肝炎或肝纤维化表现。

（3）非活动期。发生血清转换后会进入HBV非活动期。此期HBeAg阴性，ALT正常，HBV DNA水平低于10^5拷贝/mL，大部分病例会处于此期，甚至终身。Hsu等对283例非复制的HBsAg携带者进行了 9 年的随访,189 例(67%)患者 ALT 持续正常,仅有 1 例进展为肝硬化;相对于持续性病毒复制的患者,多数非复制的 HBsAg 携带者无明显进展性肝病出现。在此期,肝脏炎性改变随时间或提高,或消失,或出现纤维化,本期 CTL 杀伤病毒活性较强。除上述表现外,仍有近 20%的人会进入 HBeAg 阳性或阴性的 HBV 活动期,因此患者在一生中可能经历多次活动期和非活动期的转换，依然会导致肝硬化和肝癌。这就是为什么每 6~12 个月对非活动期的病例进行随访检测 ALT，因为目前还没有可靠指标可以明确哪些病例会一直处于非活动期，哪些会转化成活动期。

(4)免疫清除期。部分处于 HBV 非活动期的病例会最终进入到 HBsAg 清除期,大部分病例清除 HBV 后会出现抗 HBs。研究发现,慢性 HBV 每年 HBsAg 的自然清除率在 0.5%~0.8%之间，影响 HBsAg 清除主要因素为年龄。青少年和成年时期感染 HBV,多无免疫耐受期,而直接进入免疫清除期,他们中的大部分可自发清除 HBV(90%~95%),少数(5%~10%)发展为 HBeAg 阳性慢性乙肝。

(5) 发展成肝硬化和肝细胞癌。前瞻性队列研究明确慢性 HBV 感染会增加患 HCC 的危险性。研究进一步表明 HBV 慢性感染者 HBeAg 阴性者约 23%会演变成肝硬化，阳性者中会有 55%转成肝硬化,非活动性 HBsAg 携带者约 0.5%。演变为肝硬化。在肝脏活检诊断为代偿性肝硬化病例中,5 年和 10 年生存率分别为 84%和 68%;失代偿性肝硬化病例如果不进行抗病毒治疗,其 5 年生存率仅为 14%。15%~40%的慢性 HBV 感染者会发展为肝硬化、肝衰竭,或者 HCC,最终有 15%~25%将会死亡。肝硬化患者中 HCC 的年发生率为 3%~6%，另外，年龄大、男性、饮酒、吸烟和遗传背景都是肝硬化和 HCC 的危险因素。

（二）流行现状

1.全球流行现状

HBV 感染呈世界性流行，但不同地区 HBV 感染的流行强度差异很大。据 WHO 报道，全球约 20 亿人曾感染 HBV，其中 2.4 亿人为慢性 HBV 感染者，每年约有 80 万人死于 HBV 感染所致的肝衰竭、肝硬化和 HCC。全球肝硬化和 HCC 患者中，由 HBV 感染引起的比例分别为 30%和 45%。我国肝硬化和 HCC 患者中，由 HBV 感染引起的比例分别为 60%和 80%。

WHO 规定 HBsAg 流行率≥8%属于高流行区，2%~8%属于中流行区，<2%为低流行区；其中中度流行区又分为中高流行区（5%~7%）和中低流行区（2%~4%）。

在全球范围内，HBsAg 流行率为 3.61%。除了阿尔及利亚、厄立特里亚和塞舌尔，非洲的大多数国家都属于 HBsAg 高度流行区（8.83%）。在美洲地区，例如墨西哥、危地马拉和美国的流行率都很低（<2%），但海地 HBsAg 流行率非常高（13.55%）。地中海地区属于中低流行区，但吉布提（10.40%）、索马里（14.77%）和苏丹（9.76%）的 HBsAg 流行率比该地区的其他国家如伊朗（0.96%）高。欧洲流行率较低，但 HBsAg 的流行率从英国的 0.01%到吉尔吉斯斯坦的 10.32%，向东方逐渐升高。东南亚地区仅有印度、印度尼西亚和尼泊尔的 HBsAg 流行率为 2%以下，属于低流行区，而该地区其他国家流行率从中低流行区到中高流行区分布不等。西太

平洋地区为中高流行区(5.26%),太平洋地区的岛屿国家,如所罗门群岛(18.83%)的 HBsAg 流行率,比中国和澳大利亚(0.37%)等大一些的国家还要高,其中中国周边国家例如,日本、韩国、越南、蒙古、老挝等 HBsAg 估计流行率分别为 1.02%、4.36%、10.79%、9.07%和 8.74%。

2.中国流行现状

1992 年全国病毒性肝炎血清流行病学调查结果显示，我国人群 HBV 感染率为 57.63%,HBsAg 流行率为 9.75%，据此推算全国当时 6.9 亿人曾感染过 HBV,其中 1.2 亿人携带 HBsAg。2006 年全国再次乙肝血清流行病学调查表明,我国 1~59 岁一般人群 HBsAg 携带率为 7.18%,属于中高流行区;据此推算,我国现有慢性 HBV 感染者约 9300 万人,其中慢性乙肝患者约 2000 万例,每年死于乙肝相关约 30 万例;将 2006 年调查结果用 1990 年全国普查人口进行标化后与 1992 年调查结果比较,2006 年我国人群 HBsAg 流行率为 6.47%,与 1992 年调查的结果比较,有大幅度下降。2014 年全国 1~29 岁人群乙肝血清流行病学调查结果显示,1~4 岁、5~14 岁和 15~29 岁人群 HBsAg 流行率分别为 0.32%、0.94%和 4.38%,控制效果显著。

四、诊断标准

乙肝依据流行病学资料、临床表现、实验室检查、病理学及影像学检查等进行初步诊断,确诊须依据血清 HBV 感染标志和 HBV DNA 检测结果。根据临床特点和实验室检查等将乙肝分为不同临床类型,包括急性乙肝、慢性乙肝、乙肝肝硬化、乙肝病毒相关的原发性肝细胞癌、乙肝病毒携带者等。

(一)急性乙型肝炎

1.诊断条件

(1)近期出现无其他原因可解释的乏力和消化道症状,可有尿黄、眼黄和皮肤黄疸。

(2)肝脏生化检查异常,主要是血清ALT和AST升高,可有血清胆红素升高。

(3)HBsAg阳性。

(4)有明确的证据表明6个月内曾检测血清HBsAg阴性。

(5)抗HBc-IgM阳性1:1000以上。

(6)肝组织学符合急性病毒性肝炎改变。

(7)恢复期血清HBsAg阴转,抗HBs阳转。

2.疑似急性乙肝病例

符合下列任何一项可诊断。

(1)同时符合诊断条件(1)和(3)。

(2)同时符合诊断条件(2)和(3)。

3.确诊急性乙肝病例

符合下列任何一项可确诊。

(1)疑似病例同时符合诊断条件(4)。

(2)疑似病例同时符合诊断条件(5)。

(3)疑似病例同时符合诊断条件(6)。

(4)疑似病例同时符合诊断条件(7)。

(二)慢性乙型肝炎

1.诊断条件

(1)急性 HBV 感染超过 6 个月仍 HBsAg 阳性或发现 HBsAg 阳性超过 6 个月。

(2)HBsAg 阳性持续时间不详,抗 HBc IgM 阴性。

(3)慢性肝病患者的体征如肝病面容,肝掌、蜘蛛痣和肝、脾大等。

(4)血清 ALT 反复或持续升高,可有血浆白蛋白降低和(或)球蛋白升高,或胆红素升高等。

(5)肝脏病理学有慢性病毒性肝炎的特点。

(6)血清 HBeAg 阳性或可检出 HBV DNA,并排除其他导致 ALT 升高的原因。

2.疑似慢性乙肝病例

符合下列任何一项可诊断。

(1)符合诊断条件中(1)和(3)。

(2)符合诊断条件中(2)和(3)。

(3)符合诊断条件中(2)和(4)。

3.确诊慢性乙肝病例

符合下列任何一项可诊断

(1)同时符合诊断条件中(1)(4)和(6)。

(2)同时符合诊断条件中(1)(5)和(6)。

(3)同时符合诊断条件中(2)(4)和(6)。

(4)同时符合诊断条件中(2)(5)和(6)。

（三）乙型肝炎肝硬化

1.诊断条件

（1）血清 HBsAg 阳性，或有明确的慢性乙肝病史。

（2）人血白蛋白降低，或血清 ALT 或 AST 升高，或血清胆红素升高，伴有脾功能亢进[血小板和（或）白细胞减少]，或明确食管、胃底静脉曲张，或肝性脑病或腹腔积液。

（3）腹部 B 超、CT 或 MRI 等影像学检查有肝硬化的典型表现。

（4）肝组织学表现为弥散性纤维化及假小叶形成。

2.符合下列任何一项可诊断

（1）同时符合诊断条件中（1）和（2）。

（2）同时符合诊断条件中（1）和（3）。

（3）同时符合诊断条件中（1）和（4）。

（四）乙型肝炎病毒相关的原发性肝细胞癌

1.诊断条件

（1）血清 HBsAg 阳性，或有慢性乙肝病史。

（2）一种影像学技术（B 超、CT、MRI 或血管造影）发现>2cm 的动脉性多血管性结节病灶，同时 AFP≥400μg/L，并能排除妊娠、生殖系胚胎源性肿瘤及转移性肝癌。

（3）两种影像学技术（B 超、CT、MRI 或血管造影）均发现>2cm 的动脉性多血管性结节病灶。

（4）肝脏占位性病变的组织学检查证实为肝细胞癌。

2.符合下列任何一项可诊断

（1）同时符合诊断条件中（1）和（2）。

（2）同时符合诊断条件中（1）和（3）。

（3）同时符合诊断条件中（1）和（4）。

(五)慢性 HBV 携带者

1.诊断条件

(1)血清 HBsAg 阳性史 6 个月以上。

(2)1 年内连续随访 3 次或以上,血清 ALT 和 AST 均在正常范围,且无慢性肝炎的体征如肝掌、蜘蛛痣、脾大等。

(3)HBeAg 阳性 血清 HBV DNA 可检出。

(4)肝组织学检查无明显炎症、坏死和纤维化。

2.疑似:符合诊断条件中(1)(2)和(3)。

3.确诊:疑似病例同时符合诊断条件(4)。

(六)非活动性 HBsAg 携带者

1.诊断条件

(1)血清 HBsAg 阳性 6 个月以上。

(2)一年内连续随访 3 次以上,血清 ALT 和 AST 均在正常范围。

(3)血清 HBeAg 阴性,抗 HBe 阳性或阴性,血清 HBV DNA 检测不到。

(4)肝脏组织学检查无明显炎症或炎症轻微。

2.疑似:符合诊断条件中(1)(2)和(3)。

3.确诊:疑似病例同时符合诊断条件中的(4)。

五、疫情报告

(一)法定疫情报告

1.报告管理原则

乙肝确诊存在急性、慢性、携带、乙肝肝硬化及相关肝细胞癌等临床分类,为保证各分类乙肝疫情监测数据有效,提高传染病疫情报告的准确性,以减少其重复报告及错误报告为基本原则。

2.报告标准

(1)急性乙肝。对于初次确诊的急性乙肝均要进行疫情报告。如治愈后再次感染发病的,需再次报告。

(2)慢性乙肝

1)对于初次确诊的慢性乙肝均要进行疫情报告;对于未治愈而再次就诊的不进行疫情报告。

2)对于急性乙肝超过 6 个月后未治愈,转为慢性乙肝者需再次报告。

3) 对于由慢性 HBV 携带者和非活动 HBsAg 携带者初次诊断为慢性乙肝需进行疫情报告。

(3)乙肝肝硬化和乙肝病毒相关的原发性肝细胞癌。对于初次确诊发现的病例按照天津市慢性疾病进行登记报告, 对于未治愈的、诊断未发生改变的再次就诊病例不再进行报告。

(4)慢性 HBV 携带者和非活动性 HBsAg 携带者。对初次确诊的 15 岁以下携带者需进行疫情报告,维持病毒携带状态的再次就诊不再进行报告;对 15 岁及以上携带者均不进行疫情报告。

(5)乙肝。对于初次确诊乙肝病例,但未按上述(1)至(4)诊断者,先进行乙肝未分类报告,进一步确诊分类后及时依据(1)至(4)报告标准进行订正。

(6)疑似乙肝。先进行疑似乙肝疫情报告,确诊后依据上述(1)至(5)分类报告标准进行订正。

(7)报告标准补充说明

1)乙肝病原携带者报告:包括慢性 HBV 携带者和非活动性HBsAg 携带者,除 15 岁以下需报告外,其余均不需要报告。

2)首诊报告:以往曾诊断并明确报告过的乙肝病例,不需再次报告,应在门诊日志等登记册中记录为复诊病例。

3)医疗卫生机构在开展健康体检、术前检查、孕产妇产前检查及住院常规检查时,筛查出的乙(丙)肝实验室血清抗体阳性结果,但未经医生明确诊断或经医生诊断不符合诊断标准的病例,不需要报告。

3.报告方式方法

参考本书甲肝疫情报告部分。

4.报告要求

(1)临床分类。《中华人民共和国传染病报告卡》中“疑似病例”“确诊病例”“病原携带者”分类与《WS 299-2008 乙型肝炎诊断标准》相同;乙肝不进行“临床诊断病例”报告。

(2)乙肝死亡。填写《居民死亡医学证明(推断)书》并进行常规死因报告;对确诊死亡根本原因为 HBV 感染导致的,对本年度疫情报告的病例及时订正疫情死亡时间,除上述原因导致 HBV 感染者死亡的均不订正。

(3)急性和慢性。等同于《WS 299-2008 乙型肝炎诊断标准》分类进行报告。

(4)发病日期。急性乙肝按本次出现症状、体征日期进行报告;慢性乙肝、乙肝肝硬化和乙肝病毒相关肝细胞癌按病例初次因本疾病出现症状、体征或就诊日期报告;HBV 携带者按病原初次检出或首次就诊日期报告。

(5)初次。“初次”界定为病例患者人生中首次,以往曾在本院或其他医院同种诊断并明确报告过的乙肝病例,不属于初次;在患者回忆不清或不详时,或本医疗机构无客观依据认定其为再次因乙肝或 HBV 携带者就诊时均认定为初次;客观依据为通过医院登记病例诊断资料及传染病疫情信息管理资料。

(6)质量控制。参考本书甲肝疫情报告部分。

(二)突发公共卫生事件报告

执行首诊负责制,严格门诊工作日志制度以及突发公共卫生事件和疫情报告制度,负责突发公共卫生事件和疫情监测信息报告工作。

1.天津市较大一般级别突发公共卫生事件分级标准

(1)一般级别(Ⅳ级)突发公共卫生事件分级标准:乙肝、丙肝、丁肝,60天内同一医疗机构、采供血机构发生3例及以上输血性感染病例。

(2)较大级别(Ⅲ级)突发公共卫生事件分级标准:乙肝、丙肝、丁肝,60天内同一医疗机构、采供血机构发生7例及以上输血性感染病例。

2.报告方式、时限和程序

参考本书甲肝疫情报告部分。

六、乙型肝炎预防与控制

(一)传染源管理

1.传染源的发现

所有HBsAg阳性者均有潜在传染性,应加强传染源发现,稳步扩大检测覆盖面。医疗机构要落实手术、住院、血液透析、侵入性诊疗等操作前的乙肝筛查规定。医疗卫生机构和体检机构可在体检人员知情同意的前提下,将乙肝检测纳入健康体检范畴。对检查发现的阳性者要提供必要的确诊及抗病毒治疗等有关服务,不具备条件的要及时转诊。

2.乙(丙、丁)肝一般消毒方法

乙(丙、丁)肝炎患者各种体液及排泄物都可能污染外环境,因

此，在医疗单位、患者家庭中及时处理污染物是十分重要的预防措施。不同物品、场所消毒方法不同，不同消毒方法也都有一定的条件，消毒前应充分了解每种消毒方法的优缺点（部分消毒剂有一定腐蚀性、刺激性、有毒性、易燃易爆性等），选择合适的方法及设备进行消毒，同时做好消毒前后的各项个人防护及清洁等工作，一般常见物品的消毒方法详见表 2–2。

表 2–2　乙(丙、丁)肝常用消毒方法

消毒对象	消毒方法	备 注
呕吐物、排泄物、分泌物、血液、体液	1.二氯异氰尿酸钠或含氯消毒剂将流出的体液全部覆盖 2.2000~4000mg/L 过氧乙酸溶液喷洒	作用时间 15~30 分钟
地面、房屋、门窗、墙壁、家具、玩具、运送工具、便具等	1.用 2000~4000mg/L 过氧乙酸溶液喷雾或等同有效氯含量消毒剂喷雾或擦洗 2.500mg/L~1000mg/L 二溴海因溶液喷雾	作用时间 不少于 1 小时
食具	1.首选煮沸或蒸汽消毒 2.250~500mg/L 二溴海因浸泡 3.1%过氧乙酸溶液	作用时间 30 分钟
衣服、被褥、书籍纸张、医疗器械	不耐热 1.环氧乙烷 600~1000mg/L。 2.甲醛熏蒸：消毒 100mg/L，灭菌 500mg/L。 3.2%戊二醛。	1.不同灭菌器作用 1~6 小时 2.密闭设备作用 3 小时 3.浸泡 10 小时
	耐热类 1.高压蒸气或煮沸。 2.干热 160℃。	1.作用 30 分钟 2.作用 1 小时
手和皮肤（黏膜）	1.2500~5000mg/L%碘附溶液涂擦（黏膜 500~1000mg/L）。 2.5000mg/L 氯己定溶液涂擦。	作用 2~3 分钟

（二）传播途径控制

1.强化乙肝医源性感染管理

需进一步加强各级各类医疗卫生机构医院感染控制管理，督促各项院内感染措施的有效落实。医疗机构要强化医源性感染管理意识和责任，严格落实预防医源性传播工作制度和技术规范。要大力加强开展血液透析、口腔诊疗及有创和侵入性诊疗等服务项目重点科室的院内感染控制管理，严格消毒透析设备、消化道内镜、手术器械、口腔诊疗等医疗器械，严格规范安全注射、侵入性诊断治疗等医疗行为，有条件的单位要推广使用自毁型注射器等安全注射器具。

2.加强血站血液乙（丙）肝病毒筛查

加大宣传动员力度，大力推广无偿献血工作，采取有效措施减少高危行为人群献血。依法严厉打击非法采集血液（血浆）、制售血液制品和组织他人出卖血液（血浆）等违法犯罪行为。

3.加强传播乙肝重点人群防控

持续开展医疗机构性病门诊、住宿类公共场所等重点公共场所和性传播高风险人群安全套推广使用工作，开展检测咨询及健康教育等综合干预。要依法加强对宾馆、美容美发店等公共场所的监管，督促经营者落实从业人员健康检查和顾客用品用具卫生管理。督促加强文身、文眉、修脚等行业使用的工具和用品卫生消毒管理。

（三）疫苗预防

1.中国及天津乙肝疫苗防控历程

1986年我国生产的血源性乙肝疫苗开始应用，主要在经济条件较好的城市地区使用,为第一代乙肝疫苗,其免疫原性强,但疫苗原料等使产量受限。1992 年起国家将乙肝疫苗纳入儿童计划免疫管理,但需要自费接种。美国 Merck 公司在 1986 年正式投产第二代乙肝疫苗,即基因工程疫苗,中国 1995 年将重组基因工程乙肝疫苗(酵母)投入市场;2002 年纳入国家免疫规划,即新生儿接种疫苗费由政府承担,接种费由家长负责;2005 年《疫苗流通和预防接种管理条例》颁布后,实现完全免费新生儿乙肝疫苗预防接种,同时国家还在 2009—2011 年开展了 2~14 岁儿童的乙肝疫苗的查漏补种工作。

天津市除按照国家规定的实行预防接种政策外, 积极探索和论证, 于 2005 年对 2~13 岁的儿童进行一次免费查漏补种乙肝疫苗,同时自 2006 年始将初中一年级新生接种一针次乙肝疫苗纳入常规免疫管理, 自此天津乙肝疫苗接种程序为新生儿 0、1、6 个月接种三针后,在初中一年级接种一针,天津完成全部乙肝疫苗免疫规划程序需要四针次。至此,天津成为国内首个将初中一年级学生接种一针次乙肝疫苗纳入常规管理的省级地区。2017 年 9 月该策略完成历史使命,即取消初中一年级乙肝疫苗的免疫接种。

2.新生儿乙肝疫苗接种

(1)重组乙型肝炎疫苗(乙肝疫苗,HepB)。免疫程序与接种方法如下。

1)接种对象及剂次:共接种 3 剂次,其中第 1 剂在新生儿出生后 24 小时内接种,第 2 剂在 1 月龄时接种,第 3 剂在 6 月龄时接种。

2)接种部位和接种途径:上臂外侧三角肌或大腿前外侧中部,肌内注射。

3)接种剂量:①重组(酵母)HepB每剂次10μg,不论产妇HBsAg阳性或阴性,新生儿均接种10μg的HepB;②重组(CHO细胞)HepB每剂次10μg或20μg,HBsAg阴性产妇的新生儿接种10μg的HepB,HBsAg阳性产妇的新生儿接种20μg的HepB。

(2)HBsAg阳性母亲新生儿

1)HBsAg阳性或不详母亲所生新生儿应在出生后24小时内尽早接种第1剂乙肝疫苗;HBsAg阳性或不详母亲所生早产儿、低体重儿也应在出生后24小时内尽早接种第1剂乙肝疫苗,但在该早产儿或低体重儿满1月龄后,再按0、1、6月程序完成3剂次乙肝疫苗免疫。

2)HBsAg阳性母亲所生新生儿,可按医嘱在出生后接种第1剂乙肝疫苗的同时,在不同(肢体)部位肌内注射100国际单位乙肝免疫球蛋白(HBIG)。

3)建议对HBsAg阳性母亲所生儿童接种第3剂乙肝疫苗一两个月后进行HBsAg和抗HBs检测。若发现HBsAg阴性、抗HBs<10mIU/mL,可按照0、1、6月免疫程序再接种3剂乙肝疫苗。

4)对于母亲HBsAg阳性新生儿全程接种乙肝疫苗后7~12个月进行随访,预防成功后,无须每年随访;但对HBeAg阳性母亲的子女,须隔2~3年复查;如果抗HBs降至10mIU/mL以下,最好加强接种1针疫苗,10岁后一般无须随访。

5)HBsAg阳性母亲阻断及哺乳。《中国慢性乙肝防治指南(2019年版)》指出新生儿在出生12小时内注射HBIG和乙肝疫苗后,可接受HBsAg阳性母亲的哺乳。《中国乙型肝炎病毒母婴传播防治指南(2019版)》指出慢性HBV感染孕妇所生婴儿在接受联合免疫治疗后,可以母乳喂养,产后继续应用TDF治疗者,可以母乳喂养。

(3)其他注意事项

1)在医院分娩的新生儿由出生的医疗机构接种第1剂乙肝疫苗,由辖区预防接种单位完成后续剂次接种;未在医疗机构出生儿童由辖区预防接种单位全程接种乙肝疫苗。

2)HBsAg阴性的母亲所生新生儿应在出生后24小时内接种第1剂乙肝疫苗,最迟应在出院前完成。

3)危重症新生儿,如极低出生体重儿、严重出生缺陷、重度窒息、呼吸窘迫综合征等,应在生命体征平稳后尽早接种第1剂乙肝疫苗。

(4)补种原则

1)若出生24小时内未及时接种,应尽早接种。

2)对于未完成全程免疫程序者,需尽早补种,补齐未接种剂次即可。

3)第1剂与第2剂间隔应≥28天,第2剂与第3剂间隔应≥60天。

(5)接种记录、观察与预约

1)接种后及时在预防接种证、卡(簿)或计算机上记录所接种疫苗的年、月、日及批号。接种记录书写工整,不得用其他符号代替。

2)告知家长或监护人,受种者在接种后留在接种现场观察15~30分钟。如出现预防接种异常反应,及时处理和报告。

3)与儿童家长或其监护人预约下次接种疫苗的种类、时间和地点。

4)负责新生儿接生的单位在接种第1剂乙肝疫苗后,应当填写首剂乙肝疫苗接种登记卡,同时告知家长在1个月内到居住地的接种单位建证、建卡,并按免疫程序完成第2、3剂乙肝疫苗接种。

(6)相关表格

新生儿首剂乙肝疫苗和卡介苗接种登记卡

新生儿首剂乙肝疫苗和卡介苗接种登记卡
(接种单位和新生儿居住地的接种单位存根)

一、家庭情况
父亲姓名________工作单位______________________联系电话________
母亲姓名________工作单位______________________联系电话________
家庭住址________县(市、区)________乡(镇、街道)________村(居委会)
________组(路、巷)________号________室
户籍所在地________省________市________县________乡(镇、街道)
________村(居委会)
二、儿童情况
姓名________性别(男□ 女□)出生日期_____年_____月_____日_____时
三、新生儿疫苗接种情况
第 1 针乙肝疫苗:接种日期_____年_____月_____日时,疫苗种类:酵母□
CHO□
接种剂量_____μg 疫苗生产单位______________批号____________
失效期_____年_____月_____日 接种者签名____________________
卡介苗:接种日期_____年_____月_____日_____时 接种剂量_____mL
疫苗生产单位_____批号_____失效期_____年_____月 接种者签名_____
接生单位(盖章)
转卡日期_____年_____月_____日

3.新生儿免疫规划以外人群接种

(1)接种对象。接种对象包括所有未接种或者未全程接种乙肝疫苗或接种史不详的 18 岁以上成人,及所有自愿接种乙肝疫苗的 18 岁以上成人。尤其是存在以下风险的人群。

1)存在性暴露感染风险的人群:包括男男性行为者(MSM)、多性伴者、性伴为 HBsAg 阳性者及性传播疾病患者。

2)存在职业暴露风险的人群:如医学院校学生、接触血液的医务工作者、救援(公安、司法、消防、应急救灾等)人员及福利院、残障机构和托幼机构等工作人员。

3)在经皮肤和黏膜暴露血液风险的人群:包括静脉注射药品

者(IDUs),HBsAg 携带者或乙肝患者的家庭成员、易发生外伤者、血液透析者及器官移植者。

4)其他人群:如其他慢性肝病患者、HBV 高发区的居住者及旅行者、免疫缺陷或免疫低下者、人类免疫缺陷病毒(HIV)阳性者、高校大学生及其他自愿接受乙肝疫苗接种者。

(2)接种程序。乙肝疫苗全程需接种 3 针,免疫程序为 0、1、6 个月,即接种第 1 针疫苗后,间隔 1 个月及 6 个月注射第 2 及第 3 针疫苗。对于血液透析和器官移植者,可按照“0、1、2、6 个月”程序,接种 60μg 的乙肝疫苗。

(3)接种禁忌证。乙肝疫苗注射部位为上臂三角肌。接种前应询问过敏史和病史,过敏性体质和患有变态反应性疾病者慎用。已知对疫苗任何成分超敏者及以往接种乙肝疫苗后出现超敏症状者禁用。接种者如有发热、严重感染或其他严重疾病,应暂缓接种。

4.HBV 意外暴露后处置

《慢性乙肝防治指南(2019 年版)》:当有破损的皮肤或黏膜意外暴露 HBV 感染者的血液和体液后,可按照以下方法处理。

(1) 在伤口周围轻轻挤压, 排出伤口中的血液, 再对伤口用 0.9%Nacl 溶液冲洗,然后用消毒液处理。

(2)应立即检测 HBVDNA、HBsAg,3~6 个月后复查。

(3)如接种过乙型肝炎疫苗,且已知抗 HBs 阳性(抗 HBs≥10 mIU/mL)者,可不进行处理。如未接种过乙型肝炎疫苗或虽接种过乙型肝炎疫苗,但抗 HBs <10 mIU/mL 或抗 HBs 水平不详者,应立即注射 HBIG 200~400 IU, 同时在不同部位接种 1 针乙肝疫苗(20μg),于 1 个月和 6 个月后分别接种第 2 和第 3 针乙型肝炎疫苗(20μg)。

5.乙肝疫苗接种无应答处理

对免疫功能低下或无应答者,应增加疫苗的接种剂量(如60μg)

和针次；对3针免疫程序无应答者可再接种1针60μg或3针20μg重组酵母乙肝疫苗，并于第2次接种乙肝疫苗后1~2个月检测血清中抗HBs，如仍无应答，可再接种1针60μg重组酵母乙肝疫苗。

6.乙肝疫苗加强免疫策略

（1）国外策略。WHO指出95%以上的婴儿、儿童和青年全程接种乙肝疫苗后体内产生的抗体可达到具有保护作用的水平，保护期至少持续20年，可能终身免疫，WHO不建议对已经完成全程三针乙肝疫苗接种后再进行加强。欧盟疾病预防控制中心、美国疾病预防控制中心也不建议对正常免疫个体进行加强，但对高危人群可加强免疫。但亚洲传染病预防和控制指导委员会制订的一份乙肝疫苗加强免疫指南认为：高感染流行地区应该在初始全程免疫10~15年后开展加强，因为这个年龄段危险因素经常发生。

（2）国内策略。《慢性乙型肝炎防治指南（2019年版）》中指出：接种乙肝疫苗后有抗体应答者的保护效果一般至少可持续30年，因此，一般人群不需要进行抗HBs监测或加强免疫。但对高危人群或免疫功能低下者可进行抗HBs监测，如抗HBs<10mIU/mL，可再接种1次乙型肝炎疫苗。

（四）健康教育

健康教育与宣传仍是重要的乙肝防治手段。各级卫生健康、公安和教育等部门要与新闻出版广电、文明办、网信等部门密切配合，充分发挥广播、电视、报刊等传统媒体和互联网、社交媒体公众号等新媒体作用，利用“世界肝炎日”“全国儿童预防接种日”等重要时点，针对大众人群、重点人群、患者等不同人群组织开展宣传教育活动。针对大众人群，广泛宣传乙肝可防、可治等核心信息，普及防治知识，提高自我保护能力，减少对乙肝的恐惧和对患者的歧视。针对乙肝重点人群，要根据人群特点以免疫接种、疾病危险因素、减少危险行为、消除歧视和定期检测为宣传重点，减少新发感染。教育、卫生健康部门要将病毒性肝炎校园宣传教育与艾滋病、结核病相结合，开展肝炎知识课堂及讲座。针对患者，要以早诊早治、科学规范治疗为宣传重点，提高治疗依从性和治疗效果，延缓疾病进展。

加强大众人群乙肝防治知识的普及，能够提高人群知晓率和建立正确的行为规范，能够减少乙肝传播概率，具体见本书病毒性肝炎健康教育部分。

七、HBV 携带者权利保障

近年来，国家对保障 HBsAg 携带者入学、就业权利问题高度重视，《中华人民共和国就业促进法》《中华人民共和国教育法》《中华人民共和国传染病防治法》等法律及有关法规、规章都做出了相关规定。2007 年原劳动保障部、卫生部联合下发《关于维护乙肝表面抗原携带者就业权利的意见》，要求用人单位在招、用工过程中，除国家法律、行政法规和卫生部规定禁止从事的工作外，不得强行将 HBV 血清学指标作为体检标准。通过各级政府和全社会的共同努力，乙肝病毒携带者入学、就业环境得到了一定程度的改善。

（一）明确取消入学、就业体检中的乙型肝炎检测项目

医学研究证明，HBV 经血液、母婴及性接触三种途径传播，日常工作、学习或生活接触不会导致乙型肝炎病毒传播。各级各类教育机构、用人单位在公民入学、就业体检中，不得要求开展乙肝项目

检测(包括 HBsAg、抗 HBs、HBeAg、抗 HBe、抗 HBc 和 HBV DNA 检测等)，不得要求提供乙肝项目检测报告，也不得询问是否为 HBsAg 携带者。各级医疗卫生机构不得在入学、就业体检中提供乙肝项目检测服务。因职业特殊确需在入学、就业体检时检测乙肝项目的,应由行业主管部门向卫生部提出研究报告和书面申请,经卫生部核准后方可开展相关检测。经核准的 HBsAg 携带者不得从事的职业,由卫生部向社会公布。军队、武警、公安特警的体检工作按照有关规定执行。

入学、就业体检需要评价肝脏功能的,应当检查 ALT 项目。对转氨酶正常的受检者，任何体检组织者不得强制要求进行乙肝项目检测。

(二)进一步维护携带者入学、就业权利,保护携带者隐私权

县级以上地方人民政府人力资源社会保障、教育、卫生部门要认真贯彻落实就业促进法、教育法、传染病防治法等法律及相关法规和规章,切实维护 HBsAg 携带者公平的入学、就业权利。各级各类教育机构不得以学生携带 HBsAg 为理由拒绝招收或要求退学。除卫生部核准并予以公布的特殊职业外，健康体检非因受检者要求不得检测乙肝项目，用人单位不得以劳动者携带 HBsAg 为由予以拒绝招(聘)用或辞退、解聘。有关检测乙肝项目的检测体检报告应密封,由受检者自行拆阅;任何单位和个人不得擅自拆阅他人的体检报告。

(三)公开已核准的 HBV 携带者不得从事的职业

2010年2月10日，人力资源和社会保障部、教育部、卫生部联合发布《关于进一步规范入学和就业体检项目维护乙肝表面抗原携带者入学和就业权利的通知》，规定“因职业特殊确需在入学、就业体检时检测乙肝项目的，应由行业主管部门向卫生部提出研究报告和书面申请，经卫生部核准后方可开展相关检测。经核准的HBsAg携带者不得从事的职业，由卫生部向社会公布。军队、武警、公安特警的体检工作按照有关规定执行。”

目前，经卫生部核准的HBsAg携带者不得从事的职业和可以开展相关检测的行业如下。

（1）特警。根据人力资源和社会保障部发布的《公务员体检特殊标准（试行）》，“乙肝病原携带者，特警职位，不合格。”

（2）民航空勤人员。根据《卫生部关于民航空勤人员体检鉴定乙肝检测调整意见的复函》要求，民航招收飞行学生体检鉴定乙肝项目检测，可以保留体检鉴定乙肝项目检测。

（3）血站从事采血、血液成分制备、供血等业务工作的员工。根据《卫生部关于修订<血站质量管理规范>“8·4”条的通知》（卫医政发〔2010〕69号）要求，血站应“建立员工健康档案。对从事采血、血液成分制备、供血等业务工作的员工，应当每年进行一次经血传播病原体感染情况的检测。对乙型肝炎病毒表面抗体阴性者，征求本人意见后，应当免费进行乙型肝炎病毒疫苗接种。”

八、乙型肝炎监测与管理

（一）天津市乙型肝炎监测技术方案

根据《中国疾病预防控制中心关于印发2012年中央补助地方

重大公共卫生项目免疫规划子项目技术方案的通知》(中疾控疫发〔2012〕348 号)要求,在全国试点推行乙肝监测项目工作的基础上,积极推动落实《天津市病毒性肝炎防治规划(2018—2020 年)》,结合《天津市疾病预防控制与卫生应急业务工作安排》和《天津市二级以上医疗机构公共卫生工作绩效考核指标》要求,进一步规范天津市各区乙肝病例管理工作,提高乙肝监测质量,了解急性乙肝发病情况,探讨急性乙肝发病的危险因素,特制订此方案。

1.监测目的

(1)提高乙肝病例分类诊断的准确性,了解急性乙肝发病情况。

(2)探讨急性乙肝发病的危险因素及强度。

(3)规范慢性乙肝报告标准和探讨慢性乙肝病例管理模式。

(4)为制订成人急性乙肝防控措施提供科学依据。

(5)了解急慢性乙肝病例的心理健康状况。

2.监测指标

以区为单位,达到以下工作指标:

(1)乙肝诊断报告

1)在常规要求报告的基础上,初诊急性、慢性乙肝和<15 岁人群 HBsAg 携带者的报告率≥95%。

2)报告乙肝确诊率≥95%。

3)疫情报卡删卡依据填写率≥90%,乙肝急、慢性的诊断报告分类率≥95%。

4)辖区报告乙肝病例“附卡”信息填写的完整率≥95%。

5)要求“附卡”中第 2、3、6 个问题填写有效率≥90%。

6)报告病例 ALT 检测率达 100%。

7)未能明确诊断为慢性乙肝的病例的抗 HBc-IgM 1:1000 检

测率≥90%。

(2)流行病学调查

1)急性乙肝病例个案流行病学调查率≥95%、合格率≥90%。

2)同时要求对现住址为本辖区的急性乙肝病例开展对照调查(1:2),病例报告后2个月内完成对照调查及采血送检,完成率≥90%。

3)<15岁乙肝病例及病毒携带者调查率100%、合格率≥90%。

4)现住址为本辖区的慢性乙肝随访率≥80%。

5)对上述第1)至2)条中急性乙肝和对照调查心理健康情况,完成率≥90%;同时要求对第4)条中病例或既往现患病例中抽取完成30例慢性乙肝病毒感染者的心理健康调查。

3.监测内容

(1)监测地区及对象

1)监测地区:全市16个辖区均开展。

2)对象:通过信息报告系统上报的所有乙肝病例。

(2)工作内容

1)对辖区内报告的所有监测对象按照《乙型病毒性肝炎诊断标准》(WS299-2008)进行诊断,并通过信息报告系统上报。

2)对在辖区内各级医疗机构报告的非明确慢性乙肝病例实施抗HBc-IgM 1:1000检测。

3)对现住址为本辖区和辖区肝炎监测点医院(附件1)报告的急性乙肝病例开展流行病学个案调查,对现住址为本辖区的慢性乙肝患者进行随访管理。

4)对全部现住址为本辖区的急性乙肝病例开展匹配对照调查。

4.监测方法

(1)病例报告

参照本书乙肝疫情报告部分。

报告流程:初步诊断后应先填写传染病报告卡,同时填写法定传染病报告卡的“附卡”(见表2-3),接诊时要注意询问附卡中的第1、2条,其中第3、4、5、6条待实验室检测出结果后逐一填写至“附卡”中,完成附卡的填写后,将其粘贴到传染病卡的背面。具体的病例分类报告工作流程图见附件2。

表2-3 乙肝病毒性肝炎网络直报附卡

传染病报告卡-乙型病毒性肝炎附卡
1.HBsAg阳性时间:□>6个月 / □6个月内(包括6个月)由阴性转为阳性 □既往未检测或结果不详
2.首次出现乙肝症状和体征的时间:年 月/ □无症状
3.本次ALT:U/L
4.抗-HBc IgM 1:1000检测结果:□阳性/ □阴性/ □未测
5.肝穿检测结果:□急性病变 / □慢性病变 /□未测
6.恢复期血清HBsAg阴转,抗-HBs阳转:□是 / □否 / □未测

(2)检测或复核

1)辖区所有乙肝报告病例的医院均要开展肝功能和乙肝免疫指标(常规指标)的检测,予以明确诊断。对于未能明确诊断为慢性乙肝的病例,要开展抗HBc-IgM 1:1000检测。

2)对于报告的急性和未分类乙肝,医疗机构应承担病例血样采集工作,对每例病例采血3mL,分离血清后装血清冻存管(约1mL)用于疾控中心检测抗HBc-IgM 1:1000或复核。血清管上应标明病例姓名及登记表编号,同时填写《标本采样、检测登记表》(见附件3)的相应内容,于每月30日前将冻存的血清及《标本采样、检测登记表》复印件运送至区疾控中心。由所属地区的疾控中心统一安排抗HBc-IgM 1:1000送检(由市疾控中心检测)。

3)市疾控中心应在收到血标本后定期完成抗HBc-IgM 1:1000

检测工作,并将检测结果反馈至血标本送检医院。

(3)病例订正报告

送检医院在收到抗 HBc-IgM 1:1000 检测结果后,应在 2 天内完成传染病网络直报系统的乙肝报告卡的订正工作,并将检测结果的相关数据补充至“附卡”栏内,并订正乙肝的急、慢性分类。

(4)急性乙肝病例流行病学调查

1)调查对象:对区肝炎监测点医院报告的急性乙肝由区监测点医院负责调查,其他病例由现住址区疾控中心组织实施调查。

2)组织实施:调查工作由区疾控中心负责组织,按照统一的调查表《天津市急性乙肝病例个案调查表》和《乙型肝炎病毒感染者及健康对照人群心理健康状况调查表》(附件 4 和 5)进行调查,可按照天津市重点类型肝炎常规流行病学调查随访程序执行和开展。

(5)对照人群调查

1)选择标准:按照现住址本辖区的每个急性乙肝病例选择 2 名对照人群开展调查,即病例对照按 1:2 的匹配比例开展。对照人群选择要求在急性乙肝病例报告后 2 个月内完成对照人群调查工作,对照选择需同时满足以下条件:①与配对病例性别相同,年龄±3 岁以内,现住址本辖区;②排除已确诊为慢性乙(丙)肝病例或携带者;③乙肝疫苗接种史相同。

2)问卷调查方法:对照人群确定后问卷调查个人基本信息、既往患病、乙肝疫苗免疫史、半年内的感染危险因素情况等,填写《天津市急性乙肝病例对照人群个案调查表》(见附件 5 和 6)。

3)对照人群采血:个案问卷调查后,采集对照人群 3mL 静脉血(非抗凝),由区疾控中心分离 1mL 血清冻存于血清管中,统一送市疾控中心实验室检测。要求现场采血管及血清管上应标明编号,编号原则为区首字母缩写+DZ+序号,例如和平区 2018 年第一份对照血应编码为18HPDZ01,同时填写《天津市急性乙肝对照人群标本采样、检测登记表》(见附件 7)的相应内容,与血标本同时送检。

4)实验检测:市疾控中心定期对区疾控中心送检的对照人群血标本开展检测,检测指标包括:HBsAg、抗 HBs、HBeAg、抗 HBe、抗 HBc、抗 HCV,检测完毕后将结果反馈各区疾控中心,各区疾控中心视情况反馈参与调查人群。

(6)<15 岁乙肝病例及携带者流行病学调查

1)随访对象:对信息系统报告的<15 岁乙肝病例及携带者开展流行病学调查。

2)组织实施:调查组织实施参照急性乙肝病例流行病学调查方式开展,按照统一《15 岁以下乙型肝炎流行病学调查表》(附件8)进行调查。

(7)慢性乙肝病例随访

1)随访对象:对信息系统报告的现住址为本辖区的慢性乙肝进行随访。

2)组织实施:调查工作由区疾控中心负责组织,由社区卫生服务中心按照统一《天津市慢性乙肝病例随访表》(附件 9)进行随访。

3)自随访慢性乙肝病例或现患慢性乙肝病例中每年完成 30 名心理健康问卷调查,填写附件 5。

5.组织分工

(1)市卫生健康委负责项目组织、协调、管理和监督。

(2)市疾病预防控制中心制订实施方案,专人负责项目的技术指导和培训,提供抗 HBc-IgM 1:1000 检测及结果反馈,做好项目的管理和质量控制工作，合理使用和分配监测经费，以保证监测工作的进度和质量，同时接受上级卫生行政和技术部门的指导，按要求报送中国疾控中心相关资料等。

(3)区卫生行政部门和疾控中心具体负责项目的实施，培训辖区医疗机构的工作人员，指导和监督辖区医疗机构工作，同时要接受上级技术部门的指导。监测经费专项专用，资金的管理上要自觉接受审计和监察等有关部门的监督。负责乙肝病例血清标本的采集、收集、管理、送检、疫情订正、急性病例调查、慢性病例随访、对照匹配调查及心理健康调查等，按要求、时限上报资料等工作。

(4)监测地区的辖区医院负责乙肝的诊断和报告，按照方案要求填写、上报《天津市传染病疫情报卡-乙型病毒性肝炎附卡》信息，采集非慢性乙肝血清标本，通知辖区疾控中心运送标本，并将反馈的检测结果补充至“附卡”信息，同时在疫情网络直报进行订正。其中天津市区级肝炎监测点医院继续负责重点类型肝炎的流行病学调查(包括心理健康问卷)工作。

6.时间安排

(1)实施时间。全年连续开展。

(2)监测数据上报

1)流行病学调查：完成个案调查(包括急性乙肝、对照流行病学调查问卷和对应心理问卷)后，区级疾控中心应及时完成数据录入，并于每月 15 日前将上月数据上报至市疾控中心，上报及时率要求达 100%。

2)要求急性乙肝复核血清在病例报告 1 个月内送检，对照人群血清在对应病例报告 2 个月内完成血标本送检。

3)上报资料方式:区疾控中心以电子方式上报至市疾控中心。

7.质量控制

(1)培训。市疾控中心于每年对各区疾控中心进行培训,有关区疾控中心对辖区各级医疗机构进行培训,对新的报告标准、采集标本和流调表调查等内容进行培训。

(2)实验室质量控制。由市疾控中心统一检测。实验检测采用统一的试剂和方法进行检测,检测方法均严格按照卫生行业《乙型病毒性肝炎诊断标准(WS299-288)》和检测试剂盒说明书操作流程进行,专人负责检测,正式检测前,调试各项设备稳定运转。

(3)督导质控

1)市疾控中心

流行病学调查:要求调查表填写完整、真实、准确,无空项和逻辑错误,市疾控中心现场调查或抽查5%进行质量控制。

采血送检:要求采样送检表登记真实、准确、完整,采血登记表编号与采血管编号一致,血量达标且符合运送和保存条件。

督导覆盖率:要求全年对区疾控中心或医院现场督导覆盖率100%。

2)区疾控中心

流行病学调查:至少抽查30%进行质量控制。

采血送检及时率>90%。

辖区内接诊乙肝病例的医疗机构督导覆盖率100%,二级及以上医疗机构督导≥2次/年。

附件

附件 1　天津市病毒性肝炎监测点医院名单

附件 2　乙肝病例分类报告工作流程图

附件 3　乙肝抗-HBc IgM 1:1000 标本采样、检测登记表

附件 4　急性乙肝病例个案调查表

附件 5　乙型肝炎病毒感染者及健康对照人群心理健康状况调查表

附件 6　急性乙肝病例对照人群个案调查表

附件 7　急性乙肝对照人群标本采样、检测登记表

附件 8　15 岁以下乙型肝炎流行病学调查表

附件 9　慢性乙肝病例随访表

附件1 天津市病毒性肝炎监测点医院名单

监测点类别	所在区	监测点医院全称
区级	和平区	天津市公安医院
	河东区	天津市第三中心医院
	河西区	天津医科大学第二医院
	南开区	天津市中西医结合医院
	河北区	天津市第一医院
	红桥区	天津市人民医院
	东丽区	天津市东丽医院
	西青区	天津市西青医院
	津南区	天津市津南区咸水沽医院
	北辰区	天津市北辰医院
	武清区	天津市武清区人民医院
	宝坻区	天津市宝坻区人民医院
	滨海新区	天津市滨海新区塘沽传染病医院
	滨海新区	天津医科大学总医院滨海医院
	滨海新区	天津市滨海新区大港医院
	宁河区	天津市宁河区医院
	静海区	天津市静海区医院
	蓟州区	天津市蓟州区人民医院
市级	南开区	天津市第二人民医院

附件 2 乙肝病例分类报告工作流程图

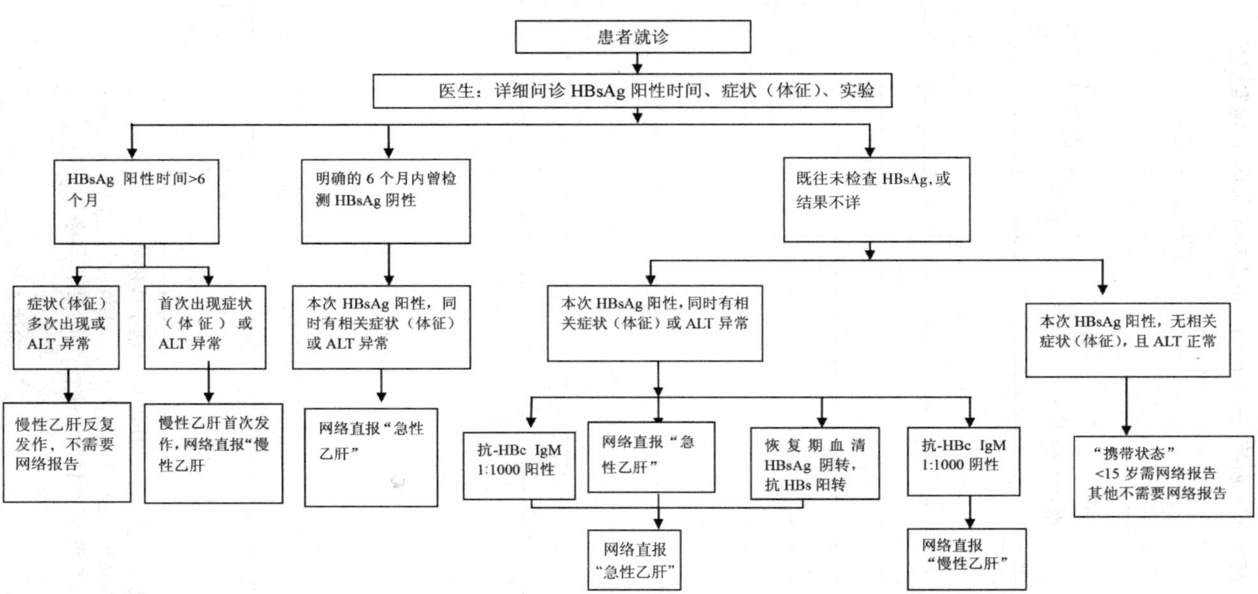

附件 3 乙肝抗 -HBc IgM 1：1000 标本采样、检测登记表

送检单位：____________________(疾控中心、医院)

试剂生产厂家：__________________________

血标本编号	报告卡编号	姓名	性别	送检日期	检测日期	检测结果

注：1."报告卡编号"为 NNDRS 中自动生成的病例编号(18 位)；

2."检测结果"在相应位置填写：1=阳性；2=阴性；3=未检测；

3."血标本编号"为区汉语拼音首字母缩写+序号。

检测单位：____________________ 检测人员：____________________

附件 4 急性乙肝病例个案调查表

病例编号:(报告卡编号)□□□□□□□□□□□□□□□□□□□□□□
调查单位所在(区)编码:□□□□□□□
调查单位类别:①医疗机构;②疾控机构 □
调查单位级别:①乡镇级;②(区)级;③地市级;④省级 □

一、基本情况

A1 患者姓名:________________,(患儿家长姓名:)________________.
A2 民族:
①汉族;②蒙古族;③藏族;④维吾尔族;⑤壮族;⑥回族;⑦满族;
⑧其他________________(请注明)□
A3 文化程度:
①小学及以下;②初中;③高中(中专);④大专;⑤本科及以上 □
A4 婚姻:
①未婚;②已婚;③离异;④同居;⑤丧偶 □
A5 集体居住地址:____________________,联系电话:________________.
A6 居住地类型:
①城镇;②农村 □
A7 诊断单位级别:
①村级医生;②乡镇医院;③(区)级医院;④地市级医院;⑤省级医院 □
A8 实验室检测结果:
A8.1 HBsAg 阳性时间:
①>6 个月;②6 个月内由阴性转为阳性;③既往未检测或结果不详 □
A8.2 首次出现乙肝症状和体征的时间:
①________年________月;②无症状 □
A8.3 本次 ALT:________U/L
A8.4 抗-HBc IgM 1:1000 检测结果:
①阳性;②阴性;③未测 □
A8.5 肝穿检测结果:
①急性病变;②慢性病变;③未测 □

二、既往免疫史及肝病史

B1 乙肝免疫史
B1.1 是否接种过乙肝疫苗?
①否;②是;③不清楚 □
B1.2 如接种过乙肝疫苗,打过几针?
①1 针;②2 针;③3 针;④超过 3 针;⑤记不清 □
B1.3 如接种过乙肝疫苗,请填写接种时间:
第一针:________年________月________日 □□□□□□□□□
第二针:________年________月________日 □□□□□□□□□
第三针:________年________月________日 □□□□□□□□□

(待续)

（续表）

B1.4 接种乙肝疫苗最后一针 1~2 月后，是否检测过抗-HBs？

①阴性；②阳性；③不清楚 □

B1.5 您是否接种过乙肝高效价免疫球蛋白？

①未接种过；②接种过；③不清楚 □

B1.6 乙肝高效价免疫球蛋白接种时间？ ________年________月________日 □□□□□□□□□

B2 既往肝病史

您是否曾经被明确诊断过以下"肝病"？

①否；②甲肝；③乙肝；④丙肝；⑤戊肝；⑥肝硬化

⑦肝癌；⑧酒精性肝病；⑨其他（注明：）□

三、急性乙肝病例危险因素暴露史（半年以内）

C1 日常密切接触者中是否有乙肝患者或表面抗原携带者？

①无；②有；③不详 □

如有，是谁？（可多选）

①母亲；②父亲；③配偶；④性伴侣；⑤子女；⑥兄弟姐妹

⑦其他（请注明：________）□

C2 是否与他人共用剃须刀？

①否；②是；③不知道 □

C3 是否与他人共用牙刷？

①否；②是；③不知道 □

C4 有无手术治疗史：

①无；②有[医院名称（私立/公立）：________，手术类型________]；③不清楚□

C5 有无拔牙、补牙、洗牙等口腔诊疗史：

①无；②有[医院名称（私立/公立）：____________________]；③不清楚□

C6 有无内镜（胃镜、肠镜、支纤镜、腹腔镜等）医学诊疗史：

①无；②有[医院名称（私立/公立）：____________________]；③不清楚□

C7 有无输血（或血制品）史：

①无；②有[医院名称（私立/公立）：____________________]；③不清楚□

C8 有无有偿献血史：

①无；②有[医院/场所名称（私立/公立）：________________]；③不清楚□

C9 有无针灸治疗：

①无；②有[医院名称（私立/公立）：____________________]；③不清楚□

C10 有无与他人共用注射器史：

①无；②有；③不清楚 □

C11 您曾去美容院做过创伤性治疗（文眉、眼线、唇线、文身、打耳洞等）吗？

①无；②有[医院/场所名称（私立/公立）：________________]；③不清楚□

C12 您经常去理发店修面或刮胡须吗？

①不；②1 次/周；③2 次/周；④3 次/周；⑤3 次以上/周□

如有，场所名称：________________、________________

（待续）

（续表）

C13 您经常去洗浴场所或足浴店修脚吗？
①从不；②1 次/月；③2 次/月；④3 次/月；⑤3 次以上/月□
如有，场所名称：__________、__________
C14 有无血液透析史：
①无；②半年内有____次[医院名称（私立/公立）：__________]
③不清楚□
C15 您经常刮痧吗？
①从不；②1 次/月；③2 次/月；④3 次/月；⑤3 次以上/月□
如有，场所名称：__________、__________
C16 您经常拔罐吗？
①从不；②1 次/月；③2 次/月；④3 次/月；⑤3 次以上/月□
如有，场所名称：__________、__________
C17 有无静脉输液史：
①无；②有[医院/场所名称（私立/公立）：__________]；
③不清楚□
C18 有无肌内注射史：
①无；②有[医院/场所名称（私立/公立）：__________]；
③不清楚□
C19 除上以外，半年内您是否还有造成自己身体创伤的医疗、工作、个人意外行为等？
①无；②有，请描述发生类型和地点__________；
③不清楚□
C20 您经常去洗浴场所、酒吧、夜总会、KTV 休闲娱乐活动吗？
①从不；②1 次/月；③2 次/月；④3 次/月；⑤3 次以上/月□
如有，场所名称：__________、__________
C21 有无外地出差旅行史，①无；②有，_____天；③不详 □
如有，地点？ ①国外_______ ②本市外_______ ③以上均有 □

备注

C22 其他信息或危险因素等：__________

调查单位：______调查者：______调查时间：___年__月__日 审核者：______

附件 5 乙型肝炎病毒感染者及健康对照人群心理健康状况调查表

调查人群分类:①急性乙肝;②慢性乙肝病毒感染者(□慢性乙肝、□乙肝肝硬化肝癌、□HBV 病毒携带者);③健康对照。□

如选择①-②,初次发病或 HBsAg 检测阳性时间:_______年______月______日

一、一般情况

1.姓名:____________________ 2.性别:①男;②女 □

3.年龄:______________岁(要求≥18 岁)4.职业:___________________

5.文化程度:①文盲;②小学;③初中;④高中/中专;⑤大专;⑥本科及以上□

6.家庭每月人均收入:①<1000 元;②1000~2000 元;③2000~4000;④≥5000 元 □

7.户籍:①城镇;②农业□

8.婚姻:①未婚;②已婚;③离异;④同居;⑤丧偶□

二、SDS 自评表

说明:以下一些问题是您可能有过或感觉到的情况或想法。请按照**过去一星期内**您的实际情况或感觉,在适当的格子内画"√";其中:

"没有或几乎没有"是指过去一周内,出现这类情况的日子不超过一天;

"少有"是指过去一周内,有 1 至 2 天有过这类情况;

"常有"是指过去一周内,有 3 至 4 天有过这类情况;

"几乎一直有"是指过去一周内,有 5 至 7 天有过这类情况。

序号	问题	没有或几乎没有	少有	常有	几乎一直有
1	我觉得闷闷不乐,情绪低沉				
2	我觉得一天之中早晨最好				
3	我一阵阵哭出来或觉得想哭				
4	我晚上睡眠不好				
5	我吃的跟平常一样多				
6	我与异性密切接触时和以往一样感到愉快				
7	我发觉我的体重在下降				
8	我有便秘的苦恼				
9	我心跳比平时快				
10	我无缘无故地感到疲乏				
11	我的头脑跟平常一样清楚				

(待续)

（续表）

序号	问题	没有或几乎没有	少有	常有	几乎一直有
12	我觉得经常做的事情并没有困难				
13	我觉得不安而平静不下来				
14	我对将来抱有希望				
15	我比平常容易生气激动				
16	我觉得做出决定是容易的				
17	我觉得自己是个有用的人,有人需要我				
18	我的生活过得很有意思				
19	我认为我死了别人会生活得好些				
20	平常感兴趣的事我仍然照样感兴趣				

三、SAS 自评表(填表要求同上)

序号	问题	没有或几乎没有	少有	常有	几乎一直有
1	我感到比平常更加紧张和着急				
2	我无缘无故感到害怕、担心				
3	我容易心里烦乱或觉得惊恐				
4	我觉得我可能要发疯				
5	我觉得一切都好,不会发生什么倒霉的事				
6	我手脚发抖或打战				
7	我因头痛、颈痛和背痛而烦恼				
8	我感到无力且容易疲劳				
9	我感到心平气和,且容易安静地坐下来				
10	我感到我的心跳较快				
11	我因一阵阵的头晕而苦恼				

（待续）

(续表)

序号	问题	没有或几乎没有	少有	常有	几乎一直有
12	我有晕倒发作,或觉得要昏倒似的				
13	我呼气和吸气都感到很容易				
14	我的手指和脚趾感到麻木和刺痛				
15	我因胃痛和消化不良而苦恼				
16	我常常要小便				
17	我的手总是温暖而干燥				
18	我觉得脸发红发热				
19	我容易入睡并且一夜睡得很好				
20	我做噩梦				

四、知识认知和行为情况

1.您知道病毒性肝炎有以下哪几种?(可多选)
□甲肝;□乙肝;□丙肝;□戊肝;□不知道
2.您知道乙肝的主要传播途径吗?(可多选)
□接触血液;□消化道;□怀孕分娩;□性接触;□呼吸道;□不知道
3.乙肝的危害有哪些?(可多选)
□易转成慢性肝炎;□易发展成肝硬化;□易发展成肝癌;□易出现脑猝死;□易发生心脏病;□不知道
4.您认为下列哪些行为方式可能传播乙肝病毒?(可多选)
□美体(□文身、□文眉、□抽脂、□打耳洞);□修脚;□刮痧;□针灸;□拔(修)牙;□共用注射器;□与乙肝病毒携带者共同进餐
5.您既往是否有过以下行为?(可多选)
□手术史;□输血史;□文身;□文眉;□文眼线;□文唇线;□穿耳洞;□私人诊/场所(□口腔处理 □针灸 □修脚 □刮痧);□与他人共用注射器史
6.预防乙型肝炎最容易实现且最有效的措施是?(可多选)□不去公共场所;□不吃生冷食物;□注射乙肝疫苗;□不允许乙肝患者或乙肝表面抗原携带者结婚;□不知道
7.目前对乙肝患者或乙肝病毒携带者,仍没有特效清除病毒药物的说法是否正确?
①正确;②不正确□
8.请乙肝病例或携带者回答:您工作/学习/生活中是否感觉被歧视?①是,②否□
9.普通人群(乙肝病例或携带者不用作答):您是否愿意跟乙肝病例或病毒携带者共同工作/学习/生活?①不介意;②介意;③说不好 □
审核或调查人:________ 调查地区:_________ 调查日期:_____年__月__日

附件 6 急性乙肝病例对照人群个案调查表

对照对应病例报告卡编号:□□□□□□□□□□□□□□□□□□
血标本编码:□□DZ□□

一、基本情况

A1 姓名:________________(可不填)
A2 性别:①男;②女□　A3 年龄:______岁
A4 职业:①幼托儿童;②散居儿童;③学生(大中小学)④教师;⑤保育员及保姆;⑥餐饮食品业;⑦商业服务;⑧医务人员;⑨工人;⑩民工、农民、牧民、渔(船)民、干部职员、离退人员、家务及待业、其他(______)、⑪不详□
A5 民族:①汉族;②蒙古族;③藏族;④维吾尔族;⑤壮族;⑥回族;⑦满族;⑧其他___(请注明)□
A6 文化程度:
①小学及以下;②初中;③高中(中专);④大专;⑤本科及以上　□
A7 婚姻:
①未婚;②已婚;③离异;④同居;⑤丧偶　□
A8 居住地址:__________________,联系电话:______________________。

二、既往免疫史及肝病史

B1 乙肝免疫史
B1.1 是否接种过乙肝疫苗?
①否;②是;③不清楚 □
B1.2 如接种过乙肝疫苗,打过几针?
①1 针;②2 针;③3 针;④超过 3 针;⑤记不清 □
B1.3 您是否接种过乙肝高效价免疫球蛋白?
①未接种过;②接种过;③不清楚□
B2 既往肝病史
您是否曾经被明确诊断过以下“肝病”? ①否;②甲肝;③乙肝;④丙肝⑤戊肝;⑥肝硬化;⑦肝癌;⑧酒精性肝病;⑨其他(注明:_____________)□

三、感染危险因素暴露史(半年以内)

C1 日常密切接触者中是否有乙肝患者或表面抗原携带者?
①无;②有;③不详　□
C1.1 如有,是谁?(可多选)
①母亲;②父亲;③配偶;④性伴侣;⑤子女;⑥兄弟姐妹;⑦其他(请注明:__________)□
C2 是否与他人共用剃须刀?
①否;②是;③不知道　□
C3 是否与他人共用牙刷?
①否;②是;③不知道　□
C4 有无手术治疗史:
①无;②有[医院名称(私立/公立):_______,手术类型________];③不清楚□

(待续)

（续表）

C5 有无拔牙、补牙、洗牙等口腔诊疗史：
①无；②有[医院名称（私立/公立）：____________________]；③不清楚□
C6 有无内镜（胃镜、肠镜、支纤镜、腹腔镜等）医学诊疗史：
①无；②有[医院名称（私立/公立）：____________________]；③不清楚□
C7 有无输血（或血制品）史：
①无；②有[医院名称（私立/公立）：____________________]；③不清楚□
C8 有无有偿献血史：
①无；②有[医院/场所名称（私立/公立）：________________]；③不清楚□
C9 有无针灸治疗：
①无；②有[医院名称（私立/公立）：____________________]；③不清楚□
C10 有无与他人共用注射器史：
①无；②有；③不清楚 □
C11 您曾去美容院做过创伤性治疗（文眉、眼线、唇线、文身、打耳洞等）吗？
①无；②有[医院/场所名称（私立/公立）：________________]；③不清楚□
C12 您经常去理发店修面或刮胡须吗？
①不；②1 次/周；③2 次/周；④3 次/周；⑤3 次以上/周□
如有，场所名称：_______________、_______________
C13 您经常去洗浴场所或足浴店修脚吗？
①从不；②1 次/月；③2 次/月；④3 次/月；⑤3 次以上/月□
如有，场所名称：_______________、_______________
C14 有无血液透析史：
①无；②半年内有次[医院名称（私立/公立）：_______________]；③不清楚□
C15 您经常刮痧吗？
①从不；②1 次/月；③2 次/月；④3 次/月；⑤3 次以上/月□
如有，场所名称：_______________、_______________
C16 您经常拔罐吗？
①从不；②1 次/月；③2 次/月；④3 次/月；⑤3 次以上/月□
如有，场所名称：_______________、_______________
C17 有无静脉输液史：
①无；②有[医院/场所名称（私立/公立）：________________]；③不清楚□
C18 有无肌内注射史：
①无；②有[医院/场所名称（私立/公立）：________________]；③不清楚□
C19 除上以外，半年内您是否还有造成自己身体创伤的医疗、工作、个人意外行为等？
①无；②有，请描述发生类型和地点：__________________；③不清楚□
C20 您经常去洗浴场所、酒吧、夜总会、KTV 休闲娱乐活动吗？
①从不；②1 次/月；③2 次/月；④3 次/月；⑤3 次以上/月□
如有，场所名称：_______________、_______________
C21 有无外地出差旅行史，①无；②有，____天；③不详 □
如有，地点？ ①国外_____；②本市外_____；③以上均有□
备注：____
调查单位：______ 调查者：______ 调查时间：____年__月__日 审核者：______

附件 7 急性乙肝对照人群标本采样、检测登记表

送检单位：____________区疾病预防控制中心

试剂生产厂家：____________

血标本编号	对照对应病例报告卡编号	对照姓名（可不填）	送检日期	检测日期	检测结果					
					HBsAg	抗 HBs	HBeAg	抗 HBe	抗 HBc	抗 HCV

注：1.“报告卡编号”为 NNDRS 中自动生成的病例编号（18 位）；

2.“检测结果”在相应位置填写：1=阳性；2=阴性；

3.“血标本编号”为区汉语拼音首字母缩写+DZ+序号。

检测单位：____________ 检测人员：____________

附件 8 15 岁以下乙型肝炎流行病学调查表

调查单位:________________ 编号: □□□□□□□□□□□□□□□

一、患者情况

1.患者姓名:________________户主姓名:________________

现住址:________________________,出生地:______省______市(县)

2.患者性别:①男;②女 □

3.患者出生日期:______年______月______日 □□□□□□□

4.与户主关系:①户主;②父子(女);③母子(女);④兄弟姐妹 □

5.乙肝疫苗接种史:①无;②有;③不详 接种剂量 ________μg/次

6.乙肝疫苗接种时间:第 1 针______年______月______日 □□□□□□□

第 2 针______年______月______日 □□□□□□□

第 3 针______年______月______日 □□□□□□□

7.免疫球蛋白接种史:①无;②有;③不详 如有,接种剂量 ________IU

8.初次发病时间:______年______月______日 □□□□□□□

9.首次就诊时间:______年______月______日 □□□□□□□

10.首次就诊单位:①省级;②地(区)级;③乡级;④村级 □

11.诊断依据:症状体征:①无;②有 □

肝功能:①正常;②异常______mIU/mL;③未做 □

乙肝感染标志:①HBsAg 阳性;②HBeAg 阳性;③抗 HBc 阳性;④未检测

□□□

12.本次发病前是否是乙肝病毒携带者:①是;②不是;③不详 □

13.判断:①HBsAg 携带者;②本年度新病例;③慢性病例急性发作 □

二、有关因素调查

(一)接受医疗服务情况(发病前 1 个月至半年内)

1.是否患过其他疾病:①无;②有 □

如患过其他疾病,记录病名:

2.住院:①无;②有 □

住院时间:______年______月______日 □□□□□□□

出院时间:______年______月______日 □□□□□□□

医疗单位名称:__________属:①省级;②地区级;③乡级 □

住院科室:①内科;②外科;③妇产科;④小儿科;⑤传染科;⑥其他 □

3.手术:①无;②有 □

手术时间:______年______月______日 □□□□□□□

手术单位名称:________________属:①省级;②地区级;③乡级 □

4.受血史:①无;②有 □

受血次数:________________次 □□

累计受血量:________________毫升

受血起止时间:_____年_____月_____日至_____年_____月_____日

(待续)

（续表）

医疗单位名称：________________属：①省级；②地区级；③乡级 □
5.献血史：①无；②有 □
献血次数：______________次 □
献血单位：____
献血类型：①献全血；②献血浆；③两者均献 □
6.静脉输液：①无；②有 □
医疗单位名称：________________属：①省级；②地区级；③乡级 □
7.针灸治疗：①无；②有
医疗单位名称：________________属：①省级；②地区级；③乡级 □
8.肌内、静脉注射：①无；②有 □
一次性注射器：①是；②否；③不详 □
一人一针一管：①是；②否；③不详 □
医疗单位：①省级；②地区级；③乡级；④村（个体） □
9.预防接种：①无；②有 □
一次性注射器：①是；②否；③不详 □
一人一针一管：①是；②否；③不详 □
接种单位：①省级；②地区级；③乡级；④村（个体） □
10.拔牙：①无；②有 □
拔牙次数：________________次 □
拔牙时间：______年______月______日 □□□□□□
拔牙单位名称：______________属：①省级；②地区级；③乡级 □
（二）家庭接触情况
1.家庭内乙肝患者或乙肝病毒携带者：①无；②有；③不详 □
与患者关系：①父子（女）；②母子（女）；③兄弟姐妹；④其他 □
初次发病时间（1）________（2）________（3）________（4）________
2.共用牙刷：　①无　②有 □
3.共用刷牙杯：　①无　②有 □
4.家庭成员中痔疮患者：　①无　②有 □
5.月经血污染物品：　①无　②有 □
如母亲是乙肝病毒携带者：生产该子女的方式①顺产；②剖宫产 □
喂养该子女的方式①母乳；②其他 □

调查者：_______调查者所在单位：__________调查日期：____年____月____日

附件 9 慢性乙肝病例随访表

一、基本情况

A1 患者姓名:___________________户主姓名:____________________

A2 现住址:____

A3 户籍所在地:__________省(市、自治区)__________区(县)

A4 联系电话:_____________________

A5 职业:__________________________

A6 乙肝疫苗免疫史

A6.1 是否接种过乙肝疫苗?

①否;②是;③不清楚 □

A6.2 如接种过乙肝疫苗,打过几针?

①1 针;②2 针;③3 针;④超过 3 针;⑤记不清 □

A6.3 如接种过乙肝疫苗,请填写接种时间:______年______月

A7 本次发病前是否为乙肝病毒携带者:①否;②是;③不清楚 □

A8 初次发现 HBsAg(乙肝病毒表面抗原)阳性时间:_____年_____月_____日

A9 家庭内其他成员慢性乙肝病毒感染史:①无;②有;③不详;□

如有,其关系:____________________。

二、控制措施

B1 患病期间:①在家;②住院;③正常学习或工作

如果是在家治疗,是否消毒?①是:消毒药品:__________________;②不是□

B2 主要接触者(建议未感染和免疫者接种疫苗):

姓名	性别	年龄	与患者关系	是否接种乙肝疫苗	HBsAg 是否阳性	抗 HBc 是否阳性

备注

随访单位:_____________________________;

随访者:______________________________;

随访时间:_______年_______月_______日

（二）天津市1至59岁人群乙型病毒性肝炎血清流行病学调查方案

2009至2010年血清监测数据显示，天津市全人群HBsAg携带率为2.63%，已接近国际规定的低流行区（HBsAg携带率<2%）。2017年，我市乙肝报告发病率为15.81/10万，报告病例以慢性乙肝为主，占95%；新发急性乙肝病例保持在1/10万以下。鉴于乙肝病毒携带者不进行网络直报且无症状病例不就诊，目前无法掌握乙肝感染者流行状况。为全面了解现时期全市1至59岁人群乙型病毒性肝炎感染免疫和流行状况，评估免疫规划政策后的阶段性效果，同时了解甲型、丙型和戊型肝炎合并感染或流行情况，特制订本方案。

1.监测目的

了解天津市1至59岁全人群乙肝病毒HBsAg流行率、感染率、疫苗免疫抗体水平及影响因素情况，了解甲型、丙型和戊型肝炎合并感染或流行情况，评估我市以乙肝为主的肝炎防控措施实施效果。

2.监测对象

天津市常住居民（在天津市居住≥6个月），调查者年龄范围为1至59岁人群，覆盖城市及农村人群。

3.抽样方法及样本量

（1）样本量。根据天津市2010年1至59岁人群乙肝血清流行病学调查结果，全人群HBsAg携带率为2.63%，在要求误差不超过20%的情况下，按照公式：

$$n=\left\{\frac{57.3\times Z_{a/2}}{\arcsin\left[\varepsilon p/\sqrt{p(1-p)}\right]}\right\}^2$$

计算,样本量约为 3555 人,鉴于部分人群失访的情况,样本量增加约 6%,即实际调查样本量为 3755 人。根据天津市 20XX 年本市城市(1278.40 万人)与农村(268.55 万人)人口构成比例(4.76:1)计算,城市调查 3103 人,农村调查 652 人。为保证各年龄组分布均匀,以 5 岁为一组年龄,分 12 个年龄组,根据各年龄组人口构成计算样本量,形成《乙肝血清流行病学调查各层内抽样样本量统计表》(附件 1)。

(2)抽样方法。本次抽样采取多阶段抽样方法,即先系统抽取街道/乡镇,再随机抽取社区/村并整群开展调查。

1)第一阶段抽样:汇总全市各区街道和乡镇数量和名称,根据各区实际情况,将全部街道和乡镇分类汇总为城市人口组和农村人口组,按照市政编码顺序为城市人口组全部街道/乡镇编号。在城市人口组随机抽取一个编号,之后以该组中各区下辖街道/乡镇的最大数为间隔(避免在同一区抽样两次),按照系统抽样原则抽取 8 个街道/镇。对于已被抽中的区,在农村人口组中剔除其相应的街道/镇(避免在同一区抽样两次),然后按照市政编码顺序为农村人口组全部街道/乡镇编号,随机抽取一个编号,之后以该组中各区下辖街道和乡镇的最大数为间隔,按照系统抽样原则抽取 2 个街道或乡镇。

2)第二阶段抽样:收集汇总所抽街道/乡镇下辖的全部社区/居委会和村,按照随机抽样的原则,在每个街道和乡镇中随机抽取 2 个社区/居委会和村,如这 2 个社区/居委会和村人口数少于分配样本量的可另增加抽取 1 个社区/居委会和村完成调查。

3)第三阶段抽样:对所抽到社区/居委会和村进行人口登记造册,收集人口和住所信息,填写《社区居委会(村委会)常住人口摸底登记表》(附件 2)。对登记表中人员进行年龄分组。其中 1 至 4 岁组按每1岁平均分配样本量调查,5至14岁按每2岁平均分配,15至59岁每5岁一组。分组后,分年龄随机抽取调查对象,若所选取的居民年龄组人口数大于该监测点所需监测年龄组人口数，则仅在该监测点调查;若某年龄组最终接受调查者不足样本量者,则再选择相邻的社区/居委会(村),只对该社区/居委会(村)同一年龄组的人群进行抽样调查和采样,直至达到样本量为止。

(3)样本量分配。经抽样确定参与调查的样本涉及10个区。涉及不同辖区街道/乡镇中的居委会8个,街道/乡镇中的村庄2个,根据年龄组构成比分配调查样本量，具体参与调查的街道/乡镇及人群类别详见《乙肝血清流行病学调查分类样本量统计表》(附件3)。

4.现场调查

(1)知情同意。确定调查对象并核实其身份后,说明本次调查的具体目的、内容和方式,对合作有困难者尽量做好心理疏导,劝导其配合调查。调查对象(或监护人)在充分理解本次调查的内容和意义并签订《乙肝血清流行病学调查知情同意书》(附件4)后,进入下一步调查程序。如调查对象不识字或不能签字,可在调查对象同意的前提下由他人代签,并同时签署代签人的名字。

(2)问卷调查。严格按照《乙肝血清流行病学调查个案调查表》(附件5)要求逐一对调查对象进行个案调查。每份个案调查表需按统一标准填写个案编号，编号规则为年加区名称的汉语拼音首字母缩写加序号，如河东区18年调查编号依次为:18HD001、18HD002……。填写个案调查表时,调查员应熟悉调查表中的每个问题,按填表说明对调查项目进行调查,不允许出现漏项和书写错误。在完成每份调查表后，质量控制人员应在现场应进行初步核实,避免调查项目的错填、漏填。现场个案调查应注意保护个人隐私,防止信息故意泄露。

（3）血标本采集。个案调查后，对所有≥5 周岁人群采集静脉血 5mL，≥12 月龄但<5 周岁儿童采集静脉血 3mL，同时填写《乙肝血清流行病学调查血标本采集登记表》（附件 6）、要求个案调查表、血标本管和采血登记表三者编号一致。现场操作过程中，注意标本的保护，将采集静脉血的采集管平稳放置，避免采血管倒置、倾斜或损坏；对于抽样确认人群最终未完成采血和问卷调查的填写《失访/拒访人群信息登记表》（附件 7）。

5.血标本存放及检测

（1）现场标本存放。调查现场采集的血标本可在室温下放置 3~5 小时，以使血液充分凝固。如当天不能送往当地疾病预防控制中心实验室，可放置冰箱内冷藏（4℃~8℃）；未经离心的全血标本不可放置冰箱内冷冻，避免冷冻后复溶时发生溶血。

（2）血清分离。血标本每日由专人从调查现场运送到区级疾病预防控制中心实验室进行血清分离。分离血清后，将血清标本装于血清管内，标记与原采血管相同的编号后装于血清冻存盒，置于-20℃冰箱中冻存。学龄前儿童（1~4 岁）采集血清量至少为1mL，其余各年龄段（≥5 岁）人群采集血清量至少为 1.5 mL。

（3）实验室检测及预期分析指标。由调查工作承担辖区疾病预防控制中心利用 ELISA 方法对标本进行定性检测，检测指标包括：HBsAg、抗 HBs、HBeAg、抗 HBe、抗 HBc；抗 HAV-IgG，抗 HCV，抗 HEV-IgG，检测结果填写在《乙肝血清流行病学调查标本检测结果登记表》（附件 8）中；要求同一种检测指标尽量使用同一试剂、设备、固定人员集中时间完成检测；检测结果根据被调查者要求进行反馈《病毒性肝炎血清流行病学调查检测结果反馈单》（附件 9），禁止故意泄露涉及个人隐私信息和检测结果给不相关人员，未经批准,禁止加测其他指标。

6.资料和血标本报送

各区疾病预防控制中心需设置专人管理调查表、登记表和血样标本,保证三者间的一致性,同时将调查表和登记表进行输机。按照时间安排,在标本采集期间,每月15日上报调查进度,填写《乙肝血清流行病学调查完成进度表》(附件10),在完成所有调查后,将附件5~8的调查电子数据、附件8的纸质原件和全部剩余冻存血标本报送市疾病预防控制中心。

7.数据处理分析方法

利用Epidata3.0进行数据库建立,采用SPSS19.0统计软件进行数据分析。

8.质量控制

(1)调查样本质量控制。第一阶段抽样由市级统一随机抽取,确定后不得随意更改,如确因客观原因不能开展调查,需再随机抽取另行确定;第二、三阶段抽样由辖区自行完成,要求3名及以上工作人员在场按规范完成抽样。

(2)调查人员质量控制。在调查开始之前,对相关管理人员、调查人员、实验室工作人员和数据录入人员进行统一技术培训后方可参加现场调查和血标本采集。

(3)现场调查质量控制。市疾病预防控制中心对各区血样采集现场的采集技术、采集血量、血样登记表填写完整率、填写差错率和血样采集率等进行质控督导,对区督导质控覆盖率达100%。

(4)电话回访质量控制。市疾病预防控制中心抽取各区采样量的1%进行抽查,与被采血人联系,核实采血相关信息真实性,填写《乙肝血清流行病学调查质量控制记录表》(附件11)。

（5）调查数据质量控制。调查后将调查问卷统一进行数据录入，所有调查问卷均采取双录入，对录入的数据进行核对和逻辑检查。对有错误的和缺失的数据，要及时与调查人员联系查明，并及时填补。

（6）实验检测质量控制。调查区在完成所有调查任务后，将全部剩余血清标本整理完毕后送至市疾病预防控制中心，市疾病预防控制中心将按1%比例抽取（不足5份，按5份抽取）血清标本进行复核检测，填写《乙肝血清流行病学调查标本检测结果复核表》（附件12），与区疾病预防控制中心报送结果对比，如发现1人次指标结果不一致的，即要求区疾病预防控制中心重新检测所有血标本指标。

9.进度安排

本次调查将在201X年底前完成所有调查、实验室检测、数据分析和报告撰写工作。

1至3月，完成调查方案；

4至5月，完成样本抽取、技术培训，以及采样相关用品的购置等准备工作；

6至9月，现场调查开始，完成标本采集、检测和问卷调查；

10月，完成所有检测及补充调查，整理上报调查数据和血标本；

11月，调查数据和血标本复核质控；

12月，完成结果汇总分析，并撰写最终总结报告。

10.职责分工

（1）市级。市卫生健康委负责本次调查的组织领导与协调部署。

市疾病预防控制中心负责本次调查方案的制订、人员培训、现场及实验室督导质控、标本的接收复核和保存、调查结果汇总分析、撰写调查报告。

（2）区级。各有关区卫生健康委要成立本次调查工作组，负责协调、实施和督导辖区调查工作，并做好处理调查过程中发生不可预见特殊情况的应急准备。

各有关区疾病预防控制中心负责组织调查队，完成第二、三阶段抽样，实施目标人群动员、现场调查（包括人员登记、个案调查、标本采集）、实验室检测（血清分离与运送，标本保存与检测）、回访反馈、数据录入报送和送检复核等工作。

社区卫生服务中心/乡镇卫生院负责协助对辖区目标人群进行登记造册、宣传动员，实施检测对象标本采集，流行病学调查和回访等工作。

附件：

1.乙肝血清流行病调查各层内抽样样本量统计表

2.社区居委会（村委会）常住人口摸底登记表

3.乙肝血清流行病学调查分类样本量统计表

4.乙肝血清流行病学调查知情同意书

5.乙肝血清流行病学调查个案调查表

6.乙肝血清流行病学调查血标本采集登记表

7.失访/拒访人群信息登记表

8.乙肝血清流行病学调查标本检测结果登记表

9.病毒性肝炎血清流行病学调查检测结果反馈单

10.乙肝血清流行病学调查完成进度表

11.乙肝血清流行病学调查质量控制记录表

12.乙肝血清流行病学调查标本检测结果复核表

附件1　乙肝血清流行病学调查各层内抽样样本量统计表

年龄组	20XX年天津常住人口数(人)	人口比例(%)	样本量分配(人)		
			城市	农村	合计
1~					
5~					
10~					
15~					
20~					
25~					
30~					
35~					
40~					
45~					
50~					
55~59					
合计					

附件 2 社区居委会(村委会)常住人口摸底登记表

调查点：________区________街道(乡镇)________社区居委会(村委会)

户编号	姓名	性别	出生日期	门牌号/联系方式	年龄分组(打√)												是否选取	备注
					1~	5~	10~	15~	20~	25~	30~	35~	40~	45~	50~	55~59		

填表人：________ 调查时间：____年____月____日

附件 3 乙肝血清流行病学调查分类样本量统计表

序号	开展年份	区	街道/乡镇名称	人群属于	分年龄组样本量分配												
					1~	5~	10~	15~	20~	25~	30~	35~	40~	45~	50~	55~59	合计
1				城市													
2				城市													
3				城市													
4				农村													
5				城市													
6				城市													
7				城市													
8				城市													
9				城市													
10				农村													
合计																	

附件 4 乙肝血清流行病学调查知情同意书

(1~59 岁组)

项目名称:1~59 岁人群乙型病毒性肝炎血清流行病学调查

项目归属:

调查的概述及目的

我们邀请您参加 1~59 岁人群乙肝血清流行病学调查工作。感染乙肝病毒后可能发展为慢性肝炎、肝硬化、肝癌等,严重影响健康和生活。希望通过调查,掌握乙肝的感染现状,评价制订更好的防控措施,保护健康。

您需要做的事情

如您同意参与该项调查,我们会采集您的血液标本并询问一些相关问题。

第一:大约 10 分钟时间向您了解一些关键信息:一般情况、肝炎患病史、甲/乙肝疫苗免疫情况等信息;

第二:大约 5 分钟时间,采集您的血液标本 5mL(<5 岁儿童采集血标本 3mL)进行相关指标的实验室检查。

本调查的益处

血样将免费检测,检测内容为乙肝两对半,被调查对象能了解自身乙肝抗原携带、抗体水平等情况,指导后期防护。对于调查中涉及的健康问题,我们可以为您提供相关咨询。

风险和不适

调查和采血都不会对您的健康造成伤害,但在采血时可能导致局部疼痛、局部出血,极少数人可能会由于紧张而出现晕厥等情况,只需休息片刻即可恢复,无须进行特殊治疗。工作人员将采取一切可能减少风险的发生。

保密

我们保证对调查中所有可能涉及您个人及家人隐私的问题给予严格保密。血标本仅用于本次研究,研究结束后将立即销毁。

自愿原则

调查是完全自愿的。调查中,您可以拒绝回答任何您不愿回答的问题。您可以在任何时候撤回您的同意书并退出调查,我们尊重您的意见。

结果反馈

在调查后我们将会向您反馈检验结果,由当地疾病预防控制中心人员转交。

联系方式

相关咨询电话:市疾病预防控制中心:XXXXXXXX

区疾病预防控制中心　　电话:________________

社区卫生服务中心/卫生院　电话:________________

同意

我们衷心地希望这项调查能够得到您和您家人的大力支持和合作!

如您同意参加我们这项调查,请签字。谢谢!

(待续)

（续表）

我同意参加此调查
本人/监护人签字：__________________日期：_____年_____月_____日
若参与人无法阅读以上知情同意内容，需要一名见证人。
我，作为见证人，在此过程中全程在场，参与者自愿同意参与此项调查。
见证人签字：____________________日期：_____年_____月_____日
我保证，我已向参与调查者解释此项调查的相关内容。
调查员签字：____________________日期：_____年_____月_____日

附件 5

编号:□□□□□□□□

乙肝血清流行病学调查个案调查表

调查单位:____________ 调查者:__________ 审核者:__________

调查时间:________年______月______日 □□□□/□□/□□

被调查者姓名:____________ 性别:①男 ②女 □

出生日期:________年________月________日 □□□□/□□/□□

职业:①学龄前;②农民;③工人;④干部/职员;⑤学生;⑥教师;⑦医护人员;⑧公共场所服务人员;⑨司机;⑩其他请填写具体职业____________;□

民族:______族

婚姻状况:①未婚;②已婚;③离异;④丧偶;⑤同居 □

文化程度:①学龄前;②文盲;③小学;④初中;⑤高中(中专);⑥大专;⑦大学本科及以上 □

现住址:________________户籍地:①本市;②外省(请注明__________)□

1.肝炎患病史

1.1 既往是否乙肝病毒表面抗原阳性:①是;②否;③不详 □

如既往已知乙肝病毒表面抗原阳性,则

1.1.1 首次发现乙肝病毒表面抗原阳性的年份:_____年□□□□,或不详□

1.1.2 最近一次医院诊断您的乙肝疾病状态为: □

①乙肝病毒携带者;②慢性乙肝;③肝硬化;④肝癌;⑤不详

1.1.3 最后一次给你做出乙肝诊断的医院级别为: □

①乡级卫生医院/社区卫生服务中心;②区级医院;③市级及以上级别医院

1.2 既往是否被诊断患过甲型病毒性肝炎?①有;②无;③不详 □

1.3 既往是否被诊断为丙型病毒性肝炎?①有;②无;③不详 □

1.4 既往是否被诊断患过戊型病毒性肝炎?①有;②无;③不详 □

2.肝炎接触史

2.1 家庭亲属中是否存在乙肝患者或携带者:①有;②无;③不详 □

2.1.1 如果母亲乙肝病毒表面抗原阳性,您是否接种过乙肝免疫球蛋白?①是;②否;③不清楚(仅<20 岁人群填写)

如果接种过乙肝免疫球蛋白, □

2.1.2 共接种乙肝免疫球蛋白______针 □

2.1.3 第一针乙肝免疫球蛋白接种剂量:①100IU;②200IU;③不详 □

2.1.4 第一针乙肝免疫球蛋白接种时间:______年______月______日

□□□□/□□/□□

或不详 □

2.1.5 分娩方式:①顺产;②剖宫产;③钳产;④其他;⑤不详 □

2.1.6 出生后喂养方式:①母乳;②人工;③混合;④其他;⑤不详 □

2.2 朋友、同事或同学中是否存在乙肝患者或携带者:①有;②无;③不详 □

3.疫苗接种史

3.1 是否接种过乙肝疫苗?①是;②否;③不详 □

(待续)

（续表）

3.1.1 如接种过，共接种______针，或不详 □

如接种信息明确，请填写以下信息：

3.1.2 接种信息来源： □

①预防接种证；②预防接种卡/簿；③预防接种信息管理系统；④本人或家长回忆

3.3.3 乙肝疫苗信息（以接种登记本信息为主）

乙肝疫苗	接种时间	接种疫苗种类	接种疫苗剂量	接种地点
第1针	____年___月___日			
第2针	____年___月___日			
第3针	____年___月___日			
最后1针	____年___月___日			

注：接种疫苗种类①国产啤酒酵母疫苗；②进口啤酒酵母疫苗；③汉逊酵母疫苗；④CHO疫苗；⑤国产血源疫苗；⑥不详

疫苗剂量：①5微克；②10微克；③20微克；④不详 □

接种地点：①产房；②预防接种门诊；③村卫生室；④在家；⑤学校；⑥在单位；⑦不详 □

3.2 是否接种过甲肝疫苗：①是；②否；③不详 □

3.2.1 如接种过，共接种______针，或不详 □

如接种信息明确，请填写以下信息：

3.2.2 接种信息来源： □

①预防接种证；②预防接种卡/簿；③预防接种信息管理系统；④本人或家长回忆

3.2.3 甲肝疫苗接种信息（以接种登记本信息为主）

甲肝疫苗	接种时间	接种疫苗种类	接种地点
第1针	____年___月___日		
第2针	____年___月___日		

注：疫苗种类，①减毒活疫苗；②灭活疫苗；③其他（请注明）

4.因素和行为

4.1 半年内是否发生过以下医疗或个人行为（多选打"√"）：

口腔诊疗史（拔、修、洗牙等）□、血液透析□、内镜（胃镜、肠镜、支纤镜、腹腔镜等）检查□、针灸□、创伤性美容（文眉、眼线、唇线、文身、打耳洞等）□、修脚□、拔罐□、输血及制品□、刮痧□、肌内注射□、静脉滴注□、手术史□、共用剃须刀□、共用牙刷□、其他请注明□。

4.2 您近2个月内食用海鲜（包括鱼，虾，蟹及贝类）的频次：

①几乎不吃；②食用1~3次；③食用4~6次；④每星期都食用1次以上 □

4.3 您知道有丙肝这种传染病吗？①知道；②不知道 □

4.3.1 若知道，那您认为丙肝能治愈吗？①能；②不能 □

附件6 乙肝血清流行病学调查血标本采集登记表

采集单位:________________填表人:__________采血日期:____年___月___日

编号	被采血者姓名	性别	年龄(岁)	联系电话 *	被采血人签字	备注

注:* 学龄前儿童需填写监护人电话及监护人姓名。

附件 7 失访/拒访人群信息登记表

____区____街道(乡镇)____小区(村)　　填表人:____

编号	姓名	性别	出生日期	职业	民族	文化程度	婚姻状况	失访/据访原因	备注

附件 8 乙肝血清流行病学调查标本检测结果登记表

送检单位：__________区疾病预防控制中心

试剂生产厂家：__________试剂批号__________酶标仪型号__________

血标本编号	姓名	检测日期	检测结果								备注
			HBsAg	抗 HBs	HBeAg	抗 HBe	抗 HBc	抗 HCV	抗 HAV	抗 HEV	

注：1. “检测结果”在相应位置填写：1=阳性；0=阴性；2“血标本编号”与送检表、个案调查表要一致；3.多种检测试剂的要分别标注。

检测单位（盖章）：__________ 检测人员：__________

附件 9 病毒性肝炎血清流行病学调查检测结果反馈单

尊敬的被调查者：

您好！非常感谢您参与病毒性肝炎血清流行病学调查，为病毒性肝炎的防控工作做出贡献。现将您在本次调查中抽血检验的病毒性肝炎免疫标志物指标反馈给您，本次检测结果如下。

序号	指标	检验结果 阳性(+)/阴性(-)	备注
1	乙肝病毒表面抗原(HBsAg)		
2	乙肝病毒表面抗体(抗 HBs)		
3	乙肝病毒 E 抗原(HBeAg)		
4	抗乙肝病毒 E 抗体(抗 HBe)		
5	抗乙肝病毒核心抗体(抗 HBc)		
6	抗甲肝病毒抗体(抗 HAV-IgG)		
7	抗丙肝病毒抗体(抗 HCV)		
8	抗戊肝病毒抗体(抗 HEV-IgG)		

备注：

1.如有 HBsAg 和 HBeAg 阳性，建议到医院进一步诊断是否为乙型肝炎。如抗-HBs 阴性，需咨询医生是否需接种乙肝疫苗。

2.如有抗 HCV 阳性，建议到医院进一步诊断是否为丙型肝炎。

3.如有抗 HAV-IgG 和抗 HEV-IgG 阳性，不代表您为甲肝或戊肝患者。

附件 肝炎病毒感染免疫相关指标解读(参考)

__________疾病预防控制中心

201__年_____月_____日

肝炎病毒感染免疫相关指标解读(参考)

1.乙肝病毒(HBV)感染免疫常见组合意义

HBsAg	抗-HBs	HBeAg	抗-HBe	抗-HBc	临床意义
+	-	+	-	+	俗称“大三阳”，提示 HBV 复制活跃，传染性强。
+	-	-	+	+	俗称“小三阳”，一般提示 HBV 复制降低，传染性降低。
-	+	-	-	+	HBV 感染后痊愈，且具有保护力。
-	+	-	-	-	乙肝疫苗注射后，已成功产生保护力。
+	-	-	-	+	HBV 复制低下，传染性低。
-	+	-	+	+	乙肝恢复期，传染性很低或无传染性。
-	-	-	-	+	乙肝痊愈，无传染性或传染性极低。对乙肝的保护力不确定。

2.抗丙肝病毒抗体(抗 HCV)

(1)阳性。丙肝病毒(HCV)现症感染;或 HCV 自发或治疗后清除;或急性丙型肝炎低病毒血症期;或一些自身免疫性疾病患者也可出现;或母亲 IgG 抗体通过胎盘进入胎儿体内(不超过 6 个月)。

(2)阴性。无 HCV 感染;或少数急性 HCV 感染早期;或少数慢性 HCV 感染。

3.抗甲肝病毒抗体(抗 HAV-IgG)

(1)阳性。是既往感染甲肝病毒(HAV)或免疫接种后的标志,属于保护性抗体,持续多年或终身。

(2)阴性。无 HAV 感染;或未接种过甲肝疫苗;或感染免疫长期后抗体消失。

4.抗戊肝病毒抗体(抗 HEV-IgG)

(1)阳性。既往感染戊肝病毒(HEV)或免疫接种后的标志,其持续时间差异较大。

(2)阴性。无 HEV 感染;或未接种过戊肝疫苗;或感染免疫后抗体消失。

附件 10 乙肝血清流行病学调查完成进度表

年龄组	应完成数	月实际完成调查数					累计	完成率（%）
		5	6	7	8	9		
1~								
5~								
10~								
15~								
20~								
25~								
30~								
35~								
40~								
45~								
50~								
55~59								
合计								

附件 11 乙肝血清流行病学调查质量控制记录表

<table>
<tr><td colspan="2">编号</td><td colspan="2"></td></tr>
<tr><td colspan="2">联系电话</td><td colspan="2"></td></tr>
<tr><td>前言</td><td colspan="3">您好,请问您是 XXX(姓名)吗? 我是市疾病预防控制中心工作人员,想再次跟你核实下您 7~9 月份是否参加了卫生部门组织公益的肝炎血清流行病学调查,您收到检测结果反馈了吗? ……那我下面再跟您核对几个问题,看开展工作是否到位? 如果您有什么建议也可以反馈我们,谢谢</td></tr>
<tr><td>序号</td><td colspan="2">区上报调查内容或数据核实</td><td>一致打“√”,否打“×”并注明。</td></tr>
<tr><td colspan="4">一、问卷问题核对</td></tr>
<tr><td>1</td><td>姓名</td><td>________,如非本人,与被调查者的关系?</td><td></td></tr>
<tr><td>2</td><td>性别</td><td>①男;②女</td><td></td></tr>
<tr><td>3</td><td>年龄</td><td>________ 岁</td><td></td></tr>
<tr><td>4</td><td>职业</td><td>①学龄前;②农民;③工人;④干部/职员;⑤学生;⑥教师;⑦医护人员;⑧公共场所服务人员;⑨司机;⑩其他</td><td></td></tr>
<tr><td>5</td><td>现住址</td><td></td><td></td></tr>
<tr><td>6</td><td>户籍地</td><td>①本市;②外省</td><td></td></tr>
<tr><td>7</td><td colspan="2">既往是否乙肝病毒表面抗原阳性:①是;②否;③不详</td><td></td></tr>
<tr><td>8</td><td colspan="2">既往是否被诊断患过其他病毒性肝炎:①有甲、丙、戊;②无;③不详</td><td></td></tr>
<tr><td>9</td><td colspan="2">家庭亲属中是否存在乙肝患者或携带者:①有;②无;③不详</td><td></td></tr>
<tr><td>10</td><td colspan="2">朋友、同事或同学中是否存在乙肝患者或携带者:①有;②无;③不详</td><td></td></tr>
<tr><td>11</td><td colspan="2">是否接种过乙肝疫苗:①是;②否;③不详</td><td></td></tr>
<tr><td>12</td><td colspan="2">是否接种过甲肝疫苗:①是;②否;③不详</td><td></td></tr>
<tr><td>13</td><td colspan="2">半年内是否发生过以下医疗或个人行为:口腔诊疗史(拔、修、洗牙等)□、血液透析□、内镜(胃镜、肠镜、支纤镜、腹腔镜等)检查□、针灸□、创伤性美容(文眉、眼线、唇线、文身、打耳洞等)□、修脚□、拔罐□、输血及制品□、刮痧□、肌内注射□、静脉滴注□、手术史□、共用剃须刀□、共用牙刷□、其他请注明</td><td></td></tr>
</table>

(待续)

(续表)

二、调查过程核对			
14	您家中几人参与了本次调查?		人
15	检测结果是否反馈?①反馈②未反馈 如是,反馈形式:①电话②检验单③微信④短信⑤电子邮件⑥其他请注明 □		
16	您是怎么知道被选入调查,谁或哪个部门通知您参加调查的?①看张贴通知主动自愿参加②居委会电话或入户通知③社区卫生服务中心(卫生院)电话或入户通知④其他请注明 □		
17	在预约采血清时,是否有工作人员给您基本信息进行登记,例如年龄性别等?①入户登记②电话登记③未登记④其他请注明 □		
三、实验检测结果(反馈参考,非核对内容)			
乙肝	HBsAg	①阳性②阴性	
	抗 HBs	①阳性②阴性	
	HBeAg	①阳性②阴性	
	抗 HBe	①阳性②阴性	
	抗 HBc	①阳性②阴性	
甲肝	抗 HAV	①阳性②阴性	
戊肝	抗 HEV	①阳性②阴性	
丙肝	抗 HCV	①阳性②阴性	

质控部门:____________________

质控人:____________________

填表日期:______年______月______日

附件 12 乙肝血清流行病学调查标本检测结果复核表

送检单位:______________区疾病预防控制中心

复核检测单位:市疾病预防控制中心　　　　检测人员:______________

复核试剂生产厂家:______________试剂批号______________酶标仪型号______________

抽检血标本编号	复核检测日期	复核检测结果								备注
		HBsAg	抗 HBs	HBeAg	抗 HBe	抗 HBc	抗 HCV	抗 HAV	抗 HEV	
复核检测人,一致率(%)										

注:1. “检测结果”在相应位置填写:1=阳性;0=阴性;

2.一致率:区送检该检测指标与复核结果相同人数/复核人数 *100。

（三）慢性乙型肝炎登记管理方案（试点）

自2007年完善乙肝分类报告以来，天津市急性乙肝报告发病率呈逐年下降趋势，2011年较2007年降幅为74.73%，平均下降幅度29%，新发乙肝得到有效控制。但天津市仍有HBV慢性感染者约30万，这些人反复发病、重复就诊，同时也是传染源，故加强以乙肝为主的慢性病例的管理和随访追踪将是今后肝炎防治的重要方向。

1.实施地区及对象

实施地区：基于XX行政区具有乙肝报告发病率高、地域相对独立等特点，选择XX辖区为实施区域。

实施医院及对象：辖区医院门诊及住院接诊、确诊的乙（丙）肝病例及携带者。

2.工作目的

（1）探索乙、丙肝病例管理模式，定期随访管理。

（2）病例集中诊断报告管理，减少或控制重复报告，提高疫情报告质量。

（3）摸清辖区急、慢性乙丙肝发病和粗现患率；建立慢性肝炎病例数据库。

3.工作内容

（1）肝炎诊断报告。辖区肝炎病例确诊报告集中到监测点；结合肝炎诊断行业标准，落实《DB12/T 805—2018 乙型病毒性肝炎疫情报告管理规范》《全国传染病信息报告管理工作技术指南》和津卫办〔2008〕90号文件《关于进一步规范我市病毒性肝炎疫情报告管理工作的通知》要求，严格诊断、报告标准。

（2）建立病例档案。对所有就诊的乙（包括<15岁的HBsAg携带者）、丙肝病例建立（附件1）《乙（丙）型肝炎病历登记卡》，并填

写《医院病毒性肝炎病例建卡登记一览表》(附件2);病例登记卡印刷在《中华人民共和国传染病报告卡》背面。

(3)定期调查。掌握病情发展动态,对建档的乙、丙肝病例,符合标准者定期开展调查和免费查体,检测项目包括ALT、AST、总胆红素、白蛋白及HBV DNA等,随访表见《乙型肝炎病例随访表》(附件3)。

4.实施要求

(1)肝炎诊断报告。辖区病例确诊报告集中到监测点管理;在门诊日志和出院登记上(电子病例登记)要注意病名书写,临床与病原诊断相结合,如:明确急、慢性肝炎、病毒携带者及肝硬化肝癌等。在登记时要明确联系方式、身份证号、现住址、乙肝分类,提高疫情报卡质量。

(2)建立档案。门诊或病房医生对确诊的乙、丙肝病例和<15岁的HBV慢性感染者建立病历"登记卡",同时登记名册。纸质"病历登记卡"由医院和辖区疾控中心存档。建档对象为XX辖区的常住人口;建档合格标准为:登记卡填写真实、无逻辑错误、无空项。

1)编码要求

登记号编码规则　XX医院D+年度+序号(如D2018001);XX医院Y+年份+序号(如Y2018001)。

2)建档内容

病历登记卡:包括正面传染病报告卡和背面登记卡内容,信息包括身份标记、个人基本信息、联系方式、发病、就诊及诊断信息、症状及试验检测、控制措施等。

(3)定期调查。符合条件者给予免费查体;集中查体时间的安排不超过2周。指定时间内未参加者不予补查;以便进行管理和质量控制。查体时要填写登记查体表(附件3)和当年度其他专项调查表,并完善既往档案中缺项信息。

(4)门诊日志。门诊日志和出院登记明确诊断为乙肝和丙肝病例,经查重后,建立应建卡病例基数,后定期(每周/月)导出相关科室日志发现新诊断病例后纳入基数数据库,日志至少包括姓名、性别、年龄、现住址、诊断、就诊日期、诊断医生、科室名称、医院名称。

(5)建立数据库。乙肝、丙肝建档和调查信息录入Epi Data数据库管理,每次核对是否存在重复建卡,重卡需剔除;对照门诊日志病例基数库标记病例建卡情况,计算建卡率,填写《疾控中心、医院乙丙肝就诊及建卡情况统计表》(附件4)。

5.任务和分工

(1)监测点医院:落实《方案》,工作指标如下

1)严格掌握病毒性肝炎的诊断、报告标准。急、慢性的分类率100%;病名书写正确率≥80%;登记项目完整率(联系电话等)≥80%;确诊率≥95%;疫情报告率≥95%。

2)对确诊的乙、丙肝患者建立"登记卡",每周导出门诊日志和出院登记整理新诊断病例和建卡名单,核对已建卡病例,填写附件5,要求合格建卡率≥80%。

3)每月10日前,整理完毕上月的建卡表格、登记、日志,报告给区疾控中心。

4)制定工作管理制度,明确科室职责。

(2)区疾病预防控制中心

1)负责工作(报疫、建卡、查体调查)的具体组织、协调、管理和实施;及时反馈监测点和市疾控中心问题和建议。

2)组织对监测点医院有关人员进行指导、培训,每月对建卡率统计,填写附件4。

3)每月负责收集监测点登记卡、日志、表格等资料,并进行输机合并管理，并于每月 15 日前上交电子版上月新诊断病例数据库、病例登记卡数据、附件 4 发送至市疾病预防控制中心。

4)负责对监测点督导和质控,接受市疾控中心的督导和指导。

5)辖区疾控中心疫情网络报告和考核指标同上。

6)合理使用或分配监测工作经费,专款专用。

(3)市疾病预防控制中心

1)负责制定实施《方案》、设计和制定肝炎病历登记卡、流行病学调查表等。

2)协助对辖区疾控中心和监测点医院有关人员进行指导、培训。

3)印刷登记卡和登记表格。

4)提供适量的监测经费。

5)负责项目的总体设计、协调和部署,同时对工作进行监督和技术指导,每半年 1 次(或每年总数不少于 2 次),年终对全年工作完成情况进行考核。

6)收集、整理、质量控制和分析数据。

6.时间进度

全年持续开展。

附件:

1.乙(丙)型肝炎病例登记卡

2.医院病毒性肝炎病例建卡登记一览表

3.乙型肝炎病例随访表

4.疾控中心、医院乙丙肝就诊及建卡情况统计表

附件1 乙(丙)型肝炎病历登记卡

登记号:____________________

婚否:是□、否□,如果是,结婚时间:_____年_____月_____日民族:汉族□,其他_____

教育程度:文盲□、小学□、初中□、高中□、技校□、中专□、大专□
大学□、研究生及以上□、未知□

发病及诊断:

初次出现症状时间:____年___月___日,初次就诊时间:____年___月___日,初次就诊医院:________________________

本次症状:全身无力□、食欲不振□、恶心□、腹胀□、肝区疼痛□、尿色加深□、皮肤/巩膜黄染□、无症状□、

本次(或近期)感染阳性标志:

乙肝:HBsAg□、抗 HBs□、HBeAg□、抗 HBe□、抗 HBc-IgM□、
抗 HBcIgG□、HBV DNA□、

丙肝:抗 HCV□、HCVRNA□、

本次(或近期)肝生化:ALT 正常□、异常__________mIU/mL□、未做□,
TBIL 正常□、异常__________μmol/L□、未做□、

慢性肝炎临床分类:慢性轻度□、慢性中、重度□、HBV 携带□、肝硬化□、未分类□

乙肝疫苗接种/注射史:无□、有□、不详□;如果有,接种日期:____年___月

以下项目仅调查急性乙肝、丙肝和15岁以下乙肝及携带者

一、接受服务情况(急性乙肝初次发病前6个月内,其他不限)

1.患病或手术:无□、有□;病种:__________,何种手术:__________________
医院:____________,次数:______次,首次时间:______年___月___日

2.输血(制品)史:无□、有□;
输血医院:__________,次数:______次,首次时间:______年___月___日

3.献血史:无□、有□;
献血单位:__________,次数:______次,首次时间:______年___月___日

4.针灸治疗:无□、有□;
医院(场所):_________,次数:______次,首次时间:______年___月___日

5.拔牙或口腔疾病:无□、有□;
医院(场所):_________,次数:______次,首次时间:______年___月___日

6.美容美体:文身□、文眉□、打耳洞□、修脚□、刮痧□、抽脂□、其他
医院(场所):_________,频数:______次,首次时间:______年___月___日

7.工作易发生外伤:无□、有□;工作性质:_______;频次:_______次。

8.其他:

二、家庭接触情况

9.家庭乙(丙)肝病/感染史:无□、有□、不详□;
关系:父子(女)□、母子(女)□、兄弟姐妹□、夫妻□、其他__________。

10.<15岁乙(丙)肝及携带者:出生时生产方式:顺产□、剖宫产□;
喂养方式:母乳□、其他□

备注:

附件 2 ________医院病毒性肝炎病例建卡登记一览表

编号	姓名	登记号	身份证号	建卡日期	诊断(规范的病名)	报告疫情(√)	备注

附件3 乙型肝炎病例随访表

一、基本情况

姓名:____________,性别:男□、女□

年龄:__________岁,联系电话:__________________

二、发病及诊断

1.首次发现HBsAg阳性(或感染)时间:______年______月______日;不详□

2.首次确认发病时间:______年______月______日;

确诊类型:急性乙肝□、慢性肝炎(轻,中,重)□、肝硬化□、肝癌□。

3.目前症状:全身无力□、食欲不振□、恶心□、腹胀□、肝区疼痛□、尿色加深□、皮肤/巩膜黄染□、无症状□

4.最近诊断:____年____月,急性乙肝□、慢性(轻,中,重)□、肝硬化□、肝癌□。

5.最近一次查肝功时间:____年____月,ALT______mIU/mL、TBIL______mIU/mL。

6.最近一次查二对半时间:____年____月 ①HBsAg;②抗HBs;③HBeAg;④抗HBe;⑤抗HBc;⑥HBV DNA

三、感染因素是(是打"√")

1.乙肝家族史:有□、无□、有清楚□

若有,关系父亲□、母亲□、兄弟姐妹□、子女□、祖(外)父母□、配偶□、其他:__________。

2.其他可能感染因素:____不清楚□。

四、近一年来的控制措施及感受

1.治疗用药:干扰素□、拉米夫定□、阿德福韦酯□、恩替卡韦□、替比夫定□、护肝药□、其他□

2.使用保健品:否□、是□,保健品名称:__________________________。

3.病后生活习惯:低脂饮食□、戒烟□、禁酒□、情绪保持乐观、其他□_____。

4.目前饮食习惯:粗粮□、鱼类□、蛋类□、肉类(牛、羊、猪)□、蔬菜□,

其他□________________________。

5.锻炼活动:否□、是□,

如果是,形式:慢跑□、溜达□、游泳□、其他□________,每日(周)______小时。

6.一年来自感病情:好转□、无变化□、加重□。

7.近一年生存质量(受限是"√",否"×")

(待续)

（续表）

受限项目	描述	受限(√/×)
日常工作	赖以谋生的主要职业活动，如负重、久站、久坐及脑力劳动	
娱乐	业余生活的主要方式，如文娱活动、外出游玩等活动	
学习	通过学校、媒体或自学摄取必要知识的脑力活动	
锻炼活动	通过运动达到增强体质的活动，如跑步、打球、游泳	
家务	日常打扫房间、做饭、洗衣等活动	
日常生活需借助工具	如做饭、购物、做家务等均需借助工具的帮助下才能完成。	
不能自理	日常生活不能自理：如吃饭、个人卫生及大小便等均需别人的帮助。	

五、疾病负担

1.享受的医疗保障

公费医疗□、社会基本医疗保险□、新农合□、商业保险□、大病统筹□、自费□

2.____年到医院就诊次数______次，住院次数______次，合计住院天数______，合计医疗总费用____________元。

3.____年因患病所购买营养品、家人或护工陪伴、交通、误餐等总费用____元。

填表者：__________

填表日期：_____年_____月

附件 4　__________(疾控中心、医院)乙丙肝就诊及建卡情况统计表

统计时间段:________月/周(____年____月____日-____年____月____日)

病种	本月					本年度累计				备注
	就诊人次[a]	新就诊者人数[b]	新就诊者登记建卡数[c]	建卡率(%)[d]	补建卡[e]	就诊人次[f]	就诊人数[g]	建卡数[h]	建卡率(%)[i]	
慢性乙肝										
乙肝肝硬化										
慢性丙肝										
丙肝肝硬化										
HBV 携带者										
合计										

注:1.本年度本月的就诊人次;
2.本月就诊的,且不在 20XX 年 1 月至上月就诊人数累计中的病例;
3.新就诊病例的建卡情况;
4.本年度新病例建卡率(%)=c/b*100;
5.20XX 年 1 月至上月就诊人数累计中本月补建卡;
6.本年的累计就诊人次;
7.本年累计就诊人数;
8.g 中的建卡数;
9.累计建卡率(%)=h/g*100。

填表人:____________填表日期:____________

(四)乙、丙型肝炎及相关疾病社区监测实施方案

1.目的

(1)掌握乙、丙型肝炎现患状况。

(2)了解乙、丙型肝炎发展为相关疾病(慢性肝炎、肝硬化、肝癌)的规律和干预措施的(治疗、饮食、疫苗及其他措施)影响。

(3)搭建以乙、丙型肝炎为主的传染病社区控制平台,探讨在社区开展以预防乙肝为主的健康教育模式及建立居民健康电子档案等。

2.范围

10个区。

3.内容

(1)本底资料

1)选定监测点基础人口资料(表2-4);

2)辖区所选定街/乡的地图,地图应标注有各居委会/村及卫生医疗机构、社区卫生站和乡医分布。

(2)现患病例监测

调查辖区内居民急/慢性乙、丙肝患/发病率,近2~3年肝癌和肝硬化患病及死亡情况(表2-5)。

(3)动态监测

定期对病例的生存质量及就医情况等进行回访(表2-6)。

4.方法:现况调查

(1)本底资料

可通过派出所、街道、居委会、流动办等途径获取。

(2)现患病例监测

1)线索追踪:发动居委会、业主委员会及楼长等;

2)网络调查:查询中国疾病预防控制信息系统或全死因登记报告系统;

3)辖区医疗机构门诊登记;

4)电话调查。

对调查出的病例进行个案流行病学调查。

(3)动态监测

1)电话回访;

2)入户回访。

5.样本量及抽样方法

(1)样本量的确定

全市样本含量的计算。

选用整群抽样计算样本量的公式:

因肝癌、肝硬化及肝炎的发病率均<0.2(200/10 万),依据统计学原理,概率均在 $P<0.2$ 或 $P>0.8$ 时选用公式:

$$n=\left\{\frac{57.3\times Z_{\alpha/2}}{\arcsin\left[\varepsilon p/\sqrt{p(1-p)}\right]}\right\}^2$$

$Z\alpha/2=1.96$,置信水平 $1-\alpha=95\%$

根据发病率最低的肝癌发病率取最大样本量; 参考国内外文献,结合实际工作所能达到的能力及工作经费,设定最大相对误差 $\varepsilon=10\%$,选全市样本量为 215.2 万。

再按各区人口构成计算各区所需样本量。

(2)抽样方法

采取一阶段整群抽样:从每个区抽取若干个(总人口数大于本区所需样本量且肝炎及相关疾病的患/发病例较多)街道/乡,对这些街道/乡内的全部人口均进行调查。

6.质量控制

(1)抽样。目标人群由市疾病预防控制中心统一抽取,确定后不得随意更改,以避免主观选择研究对象的偏倚。

(2)培训。在调查开始之前,对调查人员进行统一培训,统一对乙、丙肝相关及现患疾病的诊断标准和认识,以避免产生调查偏倚。

(3)现场质控。市疾病预防控制中心人员对各区调查现场的组织、调查表的填写及调查方式的可行性等进行质控督导,对区督导质控覆盖率达100%。要求本次调查无应答率低于20%,以避免产生无应答偏倚。

(4)复查、复核工作。对数据录入的质量进行抽样检查,超出设定错误率者,进行重新录入。并对数据进行逻辑检查,对有错误的和缺失的数据进行填补。

7.职责与分工

(1)市疾病预防控制中心

1)设计调查方案;

2)组织技术培训;

3)负责调查表的印刷;

4)组织调查现场督导质控;

5)汇总分析调查结果,并将结果反馈给相应区疾控中心。

(2)区疾病预防控制中心

负责组织实施辖区内基线资料的收集与审核、个案调查、登记、病例的录入,并对查出的个案病例进行定期追踪访视,以建立长期监测队列。

8.时间进度

(1)准备阶段

1~2 月完成乙、丙肝及相关疾病社区调查实施方案；

3~4 月完成技术培训及调查表的印刷。

(2)现场调查和检测

5~9 月完成调查现场督导质控；

11~12 月完成登记表的核对、双录入。

(3)结果反馈

12 月，完成调查结果的汇总及反馈。

表 2-4 肝炎监测点人口构成基础资料

区____________街/乡　　　_____年_____月_____日

常住人口数	年人均收入	0-		10-		20-		30-		40-		50-		60-		合计	
		男	女	男	女	男	女	男	女	男	女	男	女	男	女	男	女

1.辖区现有固定住户 _________ 户；居民 _________ 人

2.辖区教育机构：大学 ________ 所，中学 ________ 所，小学 _________ 所；托幼机构 _________ 所

3.辖区文化程度：文盲 ______ 人，小学 _______ 人，中学 ________ 人；大专及以上 ______ 人

4.辖区职业构成：①儿童 _____；②学生 _____；③教师 _____；④公共场所服务员 _____；⑤工人 _____；⑥农民 _____；⑦医务人员 _____；⑧公务员或干部 _____；⑨离退休人员 _____；⑩家务及待业 _____；⑪其他 __________

5. 辖区内医疗卫生机构：有三级医院 _________ 所，二级医院 _________ 所，一级医院及社区卫生服务中心 _________ 所

6.居住环境及卫生设施状况：①良好；②一般；③较差

7.辖区是否建立 60 岁以上个人健康档案①是②否；若是，建档率 ____%

8.医疗保险/医疗合作覆盖率 _________%

（以下为举例）

（续表）

注：
以上资料中
______ 项资料来自 ______ 机构；采用该机构提供的 _____ 年份数据
______ 项资料来自 ______ 机构；采用该机构提供的 _____ 年份数据
______ 项资料来自 ______ 机构；采用该机构提供的 _____ 年份数据

填表人 ______________　联系方式 ________________

居委会/村 人口数据_____年_____月_____日

户籍人口数	年人均收入	0–		10–		20–		30–		40–		50–		60–		合计	
		男	女	男	女	男	女	男	女	男	女	男	女	男	女	男	女

1.辖区现有户籍住户 _________ 户；户籍居民 _________ 人

2.辖区教育机构：大学 _________ 所，中学 _________ 所，小学 _____________ 所；托幼机构 _________ 所

3.辖区文化程度：文盲 _____ 人，小学 _______ 人，中学 _______ 人；大专及以上 ______ 人

4.辖区职业构成：①儿童 _____；②学生 _____；③教师 _____；④公共场所服务员 _____；⑤工人 _____；⑥农民 _____；⑦医务人员 _____；⑧公务员或干部 _____；⑨离退休人员 _____；⑩家务及待业 _____；⑪其他 __________

5.辖区内医疗卫生机构：有三级医院 _________ 所，二级医院 _______________ 所，一级医院及社区卫生服务中心 _________ 所

6.居住环境及卫生设施状况：①良好；②一般、③较差

7.辖区是否建立 60 岁以上个人健康档案①是；②否，若是，建档率 _____________%

8.医疗保险/医疗合作覆盖率 _________%

填表人 ______________　联系方式 ________________

表 2-5 乙、丙肝及相关疾病社区监测个案登记表

一、基本情况

1.患者姓名______

2.身份证号□□□□□□□□□□□□□□□□□□□□□

3.联系电话:______________

4.性别:□男、□女

5.婚否:□是、□否　　若是,结婚日期为____年____月

6.出生:____年____月____日(年龄:____岁)

7.民族:____

8.职业:□幼儿、□散居儿童、□学生、□教师、□保育保姆、□商业服务
□工人、□农民、□医务人员、□公务员 离退休人员、□民工、□渔民、
□海员及长途驾驶员、□家务及待业、□保育员及保姆、□其他(　　)

9.教育程度:□文盲、□小学、□初中、□高中、□中专、□大学、□研究生及以上

10.户口所在地:______________

11.现住址:____区(县)____街(乡)____居委会(村)____楼门号

二.发病及诊断

1.确诊名称:□HBV 携带者、□急性乙肝、□慢性乙肝、□丙肝、□肝硬化、□肝癌

2.首次确诊:____年____月____日,确诊医院:____________

3.近期就诊:____年____月____日

4.症状体征:□全身无力、□食欲不振、□恶心、□腹胀、□肝区疼痛
□尿色加深、□皮肤/巩膜黄疸

5.乙肝感染阳性标志:□HBsAg、□抗 HBs、□HBeAg、□抗 HBe、□抗 HBc-IgM
□抗 HBc-IgG、□HBV DNA

丙肝感染阳性标志:□抗 HCV、□HCV RNA

6.肝功能检测结果

检测时间(年/月/日)	肝功能检测主要内容(检测值/正常值)					
	ALT	AST	总胆红素	白蛋白	球蛋白	A/G(白/球)

7.B 超检查:时间_____年_____月_____日

结果:□肝脏正常、□肝脏炎性病变、□乙肝肝硬化、□疑似 HCC(AFP:__μg/L)、□其他(如脂肪肝,胆结石等),请详细填写____________

8.若确诊为肝硬化或肝癌,填写此项

甲胎蛋白(AFP)水平:□正常、□异常_____mIU/mL

三.控制措施

1.乙肝疫苗接种:□无、□有、□不详

2.首针乙肝疫苗接种时间:______年____月

3.患病(携带/感染)期间:□在家、□住院、□正常学习或工作

4.所采取的治疗措施:□药物、□手术、□其他__________、□无

(待续)

（续表）

5.若用药，服用药物名称：________________
6.家庭情况：与其他成员接触：□自由、□有回避
是否消毒？□否、□是：若是，消毒药品__________
消毒物品：□餐具、□衣物、□患者排泄物 □其他__________
7.有无保健措施：□无、□有
若有，采取的控制措施（多选）：□低脂膳食、□限制吸烟、□限制酒精性饮品
□适量运动、□良好作息、□保持乐观
□其他____________________

四、有关因素调查

（一）接受医疗服务情况（急性乙肝发病前6个月内，丙肝初次发病前6个月内，慢性乙肝、携带者、肝癌和肝硬化填写初次确诊前的情况）
1.是否患过其他疾病：□无、□有；　如有，其病名________________
2.住　院：□无、□有；住院时间：____天，医院：______科室：__________
3.因病手术：□无、□有，何种病____，何种手术：________________
医院：__________，首次时间：____年____月
4.输血（制品）史：□无、□有；输血医院：__________，首次时间：____年____月
5.针灸治疗：□无、□有；　医院：__________，首次时间：____年____月
6.拔牙、补牙或洗牙等口腔诊疗史：□无、□有；医院：__________，首次时间：____年____月
7.其他：美容美体（文身、文眉、打耳洞、修脚、其他__________）
（二）家庭接触情况
1.主要接触者登记

姓名	性别	年龄	与患者关系	疫苗接种史		“两对半”情况
				是否全程	首针日期	

2.您出生时生产方式：□顺产、□剖宫产；
3.您被喂养方式：□母乳、□人工、□混合

五、经济负担调查

1.享受的医疗保障、□公费医疗、□社会基本医疗保险、□新农合、□商业保险、□大病统筹、□自费、□其他
2.您目前的年收入________元
3.您近一年看门诊花费情况（若无，请填0）
挂号费、检查费__________元　药品费（含自购药）__________元
交通费（含陪护者）__________元　食宿费（含陪护者）________元
其他费用__________元

（待续）

（续表）

4.近一年住院花费情况(若无,请填0)
近一年内您一共住院_____次,共住院_____天
这次住院您共付住院费 ________元,其中自购药花费 ______ 元
住院期间您因乙肝购买营养品、康复品花费共计 ________ 元
这次住院您及您家人往返医院交通费 ________ 元
这次住院您及您家人的食宿花费 ______ 元
您请护工花费 ________ 元
住院期间家人或朋友为照顾您共误工 ________ 天
一年内,除去住院,在家病休时间为 _________ 天
六、生存质量(精神状态)调查
1.在最近一年中,您有无因所患肝脏疾病而影响您的体力,进而影响日常工作?
□常常如此、□有时、□偶尔、□从来没有
2.在最近一年中,您有无因所患肝脏疾病而影响您与家人、朋友、邻居或社团日常社交活动?
□常常如此、□有时、□偶尔、□从来没有
3.在最近一年中,您所患肝脏疾病给您的情绪/心情带来何种影响?
□我常会因为所患肝脏疾病而沮丧、焦虑和情绪低落,令我觉得压抑
□有时侯会感到心情不好,高兴不起来
□偶尔有,但大部分时候情绪良好
□我所患肝病没有对我造成任何影响,我的情绪/心情一直愉快
4.您对社会有何种愿望/想法?__________________。
七、备注
□患者已死亡　接受调查者为 __________ 与被调查者关系 __________
填表者:_______ 联系方式 __________ 填表日期:_____ 年 _____ 月 _____ 日

(五)20岁以下人群乙型肝炎表面抗原携带者及家庭内密切接触者建档管理监测方案

1.背景

乙肝是一种严重危害人类健康的传染性疾病。据世界卫生组织估计,全球约有20亿人曾感染过HBV,HBsAg携带者约3.5亿。HBsAg携带者在病程演变过程中可出现乙肝急性发作、乙肝纤维化、乙肝肝硬化和HCC;亦可通过水平传播,性传播等方式造成家庭成员HBV的感染。国外和中国台湾地区在20世纪八九十年代曾经开展过慢性HBV感染自然史及慢性HBV感染者家庭密切接

触者感染 HBV 影响因素相关研究，对影响慢性 HBV 感染自然转归因素如 HBV 基因型、病毒变异等因素进行过研究。然而，国内关于 HBsAg 携带者演变成慢性乙肝、乙肝肝硬化、HCC 的机制和演变时间及其家庭密切接触者感染 HBV 模式和影响因素等仍需要进一步开展研究。

针对 HBV 高流行态势，天津市在 1992 年将乙肝疫苗纳入儿童计划免疫管理，2002 年将乙肝疫苗纳入免疫规划，2005 年制定了《2006—2010 年天津市乙型病毒性肝炎防治规划》，2005 年对全市 2~13 岁人群进行了乙肝疫苗的查漏补种工作，同时将“初一学生加强乙肝疫苗免疫”列入我市的乙疫免疫项目，均对我市今后乙肝防治工作提出了阶段性目标和新的要求。为做好我市乙肝跟踪调查工作，掌握其发生、发展和影响因素等，有必要开展 20 岁以下人群 HBsAg 携带者自然史及其家庭密切接触者感染 HBV 模式和影响因素研究，为我市制订乙肝防治策略提供科学依据。

2.目的

探讨 HBsAg 携带者发生发展规律及其家庭密切接触者感染 HBV 模式及影响因素；并对密切接触者提供健康咨询和免费预防接种的干预措施；建立 HBV 感染人群长期监测队列。

3.内容与方法

（1）对象

1）20 岁以下 HBsAg 携带者：调查当年 NNDRS 报告的、全市血清学监测中检测出的以及各医院搜索到的本市 20 岁以下新发 HBsAg 携带者，在其父母签署知情同意书后，统一采血检测乙肝相关指标，指标确认后，须符合中国卫生行业标准《乙型病毒性肝炎诊断标准》中乙肝病毒携带者诊断标准，且所有 HBsAg 携带者均为首次发现。

2）家庭内密切接触者：即 20 岁以下 HBsAg 携带者的家庭成员,包括其父母及兄弟姐妹。

(2)内容

1)问卷调查:主要包括一般情况,相关因素调查和家庭接触情况等。详见表 2–7。

2)临床检查:包括症状体征:是否有乏力、食欲减退、恶心和腹胀及黄疸等。B 超检查:肝脏(肝脏形态、大小、实质,是否有占位性病变、门静脉情况),脾脏(脾脏厚度、脾静脉和脾脏是否肿大),胆囊(大小和胆囊壁厚度)。

3)实验室检测:包括肝功能:ALT、AST、白蛋白、球蛋白、白/球比值、总胆红素等。血常规指标:白细胞、血小板等。HBV 相关指标:HBsAg、抗 HBs、HBeAg、抗 HBe、抗 HBc、HBV 病毒载量等,以及抗 HCV。

(3)方法

1)确定监测对象

市疾控中心从 NNDRS 系统、血清学监测结果和医院搜索到当年新发的 20 岁以下 HBsAg 携带者。按现住址分发至各区。

2)建档

A.调查表

各区疾控中心先电话或入户调查填写流行病学调查表(表 2–6)、临床体检表(表 2–8)、采血登记表(表 2–9)和肝炎知晓率调查表(表 2–10)。

B.检测结果

在指定医疗机构抽血检测相关指标的同时，对 HBsAg 携带者开展症状询问、体征和B超检查，将症状和体征检查结果填写在表2上，同时将所有检测结果粘贴或装订在表2-8上。

经检测后，各区疾控中心及时将结果反馈给携带者本人或家属。

C.家庭成员的预防接种

对本年度调查发现的HBsAg携带者的家庭成员，由各区疾控中心提供健康咨询，其检测结果如两对半全为阴性，应按照0、1、6月免疫程序提供20μg酵母乙肝疫苗的免费预防接种，并在接种后第7~12月采集静脉血3mL，送至市疾控中心检测其阳转情况，同时评价疫苗免疫效果。将接种信息及结果评价形成档案建档。

D.形成长期监测队列

对本次随访到的HBV携带者及其家庭成员，由相关区疾控中心负责并收集相关信息，市疾控中心负责建立监测信息库，以后每年对其开展随访，收集相关信息及联系电话，提供免费HBV感染指标的相关检测，动态监测疾病变化。

3）数据分析

采用Excel建档，SPSS17.0统计软件进行数据分析。

4.质量控制

（1）预调查。市疾控中心在正式调查前，预先抽取10例符合条件的人，以电话或拜访方式与被调查者进行沟通，探索依从性，同时进行个案调查。

（2）调查人员培训。在正式调查开始之前，对调查人员、血标本采集及相关人员进行统一技术培训后方可参加现场调查和血标本采集。

（3）现场督导质控。为保证被调查者的应答率，对调查时不愿意参加研究的HBsAg携带者，区疾控中心应反复宣传动员，对调查时不在现场人员,应选择最佳时间对其回访调查。市疾控中心人员将对现场进行督导质控，并对各区送检的样本及调查表实施随机抽查,抽查内容包括样本来源的真实性,调查表信息的一致性等,抽查样本量不低于送检样本的10%。

(4)调查数据核实。调查后对调查问卷进行核对。对有错误的和缺失的数据，要及时与调查人员联系，查明并及时修改相关内容。市疾控中心在数据审核时,如发现问题较多者,将会退回所上报的数据库,进行重新调查。

(5)血标本采集和运送。严格按照要求开展样品收集、运送和检测工作,对集中检测的标本统一方法,统一试剂。对实验室检测人员进行专业培训,保证检测的操作符合质量要求;将采集的标本及时进行血清分离后冷链送至市疾控中心。

5.组织分工

(1)市疾控中心。负责实施方案的制定、经费分配方案的制定和分发、采样器材的申购和分发、调查问卷的印制和分发,相关培训和调查的技术指导、现场督导、质量控制、标本的实验室检测、调查结果的汇总分析及检测结果的反馈。

(2)区疾控中心。按方案要求进行现场工作的实施,对目标人群进行宣传动员,及时了解调查对象病情动态,提供相关健康咨询服务。负责现场个案调查、采血及血标本的运送。指定辖区一所二级及以上级别的医疗机构开展B超检查、肝功能及血常规检测,并将检查报告送至市疾控中心。负责本区县调查问卷的录入和上传。并将检测结果及时反馈给HBsAg携带者及密切接触者。

6.时间进度

(1)准备阶段:1~3月

1)市疾控中心开展预调查;根据预调查结果同时制订相关的实施方案、组织开展正式调查前的培训、采样器材的申购和分发、调查表的印制与分发,与实验室沟通,准备相关检测等。

2)区疾控中心与相关医疗机构联系沟通,提前做好相关工作。

(2)实施阶段:3~10月

3月。市疾控中心搜索病例,并将搜索到的病例按现住址分发相关区县。

4~9月。区疾控中心完成调查对象的核实、个案调查、采血、血样送检和各种临床检测/检查等；市疾中心完成血样的相关指标检测及结果反馈。

9~10月。区疾控中心完成全部调查表的核实、双录入,上传数据库,同时将电子版和所有纸质表格送至市疾控中心。对实验室检测结果全阴的密接者接种乙肝疫苗并评价其效果。

期间市疾控中心赴相关区现场督导,每个区最少督导1次。

(3)总结与反馈:11~12月

完成调查结果的总结及反馈。

流调表编号:

(与血清标本编号一致)

表2-7　20岁以下人群乙型肝炎表面抗原携带者流行病学调查表

一、一般情况

1.姓名:__________户主姓名:__________电话:__________

现住址:________区/县________街/乡________小区/村________门牌号

2. 性别:①男;②女

3. 身份证号码:□□□□□□□□□□□□□□□□□□

4.出生日期:________年________月________日

5. 出生地:________区出生医院:________医院

(待续)

（续表）

6.职业：①散居儿童；②幼托儿童；③学生；④其他______ □
7.现有家庭成员：①父亲；②母亲；③兄妹______人 □
8.乙肝疫苗接种史：①无；②有；③不详 □
9.乙肝疫苗接种时间：第1针____年____月____日接种医院______
第2针____年____月____日接种医院______
第3针____年____月____日接种医院______
10.是否接种过乙肝免疫球蛋白？①无；②有；③不详 □
若接种过，接种时间为：____年____月____日
11.携带者首次发现或确诊时间：____年____月____日
12.首次发现或确诊医院名称：__________
13.首次被发现为携带者的原因：__________
①因知父母是HBsAg携带者或患者，主动去医院查体；②健康查体；
③入学查体；④其他病查体；⑤有肝病症状 □
14.首次发现或诊断的依据：症状体征：①无；②有 □
肝功能：①正常；②异常______mIU/mL；③未做 □
乙肝阳性感染标志：①HBsAg；②抗HBs；③HBeAg；④抗HBe；⑤抗HBc

二、相关因素调查

（以下事件均发生在携带者首次被发现或诊断前）

1.家庭成员中是否有肝脏疾病患者或携带者：①无；②有 □
若有，是①父亲；②母亲；③兄妹；④其他人__________ □
为何种肝病：①HBsAg携带者；②乙肝患者；③肝硬化；④肝癌 □
2.本人是否因某种疾病输血或手术：①无；②有 □
如有，病名：______时间：______年______月
因该病是否住院：①无；②有 如有，医院名：______ □
3.外伤史：①无；②有 如有，就诊医院：______ □
处理伤口的方法：______时间：______年______月
此次外伤是否输血：①无；②有 输血时间：______年______月
4.口腔、牙齿疾患：①无；②有 如有，就诊医院：______
时间：______年______月 □
5.出生方式：①顺产；②剖宫产 □
出生后被喂养方式：①母乳；②人工；③混合 □

三、家庭内的预防控制措施

（以下均发生在家庭内出现携带者之后）

1.家庭内成员是否主动去了解有关乙肝方面的信息：①无；②有 □
2.如有了解，通过何种途径：
①咨询医护人员；②网络；③传统媒体（报纸、杂志、电视、广播）
④医药广告；⑤亲戚朋友 □
3.家庭内密接者是否主动去查体：①无；②有 □
4.家庭内密接者是否主动注射乙肝疫苗：①无；②有 □

（待续）

（续表）

5.携带者是否单独使用以下物品

①无 ②碗筷 ③杯具 ④浴巾 ⑤毛巾⑥其他________ □

6)携带者的碗筷(衣物)是否定期消毒:①无 ②有

7)若消毒,采用何种方法:①煮沸 ②消毒柜 ③其他消毒药品名________

调查者:______________ 调查日期:______年______月______日

表 2-8 20 岁以下人群乙型肝炎表面抗原携带者临床检查汇总表

(请将本年度检查结果粘贴或装订在此表后)

区:_________姓名:_________本人编号:_________(如:TG20190101)

性别:________年龄:________父亲两对半结果:__________,母亲两对半结果:__________,其他人两对半结果:________

检测时间	ALT（U/L）		AST（U/L）		总胆红素(g/L)		白蛋白（g/L）		球蛋白（g/L）		白/球	白细胞 $\times10^9/L$		血小板 $\times10^9/L$	
	检测值	正常值	检测值	正常值	检测值	正常值	检测值	正常值	检测值	正常值		检测值	正常值	检测值	正常值

年	临床症状（文字描述）	两对半(填对应的阳性数字)	HBV DNA	肝脏 B 超结果（文字描述）	本年度是否治疗过

表 2-9　20 岁以下人群乙型肝炎表面抗原携带者及家庭内密切接触者采血登记表(以家庭为单位)

区＿＿＿＿＿＿填表人＿＿＿＿＿＿＿＿填表日期:＿＿＿月＿＿＿日

编号[1]	姓名	关系	性别	年龄(岁)	职业	乙肝疫苗接种史		实验室检测结果[2]						
						无	有(接种时间)	HBsAg	抗 HBs	HBeAg	抗 HBe	抗 HBc	HBVDNA	抗 HCV
		携带者本人												
		父亲												
		母亲												
		兄/姐												
		弟/妹												

填表说明:1. 编号为所在区县拼音首字母缩写+年份(双位数)+家庭编号(双位数)+个人编号(双位数),如和平区 2012 年第一个家庭的第一份血编号 HP120101

2. 实验室检测结果由市疾控中心填写

表 2-10　预防乙肝知晓率调查(父母版)

＿＿＿＿＿＿区　　　　　　　　携带者编号＿＿＿＿＿＿

一、基本情况

姓名:＿＿＿＿＿＿;性别:①男,②女;年龄:＿＿＿＿＿＿;

被调查者与携带者关系:＿＿＿＿＿＿

职业:＿＿＿＿＿;文化程度:＿＿＿＿＿;月收入:＿＿＿＿＿元

二、认知情况

1.乙肝主要通过以下哪种方式传播?(可多选)

①握手、拥抱;②接触血液或血制品;③和其他人共用牙刷;④共同进餐

⑤乙肝病毒阳性母亲分娩过程;⑥性接触传播;⑦不知道

2.乙肝病毒传染性强弱可以通过检测以下哪个指标了解到?

①乙肝两对半;②HBV DNA(核酸);③肝功能;④血常规;⑤不知道

3.预防乙型肝炎最容易实现且最有效的措施是?

①不去公共场所;②不吃生冷食物;③注射乙肝疫苗;④不允许乙肝患者或携带

(待续)

（续表）

者结婚；⑤不知道
4.乙肝患者或携带者家属也需要定期查体吗？
①需要；②不需要；③不知道
5.已经感染了乙肝病毒者或是携带者还需要再注射乙肝疫苗吗？
①需要；②不需要；③不知道
6 接种乙肝疫苗要在半年内注射三针次吗？
①对；②不对；③不知道
7.您知道乙肝患者家庭内可以采取以下哪些隔离措施？（可多选）
①无HBV 免疫力的家属注射乙肝疫苗；②日常生活用的口杯、剃须刀、浴盆、洗漱及化妆用具等有可能接触到血液、体液的物品专用；③实行分餐制，餐具专人专用；④患者的被褥和衣裤先用消毒液浸泡后清洗，洗衣盆专用；⑤不知道
8.您知道乙肝患者家庭内可采取以下哪种消毒措施吗？（可多选）
①煮沸消毒：餐具、茶具等耐热物品煮沸 15~20 分钟；②消毒剂消毒：可洗消茶具、餐具、厨房用品、家具、浴池、厕所、便盆等；③蒸汽消毒：高压锅或大蒸锅、蒸笼，用于金属、玻璃等一些不适宜水煮消毒的物品；④漂白粉消毒：对居室地面、白墙喷洒；患者的呕吐物、分泌物及粪便接触过的物品消毒；⑤日光晒：被褥、衣服可用紫外线照射一小时，也可以在阳光下暴晒 6 小时以上；⑥不知道
9.现在国家规定对入学和就业者不再进行乙肝病毒感染指标的检测，你知道吗？
①知道；②不知道
10. 现在国家规定乙肝表面抗原健康携带者可以从事食品加工及餐饮服务、公务员等，你知道吗？
①知道；②不知道
11.不让乙肝病毒健康携带者（感染乙肝病毒而不发病的人）上班工作或学习，就意味着是歧视。对此你怎么想？
①是歧视；②不是歧视
12.自己家人患上乙肝，您是否害怕周围人知道？
①是（原因：______________________________）；②否
13.目前对乙肝患者或乙肝病毒携带者的治疗仍没有特效药物的说法是否正确？
①正确；②不正确；③不知道
14.乙肝防治知识你是通过以下哪些途径获得的？（可多选）
①就诊医生；②网络媒体；③治疗小广告；④亲戚朋友；⑤书籍；⑥其他

九、天津市乙型肝炎监测及防控成效

(一)天津市乙型肝炎发病及流行现状

全国自2005年开始对乙型病毒性肝炎(乙肝)实行分类报告，为了解不同类别(急性、慢性和未分类)乙肝的流行及报告特征，更好地评估控制效果，同时为今后有针对性地采取控制措施，现将2005—2017年乙肝发病数据来自中国《传染病信息报告管理系统》，各年度数据按终审时间、现住址为天津、已审核卡统计乙肝发病、死亡情况进行统计分析，其中率的比较采用卡方(χ^2)检验、使用SPSS19.0进行数据的整理和统计分析。

1.各类乙肝发病趋势

2005—2017年累计报告乙肝41 790例，发病率为24.82/10万，呈不断下降趋势(χ^2 趋势=17 258.95，$P<0.001$)，其中急性发病率为2.29/10万，远低于慢性发病率19.05/10万(χ^2=22 163.39，$P<0.001$)。见表2-11。

表2-11 天津市2005~2017年各类乙肝报告发病情况(发病率：1/10万)

年	急性发病		慢性发病		未分类发病		合 计	
	数	率	数	率	数	率	数	率
2005	385	3.70	2476	23.77	2342	22.49	5203	49.96
2006	412	3.95	3044	29.19	2732	26.19	6188	59.33
2007	674	6.27	5219	48.55	573	5.33	6466	60.15
2008	501	4.49	2720	24.39	121	1.09	3342	29.97
2009	444	3.78	2273	19.33	63	0.54	2780	23.64
2010	315	2.56	2150	17.51	4	0.03	2469	20.10
2011	205	1.58	2113	16.33	2	0.02	2320	17.93
2012	173	1.28	2033	15.01	13	0.10	2219	16.38

(待续)

续表

年	急性发病		慢性发病		未分类发病		合 计	
	数	率	数	率	数	率	数	率
2013	189	1.34	1803	12.76	4	0.03	1996	14.12
2014	155	1.05	1772	12.04	0	0.00	1927	13.09
2015	167	1.10	2018	13.30	2	0.01	2187	14.42
2016	111	0.72	2112	13.65	0	0.00	2223	14.37
2017	126	0.81	2343	15.00	1	0.01	2470	15.81
合计	3857	2.29	32 076	19.05	5857	3.48	41790	24.82

2.年龄分布

报告乙肝最低发病率组在 0~9 岁组,为 0.95/10 万,最高发病率在 30~39 岁组,为 34.26/10 万。见表 2-12。

表 2-12 天津市 2005—2017 年乙肝分年龄报告发病情况(发病率:1/10 万)

年 龄(岁)	急性发病		慢性发病		未分类发病		合 计	
	数	率	数	率	数	率	数	率
0~9	15	0.11	73	0.53	42	0.31	130	0.95
10~19	202	1.29	1089	6.93	373	2.37	1664	10.59
20~29	887	2.68	6577	19.87	1324	4.00	8788	26.55
30~39	971	3.66	6951	26.18	1173	4.42	9095	34.26
40~49	837	2.88	6983	24.04	1272	4.38	9092	31.30
50~59	629	2.36	6253	23.43	1015	3.80	7897	29.59
≥60	316	1.34	4150	17.57	658	2.79	5124	21.69
合计	3857	2.29	32 076	19.05	5857	3.48	41 790	24.82

3.性别分布

男性报告 29 600 例,女性为 12 190 例,男性发病率(33.83/10 万)高于女性(15.05/10 万)(χ^2=6004.85,P<0.001);其中急性和慢性中男性发病率均高于女性(χ^2=776.18 和 4524.84,均 P<0.001)。见表 2-13。

表 2-13　天津市 2005—2017 年乙肝分性别报告发病情况(发病率:1/10 万)

性别	急性发病		慢性发病		未分类发病		合计	
	数	率	数	率	数	率	数	率
男	2866	3.28	22 664	25.94	4070	4.66	29 600	33.88
女	991	1.22	9412	11.62	1787	2.21	12 190	15.05
合计	3857	2.29	32 076	19.05	5857	3.48	41 790	24.82

4.职业分布

构成居前五位的分别是:农民累计报告 11391 例,占 27.26%,其次为工人 6464 例,占 15.47%,家务及待业 4514 例,占 10.80%,离退人员占 9.20%(3844 例)和干部职员占 8.04%(3361 例)。幼托和散居儿童与年龄分布基本一致,构成仅为 0.24%(102 例)。(见表 2-14)。

表 2-14　天津市 2005—2017 年乙肝分职业报告发病情况

职业	急性发病		慢性发病		未分类发病		合计	
	数	构成(%)	数	构成(%)	数	构成(%)	数	构成(%)
幼托儿童	1	0.03	17	0.05	8	0.14	26	0.06
散居儿童	10	0.26	35	0.11	31	0.53	76	0.18
学生	168	4.36	1315	4.10	354	6.04	1837	4.40
教师	40	1.04	377	1.18	78	1.33	495	1.18
保育员及保姆	1	0.03	6	0.02	0	0.00	7	0.02
餐饮食品业	18	0.47	73	0.23	22	0.38	113	0.27
公共场所服务员	4	0.10	12	0.04	9	0.15	25	0.06
商业服务	100	2.59	609	1.90	104	1.78	813	1.95
医务人员	19	0.49	116	0.36	30	0.51	165	0.39
工人	487	12.63	4893	15.25	1084	18.51	6464	15.47
民工	237	6.14	974	3.04	357	6.10	1568	3.75
农民	1229	31.86	8780	27.37	1382	23.60	11 391	27.26
牧民	1	0.03	16	0.05	1	0.02	18	0.04
渔(船)民	1	0.03	11	0.03	6	0.10	18	0.04

(待续)

（续表）

职业	急性发病		慢性发病		未分类发病		合计	
	数	构成（%）	数	构成（%）	数	构成（%）	数	构成（%）
海员及长途驾驶员	6	0.16	33	0.10	5	0.09	44	0.11
干部职员	235	6.09	2674	8.34	452	7.72	3361	8.04
离退人员	227	5.89	3075	9.59	542	9.25	3844	9.20
家务及待业	409	10.60	3530	11.01	575	9.82	4514	10.80
不详	280	7.26	3094	9.65	260	4.44	3634	8.70
其他	384	9.96	2436	7.59	557	9.51	3377	8.08
合计	3857	100.00	32 076	100.00	5857	100.00	41 790	100.00

5.地区分布

市内六区、近郊四区、滨海新区、远郊五区报告乙肝发病率分别为 22.27/10 万（13 387 例）、30.08/10 万（9492 例）、25.17/10 万（6616 例）和 23.98/10 万（12 090 例），另报告天津市内不详区县 205 例。见表 2–15。

表 2–15　天津市 2005—2017 年乙肝分地区报告发病情况（发病率：1/10 万）

地区	急性发病		慢性发病		未分类发病		合计	
	数	率	数	率	数	率	数	率
市内六区	1112	1.85	10 085	16.77	2190	3.64	13 387	22.27
近郊四区	874	2.77	7071	22.41	1547	4.90	9492	30.08
滨海新区	500	1.90	5247	19.96	869	3.31	6616	25.17
远郊五区	1353	2.68	9526	18.89	1211	2.40	12 090	23.98
天津不详	18	–	147	–	40	–	205	–
合计	3857	2.29	32 076	19.05	5857	3.48	41 790	24.82

6.时间分布

乙肝报告发病例分布在之间 1.75/10 万~2.47/10 万之间；其中急性月报告发病率分布在 0.14/10 万~0.25/10 万之间，慢性发病率各月均高于急性,月报告发病率分布在1.35/10万~1.96/10万之间。

7.讨论和小结

天津市急、慢性乙肝防控均取得较好控制效果,急性和慢性乙肝均呈不断下降趋势且死亡率也较低。2014年全国报告乙肝发病率约为83/10万,而天津(15/10万)较国家低81%,按发病率降序排序位于30位,与北京基本持平。国家自2005年开始试点对乙肝分类疫情报告,急性和慢性可代表不同控制意义,急性代表感染病毒到发病在6个月以内(最长潜伏期),能够很好地追踪感染因素,评估现阶段感染危险因素,而慢性为感染病毒到发病超过6个月,或病程已超过6个月的均为慢性,是现患疾病负担的一部分。天津在最初实行分类报告的2年内未分类占较大比例,2007年未分类明显下降,与天津2007年在18个区域内建立20家肝炎监测点医院加强诊断报告管理有关,急性乙肝的发病率已在"十三五"期间进入1/10万以下的控制水平。另外天津市近十年医疗机构传染病质量控制调查发现漏报和错报率较低,故天津市乙肝疫情监测数据比较可靠。

男性发病多于女性,与天津2009年和国家2006年血清学HBsAg流行率监测结果也较一致,与湖北省、广西、广东省深圳市等地区发病率监测结果也一致。我国于1992年将新生儿乙肝疫苗纳入计划免疫管理,截至2005年时年龄段为0~13岁,截至2014年计划免疫管理乙肝疫苗覆盖年龄段为0~22岁,较小年龄组较低的发病率与乙肝疫苗的推广应用时间段吻合,从血清学监测结果也能证实疫苗接种对降低乙肝病毒HBsAg携带率的重要作用,疫苗接种对控制新发乙肝起到重要作用;地区差异可能与市内六区儿童和成人乙肝疫苗接种率高于涉农区县有关。

乙肝属于血源性传染病，一般无季节性，例如表现在急性乙肝全年分月发病无明显趋势和季节性；而慢性乙肝呈现一定趋势，可能为慢性感染后，症状不明显或时轻时重，发病日期不好确定，另外疫情发现报告与其赴医院就诊行为有很大关联，如 2 月报告发病率低可能与近十年春节假期几乎都是在 1 月底和 2 月初有关等，慢性乙肝的报告趋势性问题全国其他省市也存在，例如福建、内蒙古等。目前天津在预防新发急性乙肝方面成效显著，虽然慢性乙肝发病率呈不断下降，但相对于急性仍较高，特别是累计的患病率疾病负担仍很重，其控制形势依然严峻，建议今后应该加强慢性病例的防治管理研究，在关爱患者、消除歧视、减轻患者精神和经济负担、规范治疗慢性乙肝等方面加大投入。

（二）天津市乙型肝炎病毒感染免疫现状

HBV 是世界上最常见的导致慢性感染的病毒之一，乙型肝炎是严重危害人体健康的重要传染病。全球约超过 20 亿人感染过 HBV，目前大约 3.5 亿人为慢性 HBV 感染者，每年约 60 万人死于急性或慢性乙肝的各种结局。我国于 1992 年、2002 年（居民膳食调查血清检测）和 2006 年分别进行了乙肝血清流行病学调查，HBsAg 流行率分别为 9.75%、9.09%和 7.2%，目前我国已由乙肝病毒高流行区（>8%）进入到中度流行区（2%~7%）；但据 2006 年全国乙肝血清学调查结果推算，中国至少还有 9300 万慢性 HBV 感染者，乙肝仍是我国重要的公共卫生问题。

我国实施的乙肝疫苗的大规模接种，可逐步控制 HBV 感染和 HBsAg 流行率。我国于 1992 年将新生儿乙肝疫苗纳入计划免疫管理，地方卫生行政部门负责购置和管理，儿童家长负责疫苗和接种费用；2002 年纳入国家免疫规划，即新生儿疫苗费由政府承担，2005 年对新生儿实行完全免费接种。新生儿首针乙肝疫苗接种要在出生后 24 小时内完成，而且接种时间越早越好，然后在 1 月龄和 6 月龄时各接种一针次，乙肝疫苗全程免疫需三针次，并把首针接种及时率和全程完成率纳入考核指标。天津市在执行国家政策的同时，于 2005 年还开展了对 2~13 岁儿童的乙肝疫苗查漏补种工作（免费），并自 2006 年始对初中一年级学生加强一针乙肝疫苗纳入常规计划免疫。由于乙肝疫苗的大范围使用，特别是小年龄组儿童接种率的不断提高，新生儿和儿童乙肝 HBsAg 流行率得到明显控制，整体人群乙肝 HBsAg 流行率也出现下降，2006 年全国乙肝血清学调查结果与 1992 年比较 HBsAg 流行率下降 21.36%，而且年龄越小下降幅度越大，5 岁以下流行率由 9.8%降至 1%，下降幅度近 90%；其中疫苗接种者 HBsAg 流行率仅为 2.1%，未接种者为达 9.4%，乙肝疫苗接种非常有效。

1.调查目的

本调查于 2009 年采取多阶段随机抽样方法对天津市 1~59 岁人群 HBV 感染免疫标志物的流行现状、特征及其影响因素进行调查，并采集血标本，检测 HBsAg、抗 HBs 和抗 HBc 等感染免疫指标，分析各年龄人群乙肝疫苗接种率和疫苗抗体水平，评价乙肝疫苗免疫接种策略效果，为下一步乙肝防控策略的制定提供科学依据。

2.对象和方法

（1）调查对象

1）样本量的计算。本调查于 2009 年开展。根据 2005 年天津市 1~59 岁人群病毒性肝炎血清流行病学调查得到的 HBsAg 流行率（P）约为 2.61%，t=1.96，要求允许误差 d 不超过 0.2P 的情况下，计算最低样本量为3584 人；利用最优分配分层随机抽样公式 2(其中 n–样本中所含个体总数；ni–第 i 层抽查的个体数；Ni–第 i 层总体中个体总数；pi–第i 层阳性率)，分配各年龄组的样本数。最后将各年龄组(段)的样本数按地理和经济特点不同的市内六区、近郊四区、滨海新区和远郊五区县四个大行政区域的相应年龄组(段)人口构成比例进行再分配。

公式 1：$N=\frac{t^2PQ}{d^2}$

公式 2：$n_i=n*\frac{n_i\sqrt{p_iq_i}}{\sum[N_i\sqrt{p_iq_i}]}$

2)抽样方法。本调查抽样采取多阶段随机抽样方法进行 1~59 岁全人群血标本采集工作。根据采集年龄组要求和实际工作需要抽样分四部分进行。

A.1~5 岁组：全市 18 个区县均开展采集工作。区县内按方位分成东、西、南、北、中五片，按顺时针方向对社区卫生服务中心免疫规划门诊进行排序编号，随机数字法确定参加调查的社区卫生服务中心免疫规划门诊。对抽取免疫规划门诊内某一固定时间范围内(按要求完成调查数量即可停止采集)符合年龄要求对象进行调查和采血，年龄组内各年龄人数和性别要平衡分布。

B.6~18 岁组：首先按地理和经济因素特征将全市划分为市内六区、近郊四区、滨海新区和远郊五区县四个区域，再在每一个区域随机抽取一个或两个区县，从每个区县按方位分成东、西、南、北、中五片按顺时针方向对小学、初中、高中进行排序编号，再随机在小学、初中、高中中抽取两所学校确定为调查单位。在性别比相对平衡情况下根据样本量要求抽取各年级一个班的学号前 n 个目标人群整群或根据奇偶学号系统抽样。

C.19~34 岁组:全市 18 个区县均开展采集工作。首先各区县对辖区划片管辖孕妇体检、婚检、狂犬病疫苗接种门诊进行排序编号,根据样本量要求和年龄随机确定在一个或多个单位进行;对于婚检和孕检者,其配偶同时作为调查的目标人群。

D.35~59 岁组:对辖区内接诊病例较多的医院抽取某一时间范围内急性呼吸道、肠道或外伤患者(此类患者与病毒性肝炎感染危险因素无明显联系,基本属于普通人群)和在狂犬病疫苗接种和狗咬伤处理门诊内进行采集,抽样方法同上。

(2)调查内容

对每个研究对象均按统一的采血登记表进行登记,调查其基本情况,包括姓名、性别、年龄、职业;现住址和联系方式;乙肝疫苗接种史;家族肝病史或乙肝感染病史等。所有调查员、采血者(登记)均经过统一培训。1~14 岁研究对象的登记信息以监护人口述或提供相关证明(接种证)来进行填写,例如乙肝疫苗免疫史综合儿童预防接种证/卡和家长回忆考虑,即首先以预防接种证或接种卡记录为准,无接种证/卡者以其监护人清楚回忆为准,回忆不清者计为“免疫史不详”。15~59 岁人群基本信息情况均以被调查对象口述为准。

(3)标本采集及处理

首先对采血对象进行完整登记,后采集其静脉血 3mL,将采集的血标本在当地区(县)疾病预防控制中心进行血清分离,血清分离时注意环境洁净和操作规范,避免交叉污染,辖区当时不能进行血清分离的,要在采集当天将全血标本送天津市疾病预防控制中心(天津疾控中心)病原生物检测所进行血清分离。采血管和血清管均按照统一的要求进行编号,编号规则为:年度(2 位数)+区县名称的汉语拼音首字母大写(2 位数)+标本序号(3 位数)三部分组成;例如,和平区采集血样编号可依次为:09HP001、09HP002……,杜绝重号。在当地分离血清后要及时冷藏运送至天津疾控中心病原生物检测所保存和检测,血清若不能及时送检的在-20℃条件下冷冻保存待送。

(4)检测方法

1)检测项目及方法:本研究检测项目包括 HBsAg、抗 HBs、抗 HBc。HBsAg、抗 HBs 采用 ELISA 夹心法进行检测,抗 HBc 采用 ELISA 竞争抑制法检测。

2)检测仪器:检测仪器为 TECAN 公司生产的 Sunrise 型全自动酶联检测系统。

3)检测步骤:参照本书前文检测及试剂说明书检测。

(5)数据处理和统计分析

使用 EpiData 建立数据库,录入被采血者基本信息和检测结果,双录入核对,对有错误的和缺失的数据进行核对校正或补充。

运用 SPSS15.0 进行统计分析。各组人群 HBV 感染免疫指标率的比较采用卡方(χ^2)检验;抗体浓度比较采用经过对数转换后的 t 检验和 F 检验;采用 Logistic 回归分析乙肝病毒感染的影响因素,计算比值比(Odds Ratio,OR)及 95%可信区间(Confident Interval,CI)。

3.研究人群的基本特征

(1)年龄分布。全部研究对象(有效样本量)共 4405 人,其中 1~7 岁 389 人,8~17 岁 591 人、18~59 岁 3425 人,构成比依次为 8.83%、13.42%和77.75%。其中最小年龄 1 岁,最大年龄 59 岁,年龄均值 31.70±16.00 岁。

（2）性别分布。本次研究对象包括男性 2213 人，占 50.24%，女性 2192 人，占49.76%，总体男性人数略多于女性，男女性别比为 1.01:1。

（3）职业分布。本次研究的人群中学龄前儿童（包括散居儿童和幼托儿童）282 人，占 6.40%；学生 930 人，占 21.11%；农民 1082 人，占 24.56%；工人 702 人，占 15.94%；干部职员 308 人，占 6.99%；公共场所服务人员 330 人，占 7.49%，其他分类 771 人，占 17.50%。

（4）地区分布。本次研究人群市内六区 1624 人，占 36.87%；近郊四区 812 人，占 18.43%；滨海新区 552 人，占 12.53%，远郊五区县 1417 人，占32.17%。

4.乙肝病毒感染免疫标志物的分布

研究人群中 HBsAg 阳性 116 人，流行率为 2.63%；抗-HBs 阳性 2098 人，阳性率为 47.63%，几何平均浓度（Geometric Mean Concentration，GMC）为 24.56 mIU/mL；抗 HBc 阳性 447 人，阳性率为 10.15%；HBV 感染 1425 人，感染率为 32.35%；其中单项抗-HBs 阳性 845 人，阳性率为 19.18%，GMC 为 136.82mIU/mL。

（1）年龄分布。依据新生儿乙肝疫苗纳入计划免疫管理时间（1992 年）和纳入计划免疫时间（2002 年）将 1~59 岁人群分为 3 个年龄组，分别为 1~7 岁组，8~17 岁组和 18~59 岁组，以利于评估实施规模乙肝疫苗接种后的效果。1~7 岁组、8~17 岁组和 18~59 岁组的 HBsAg 流行率分别为 0.26%、1.02%和 3.18%；抗-HBs 阳性率依次为 69.92%、63.62%和 42.34%。趋势 χ^2 检验结果显示：随着年龄的增加，HBsAg 流行率、抗 HBc 阳性率和 HBV 感染率有增高的趋势；抗-HBs 阳性率呈下降趋势。见表 2-16。

表 2-16　乙肝病毒感染免疫标志物的年龄分布

年龄组（岁）	检测人数	HBsAg	抗 HBs		抗 HBc	HBV
		阳性数（%）	阳性数（%）	GMC（mIU/mL）	阳性数（%）	感染数（%）
1~7	389	1（0.26）	272（69.92）	36.97	4（1.03）	8（2.06）
8~17	591	6（1.02）	376（63.62）	36.86	14（2.37）	152（25.72）
18~59	3425	109（3.18）	1450（42.34）	21.86	429（12.53）	1265（36.93）
合计	4405	116（2.63）	2098（47.63）	24.56	447（10.15）	1425（32.35）
χ^2 趋势/F		17.82	167.19	26.85	87.07	200.49
P		<0.001	<0.001	<0.001	<0.001	<0.001

（2）性别分布。本次调查人群中男性 2213 人，HBsAg 流行率、抗 HBs 阳性率，GMC 水平、抗-HBc 阳性率和 HBV 感染率分别为 3.52%、47.75%，23.25mIU/mL、11.16% 和 32.94%。女性 2192 人，HBsAg 流行率为 1.73%，抗-HBs 阳性率为 47.81%，GMC 为 25.84 mIU/mL，抗 HBc 阳性率为 9.12%，HBV 感染率为 31.75%。经 χ^2 检验，HBsAg 流行率、抗 HBc 阳性率性别间比较差异有统计学意义（$P<0.05$），而抗 HBs 阳性率、GMC 和 HBV 感染率性别间比较差异无统计学意义（$P>0.05$）。各年龄组 HBsAg 流行率男性均高于女性，其中 18~59 岁组差别有统计学意义（$\chi^2=13.78, P<0.01$）。

（3）地区分布。全市按经济和地理因素分为四个区域：市内六区、近郊四区、滨海新区和远郊五区县；其中 HBsAg 流行率依次为 1.85%、2.59%、4.17%和 2.96%。见表 2-17。

表 2-17 乙肝感染免疫标记物的地区分布

区域	检测人数	HBsAg	抗 HBs		抗 HBc	HBV
		阳性数(%)	阳性数(%)	GMC (mIU/mL)	阳性数(%)	感染数(%)
市内六区	1624	30(1.85)	699(43.04)	19.53	145(8.93)	449(27.65)
近郊四区	812	21(2.59)	403(49.63)	26.04	80(9.85)	246(30.30)
滨海新区	552	23(4.17)	268(48.55)	25.06	79(14.31)	217(39.31)
远郊五区县	1417	42(2.96)	728(51.38)	30.63	143(10.09)	513(36.20)
合计	4405	116(2.63)	2098(47.63)	24.56	447(10.15)	1425(32.35)
χ^2/F		9.59	23.17	13.44	13.23	251.07
P		0.022	<0.001	<0.001	0.004	<0.001

(4)职业分布。学龄前儿童、学生、农民、工人、干部职员、公共场所服务人员和其他人群的 HBsAg 流行率依次为 0.35%、1.08%、4.44%、2.56%、1.30%、2.42%和 3.50%，其中农民阳性率最高，与“其他”人群外各职业比较差别均有统计学意义($P<0.05$)。抗 HBs 阳性率分别为78.72%、62.37%、38.17%、40.03%、47.40%、42.42%和 40.99%，其中学龄前儿童抗 HBs 阳性率高于另外六类职业($P<0.01$)。

(5)育龄妇女的 HBV 血清感染标志物分布。本研究共包括育龄期（20~49 岁）妇女 1190 人，其中 HBsAg 流行率为 1.51%(18/1190)；抗 HBs 阳性率 41.60%(495/1190)、GMC 为 21.19mIU/mL；单项抗 HBs 阳性率 10.92%(130/1190)；抗 HBc 阳性率 11.34%(135/1190)；HBV 感染率 33.87%(403/1190)。

(6)感染免疫模式分析。本研究试验检测指标仅为三项，仅从检测结果分析其中可能存在的感染模式为：抗 HBc 单纯阳性 59 人，占抗 HBc 阳性的13.20%(59/447)；抗 HBs 和抗 HBc 同时阳性

277 人，占抗 HBs 阳性数的 13.20%(277/2098)，占抗 HBc 阳性数的 61.96%(277/447)；单纯抗 HBs 阳性 1821 人，占抗 HBs 阳性的 86.80%(1821/2098)；HBsAg 和抗 HBc 同时阳性 114 人，占抗 HBc 阳性数的 25.50%(114/447)，占 HBsAg 阳性的 98.28%(114/116)。HBsAg、抗 HBs 和抗 HBc 三项全阴的有 2135 例，占所有人群的 48.47%(2135/4405)。

5.乙肝疫苗免疫情况分析

(1)不同年龄组接种率分布。接种率统计以免疫史明确人数为基数进行计算。1~7 岁组、8~17 岁组和 18~59 岁组研究人群中，有明确乙肝疫苗接种史者分别有 376 人、327 人和 632 人，接种率分别为 100%、83.42%和22.73%，乙肝疫苗接种率随年龄增加呈下降趋势($\chi^2_{趋势}$=1173.25，P<0.01)，1~17 岁组接种率为 91.54%。

(2)不同性别接种率分布。男性中接种疫苗 692 人，接种率为 38.64%；女性中接种 643 人，接种率为 36.60%，男女性别间接种率比较差别无统计学意义(χ^2=1.58，P>0.05)。

(3)不同职业接种率分布。学龄前儿童接种率最高，接种 281 人，接种率为 100%；学生接种 524 人，接种率为 84.11%；农民接种 88 人，接种率为 10.43%；工人接种 179 人，接种率为 30.86%；干部职员接种 90 人，接种率为 36.00%；公共场所服务人员接种 29 人，接种率为 9.29%；其他人群接种 144 人，接种率为 21.88%。不同分类人群或职业间乙肝疫苗接种率不同，差别有统计学意义（χ^2=1493.21，P<0.01)。

(4)不同区域接种率分布。市内六区明确接种乙肝疫苗 475人，接种率为 34.03%；近郊四区接种 312 人，接种率为 46.57%；滨海新区接种 148 人，接种率为 32.74%；远郊五区县接种 400 人，接种率为 38.83%。四个区域接种率差别存在统计学意义（χ^2=32.28，

$P<0.01$)。

6.乙肝病毒 HBsAg 流行的影响因素的 Logistic 分析

单因素 Logistic 回归分析发现大年龄、男性、居住在滨海新区、农民、家族乙肝病史与 HBsAg 流行的高危险有关,OR(95%CI)分别为 4.569(2.121~9.844)、2.071(1.399~3.066)、1.758(1.104~2.800)、2.222(1.526~3.237)和 10.882(5.592~21.178);而乙肝疫苗接种史与 HBsAg 流行的低危险有关,OR(95%CI)为 0.364(0.218~0.610)。控制可能的混杂因素作用后,Logistic 回归分析结果仍然显示大年龄(OR=2.826,95%CI:1.119~7.138)、男性(OR=2.008,95%CI:1.313~3.072)、家族乙肝病史(OR=11.581,95%CI:5.829~23.006)和乙肝疫苗接种史(OR=0.545,95%CI:0.305~0.974)与 HBsAg 流行的危险有关,而居住在滨海新区与 HBsAg 流行的危险不存在关联。

7.讨论和小结

(1)乙肝病毒感染免疫现状

天津市 1~59 岁人群 HBsAg 流行率为 2.63%,天津属于中度流行区,接近低度流行区,据上推算天津市目前约有 30 万人携带乙肝病毒。但总体 HBsAg 流行率仍远低于我国一般人群流行水平的 7.2%,已达到《2006—2010 年全国乙型病毒性肝炎防治规划》要求,即全人群和 5 岁以下儿童 HBsAg 流行率分别降至 7%和 1%以下的目标,特别是此次调查天津市<18 岁人群 HBsAg 流行率仅为 0.71%,控制效果远超出《2006—2010 年全国乙型病毒性肝炎防治规划》设定目标,控制效果显著。

与既往乙肝血清学调查进行比较,乙肝控制效果明显。我国于 1992 年、2002 年和 2006 年分别进行了乙肝血清流行病学调查,1992 年 HBsAg 流行率为 9.75%、HBV 感染率分别为 57.6%;2002

年 HBsAg 流行率为 9.09%、抗 HBs 阳性率为 37.48%，HBV 感染率为 50.04%；2006 年全国 HBsAg 流行率为 7.2%，抗 HBs 阳性率为 50.1%，抗 HBc 阳性率为 34.1%。本次天津调查 1~59 岁人群 HBsAg 流行率仅为 2.63%、HBV 感染率为 32.35%，均显著低于全国HBsAg 流行或 HBV 感染水平。与 1992 年天津市 5.34%的 HBsAg流行率比较，下降到了目前的 2.63%（χ^2=20.53，P<0.01），降幅达50.75%，其中 1~4 岁、10~14 岁、15~19 岁、20~29 岁、30~39 岁、40~49 岁和 50~59 岁 HBsAg 流行率分别由 1992 年的 5.77%、5.80%、8.22%、5.45%、5.39%、5.14%和 6.25%下降至 0.44%、1.39%、1.32%、2.80%、3.51%、2.17%和 4.56%，下降幅度依次为 92.43%、76.04%、83.96%、48.64%、34.99%、57.88%和 27.00%，本次研究 5~9 岁组未检出 HBsAg 阳性。HBV 感染率由 55.2%下降到了目前的 32.35%，降幅达41.44%，即减少 27 万人成为慢性 HBV 感染者，同时减少了近 230万人感染 HBV；本次调查结果 HBsAg 阳性率和 HBV 感染率也低于 2002 年我市的 4.56%和 40.51%。综上研究显示我市自1992 年实施的规模化乙肝疫苗接种为主的综合防控措施取得明显效果，且效果优于全国平均水平。

（2）乙肝病毒流行特征及影响因素

本次研究发现随着年龄的增长，HBsAg 流行率、抗 HBc 阳性率和 HBV 感染呈上升趋势；1~7 岁儿童 HBsAg 阳性率低于青少年（8~17 岁组）和成人（18~59 岁），即实施新生儿乙肝疫苗计划免疫管理后人群 1~17 岁 HBsAg 流行率仅为 0.71%，明显低于计划免疫管理外人群（成人）3.18%的流行率，而 1992 年我市当时 1~20 岁 HBsAg 流行率为 5.05%，与 20~59 岁的 5.45%基本没有差别（χ^2=0.07，P>0.05），其中 5 岁以下 HBsAg 流行率就高达 5.77%。综上进一步印证了实施新生儿乙肝疫苗接种可明显降低该年龄组乙肝病毒流行率和感染率的事实；另外全国2002年和2006年乙肝监测血清学结果显示HBsAg流行率随着年龄组的增加呈上升趋势，与本次天津分年龄流行趋势一致。

感染HBV时的年龄是影响结局的一个非常重要的因素。研究报道如果新生儿在出生后前2年感染乙肝病毒，大约有50%的概率会成为慢性；如果儿童在5岁以前感染HBV，25%~30%会发展成慢性；而10岁以后感染HBV后，此概率会降至10%以下；例如本次1~7岁组、8~17岁组、18~59岁组检测HBsAg阳性数占HBV感染数的比例分别为12.50%、3.95%和8.62%，从侧面也反映出感染的年龄越早越可能发展成为慢性HBV携带；但大年龄仍是HBsAg流行率的高危险因素。本研究还发现18~59岁组抗HBs阳性率和GMC均低于小年龄组(1~7岁组和8~17岁组)，一定程度说明成人中未免疫人群较多，与未在成人群体中开展过规模化乙肝疫苗接种相关策略等因素有关，成人中仍存在很多的易感人群，建议加强对新生儿以外人群开展乙型肝炎疫苗免疫接种，具有较好的可行性和预期效果；另外，8~17岁抗HBs抗体阳性率、浓度与1~7岁组基本相同可能与天津市在2005年对2~13岁儿童进行了一次乙肝疫苗查漏补种，而且自2006年始每年对初一学生进行一针乙肝疫苗加强免疫有关(免费)。育龄期妇女HBV感染率仍较高，建议婚检时或孕检时对无疫苗免疫史的人群给予乙肝疫苗接种；HBsAg阳性母亲分娩时要进行母婴阻断，新生儿要接种疫苗和乙肝免疫球蛋白，可较好保护家人和新生儿。

男性HBsAg流行率高于女性(OR=2.008)，这与多个地区文献报道一致。但天津市1~7岁组和8~17岁HBsAg阳性率性别间差异不明显，而计划免疫管理外的18~59岁组（成人）性别间存在明显差异。新生儿纳入计划免疫管理后，可能与疫苗强保护作用和大范围使用消除了人群中性别间差异。一般情况下男性HBsAg检出率会高于女性，抗-HBs阳性率或浓度低于女性，表明男性可能更容易形成HBsAg携带者，文献报道可能与内部因素[女性的免疫应答能力（基因易感或免疫应答能力）比男性好]以及外部因素（男性社会活动多接触感染危险机会多）有关。

四个区域HBsAg流行率不同（χ^2=9.59，P<0.05），但除市内六区外，另外三个区域差异没有统计学意义（χ^2=2.90，P>0.05）；其中滨海新区HBsAg流行率纳入乙肝疫苗接种史进行Logistic混杂因素控制后发现，居住在滨海新区与HBsAg流行的危险不存在关联。另外单纯城镇人口（市内六区）的HBsAg流行率（1.85%）和HBV感染率（27.65%）低于城乡混合（近郊四区、滨海新区和远郊五区县）区域的3.09%和35.10%（χ^2分别为6.20和25.99，P均<0.05），这与分类人群中农民HBsAg流行率和HBV感染率较高可能一致。

不同职业人群由于采取的防控措施和暴露于HBV的机会不同，可能造成不同职业的HBV感染率和HBsAg存在一定差别。从HBV感染的职业分布来看，学龄前儿童抗HBsAg流行率（0.35%）最低，抗HBs阳性率（78.72%）最高，且GMC抗体水平（51.52mIU/mL）也处于高水平，其次为学生，这与年龄分布及影响因素基本一致；本次研究发现农民HBsAg流行率最高（4.44%），而天津市1992年工人（8.60%）为最高人群；两次血清学调查结果比较，农民HBsAg流行率由1992年的5.85%下降至4.44%，降幅为24.15%、工人由8.60%下降至2.56%，降幅为70.19%、干部职员由3.43%下降至1.30%，降幅为62.12%、学生由3.41%下降至1.08%，降幅为68.46%，四类职业比较,农民下降幅度相对较小;综合抗 HBs 阳性率、GMC 水平和 HBV 感染率进一步说明:学生、工人和干部职员的防控效果优于农民,控制效果与乙肝疫苗接种率密切相关;多因素分析发现农民较高的 HBsAg 流行率主要与其乙肝疫苗接种率较低关联，而与其职业本身无关。建议今后强化对农民乙肝防控工作,应该列为重点或高危人群，加强重视和政策倾斜提高乙肝疫苗接种率和防治意识,不断改善卫生条件。

乙肝疫苗可以有效地阻断 HBV 传播，降低 HBsAg 携带率和 HBV 感染率。本次研究发现明确有乙肝疫苗接种史的 HBsAg 流行率和 HBV 感染率均明显低于未有免疫史人群,接种乙肝疫苗是防控乙肝最有效的措施,是阻止感染 HBV 和 HBsAg 携带的强保护性因素(OR=0.545)。另外,有家族乙肝病史的人群的 HBsAg 流行率和 HBV 感染率明显高于无家族肝病史(OR=11.581),这与乙肝的主要传播途径(母婴传播、血源性传播、性传播和密切接触传播等)等造成的家族聚集感染有关,属于感染 HBV 的高危险因素。建议对此类人群中未感染者进行乙肝疫苗接种，加强健康宣传等综合防控措施的实施。

(3)乙肝疫苗接种情况

本次调查 1~17 岁组接种率达 91.54%，显著高于 18~59 岁组 22.73%,其中本次 1~7 岁组调查接种率达 100%,高于 8~17 岁组的 83.42%,各年龄组疫苗接种率与各项免疫政策实施时间基本吻合,高于 2006 年部分人群调查的乙肝疫苗接种率,达到了天津市 1~4岁免疫规划接种率 95%的要求。各年龄组乙肝疫苗接种率与 HBsAg 流行率呈明显的负相关;分类人群、分年龄接种率分布与血清学标志物抗 HBs 等分布基本一致。

（三）天津市规模化社区乙型肝炎、肝硬化和肝癌现患调查

乙肝是引起肝硬化（liver cirrhosis，LC）和 HCC 的主要原因，其对人类健康威胁较为严重。我国政府早已将乙肝列入重点控制的传染病，采取了以新生儿接种乙肝疫苗和控制医院内感染为主的综合措施，当前若从乙肝及相关疾病的发病率或患病率方面分析其效果还存在着一定的问题，原因是通过《中国疾病预防控制信息系统》获得的报告发病率既不能代表发病率也不能代表患病率；若采用传统的入户调查法获取上述指标，由于人们对乙肝的误解（歧视）而不予以配合，很难得到准确数据。为此，本文拟打破传统的入户调查的理念，利用现有的信息或资料和乙肝患者家庭易于接受的形式在 2012 年开展规模化乙肝及 LC、HCC 的现患率调查，为评价乙肝控制效果和进一步制定控制措施提供依据。

病例搜集：①通过网络报告系统（《中国疾病预防控制信息系统》《死因登记报告信息系统》《天津市非传染病发病监测管理系统》）收集 2005—2012 年报告的所属监测点范围内的乙肝、LC 患者信息及 2012 年死亡信息；②从监测点所在地区能接诊乙肝及相关病例的医疗机构和天津市第二人民医院（原天津市传染病医院）出入院登记及门诊日志查找同期的同种病例信息；③开展社区搜索：在监测点社区进行宣传，张贴“义务咨询”通知，争取患者主动与我们联系；对涉农监测点，组织乡村医生确认上述搜集到的病例并提供额外患者信息。

病例追踪调查：根据搜集到的病例现有信息，首选电话追踪随访，其次是去报告的医院核查登记信息，第三是入户调查核实。调查内容主要围绕着诊断依据和确属 2012 年现患或死亡。

病例核实诊断：①乙肝：根据中华人民共和国卫生部2008年的《乙型病毒性肝炎诊断标准》（WS299-2008）判定；②LC及HCC：在原确诊的基础上，再进一步确认以往具有HBV感染史或乙肝诊断史，否则即为与本次研究无关的其他类型LC或HCC。

1.不同搜索途径不同病种分布

本次调查涉及10个区的12个街/乡，调查本市户籍居民547 782人，调查医院30家，样本量符合要求。通过三种途径共搜集出2348例乙肝及相关疾病病例，经核实诊断确认1700例，其中乙肝1267例，肝硬化318例，肝癌115例，核实确诊率分别为68.9%，83.91%和88.46%。见表2-18、2-19。

表2-18　三种途径搜索出的三种病例情况

病种	网络报告		医院搜索		社区搜索		合计搜索	
	病例数	构成(%)	病例数	构成(%)	病例数	构成(%)	病例数	构成(%)
乙肝	1289	70.09	370	20.12	180	9.79	1839	100
肝硬化	310	81.79	37	9.76	32	8.44	379	100
肝癌	109	83.85	17	13.08	4	3.08	130	100
合计	1708	72.74	424	18.06	216	9.20	2348	10

表2-19　三种途径搜索出的三种病例核实确诊率

病种	网络报告确诊		医院搜索确诊		社区搜索确诊		合计确诊	
	病例数	率(%)	病例数	率(%)	病例数	率(%)	病例数	率(%)
乙肝	796	61.75	322	87.03	149	82.78	1267	68.90
肝硬化	260	83.87	31	83.78	27	84.38	318	83.91
肝癌	97	88.99	15	88.24	3	75.00	115	88.46
合计	1153	67.51	368	86.79	179	82.87	1700	72.40

对三种途径搜索出的三种患者调查核实失败共计648例，占病例总数的27.60%（失败率）。其中不符合乙肝、肝硬化和肝癌诊断

标准的 418 例、为非本市监测点户籍(外来人口)127 例、因地址或电话不详而失访 103 例，其失败率分别为 17.80%、5.41%、4.39%。对患者核实失败原因分析见表 2-20。

表 2-20　三种疾病的核实失败原因分析

病种	不符合诊断标准		非监测点户籍		失　访		合　计	
	人数	率(%)	人数	率(%)	人数	率(%)	人数	率(%)
乙肝	392	21.32	101	5.49	79	4.30	572	31.10
肝硬化	21	5.54	21	5.54	19	5.01	61	16.09
肝癌	5	3.85	5	3.85	5	3.85	15	11.54
合计	418	17.80	127	5.41	103	4.39	648	27.60

2.不同类型肝病患病情况

乙肝、肝硬化和肝癌现患率分别为 231.30/10 万、58.05/10 万和 20.99/10 万,乙肝及相关疾病总患病率为 310.34/10 万。乙肝、肝硬化和肝癌各年龄组发病率见表 2-21。

表 2-21　乙肝、肝硬化和肝癌的年龄分布

年龄组(岁)	乙肝		肝硬化		肝癌	
	患病数	患病率(/10 万)	患病数	患病率(/10 万)	患病数	患病率(/10 万)
<10	1	2.39	0	0.00	0	0.00
10~	6	12.48	0	0.00	0	0.00
20~	125	148.15	1	1.19	0	0.00
30~	237	331.42	11	15.38	2	2.80
40~	352	370.85	51	53.73	16	16.86
50~	306	304.40	77	76.60	39	38.80
60~	157	235.35	88	131.92	34	50.97
70~	62	214.53	65	224.91	17	58.82
≥80	21	193.21	25	230.01	7	64.40
合计	1267	231.30	318	58.05	115	20.99

3.三种类型肝病的流行病学特征分布

乙肝:现患病例的平均年龄为48岁,主要分布于30~59岁,占89.04%;首次出现症状的平均年龄为41.86岁;男、女性别比为2.11:1;文化程度以初中毕业的比例最高,达46.85%;城镇户籍病例458例,占36.14%,农村户籍809例,占63.85%;职业主要以农民、家务待业和工人为主,分别占37.26%、15.64%和8.26%。

肝硬化:现患病例的平均年龄为61岁,主要分布于41~70岁,占69.08 %;首次发病平均年龄为50.13岁。男、女性别比为3.41:1;文化程度以小学比例最高,达36.45 %;城镇户籍病例101例,占31.76 %,农村户籍217例,占68.24%。职业主要以农民、离退休人员、工人和家务待业为主,分别为38.34%,28.64%,19.42%和9.7%。

肝癌:现患病例的平均年龄为60岁,主要分布于40~81岁,占91.01%;首次发病平均年龄为56.05岁。男、女性别比为1.75:1;文化程度以初中占比例最高,达42.08%;城镇户籍病例45例,占39.13 %,农村户籍70例,占60.87%。职业主要以农民、工人、家务待业和离退休人员为主,分别为41.74%,13.91%,13.04%和9.57%。

4.讨论和小结

由于社会存在着对乙肝及相关疾病传播途径的误解现象,影响了乙肝患者或HBV感染者的入学、就业和正常的社会交往,造成民众无端的恐惧,致患者及其家属不予以配合调查,所以在国内很难开展以社区为基础的、传统的入户调查研究,致近年来国内外鲜有乙肝、LC和HCC的现患率调查报道,且结果相差较大,真实性有待研究。故本研究采用符合现阶段的新方式来探讨上述疾病患率,如通过搜索传染病网络直报系统、死因登记报告信息系统和天津市非传染病发病监测管理系统报告的有关患者信息,到医院查找门诊日志和出入院登记，在城镇居民小区张贴咨询服务告知书，到农村找乡村医生提供患有相关疾病的患者信息等，再有针对性地对搜集到的病例进行整合(查重)，并且逐一进行电话或进入报告的医院或入户进行核实诊断。研究结果显示：天津市2012年乙肝患病率为231.30/10万，是《中国疾病预防控制信息系统》报告的同年度的(16.38/10万)14.12倍；远高于龚晓红2005年报告的北京慢性乙肝患病率(115.77/10万)。本文与乙肝有关的HCC患病率为20.99/10万，高于2008年天津市居民总肝癌(包括其他原因的癌)死亡率(17.85/10万)。结果表明该方法既节省人力、物力，整合了现有的资源，同时又发现更多的病例，是现阶段调查乙肝及相关LC和HCC的较科学、实用的方法。

本研究显示，天津市乙肝现患病例的年龄中位数为48岁，首次发病年龄为43岁，而2012年天津市乙肝报告病例的平均年龄仅为41.36岁，这可能与搜索出的患者以中老年人居多有关。

对搜索出的“病例”调查核实不符合诊断标准(即调查失败)的比例较高，达17.80%，这对于乙肝来说，是由于错诊错报造成的，如将大、小“三阳”携带者报告为患者等；对于LC和HCC，是由于非HBV感染所致(如酒精LC、肝内转移癌等)。其他核实失败的原因还有非监测点户籍(失败率5.41%)、因缺乏联系方式或查无此人等失访(失败率4.39%)。仅对乙肝和LC调查失败率[23.21%(545/2348)]而言，与我们2004年的调查结果(24.26%)基本一致，进一步证明本文调查方法的可靠性。

(四)天津市乙型和丙型肝炎相关肝硬化肝癌死亡率及流行特征调查

目前国家《传染病信息报告管理系统》主要监测当年乙、丙肝的新发病例，不能准确反馈现患乙、丙肝病例的死亡情况，为了更好地评价现阶段乙、丙肝及相关疾病死亡疾病负担及流行特征，特对 2013 年报告根本死亡原因为肝硬化、肝癌死亡病例进行调查。

死者信息按死亡时间升序排序，随机系统抽样每隔 3 例抽取 1 例进行调查，调查方式包括死者家属面访和电话调查，就诊医院查询病历检测信息、主治医生面谈等方式开展；调查内容包括死者基本信息、个人及家庭肝病史、肝炎病毒感染血清标志物等。调查人员均经过统一培训。相关死亡判定①乙肝：调查问询明确死者乙肝病毒慢性感染史；医院明确乙肝诊断；医院检测结果 HBsAg 阳性；HBV DNA 阳性。上述条件满足之一即可认定。②丙肝：调查问询明确死者丙肝病毒慢性感染史；医院明确丙肝诊断；丙肝病毒核酸(HCV RNA)阳性。上述条件满足之一即可认定。

推算全市乙(丙)肝肝硬化(肝癌)死亡数=核查符合乙(丙)肝肝硬化(肝癌)死者数/抽样调查死者数×导出肝硬化肝癌死者总数，按年龄、性别及病种死亡率再乘以确诊中分布比例。调查数据使用 Epidata3.1 中文版进行录入，采取描述性流行病学方法分析死者特征；率比较采用卡方（χ^2）检验；使用 Microsoft Excel 2007 和 SPSS19.0 中文版进行数据统计和分析。

1.核查基本情况

死因系统报告的 2013 年 2106 例肝硬化、肝癌死者中抽查770 例肝硬、肝癌死者进行核实调查，其中 390 例明确为乙肝(359 例)或丙肝(29 例)或两者合并(2 例)感染导致，占 50.65%；其余380 例，即 49.35%为排除或不能确认与乙、丙肝病毒慢性感染相关。见表 2-22。

表 2–22　抽查肝硬化、肝癌中乙、丙肝病毒慢性感染情况

病种	调查数	确诊相关数(例)					其他(例)	
		乙肝	丙肝	合并感染	合计数	构成比(%)	非乙肝、丙肝	构成比(%)
肝硬化	195	99	8	1	108	55.38	87	44.62
肝癌	575	260	21	1	282	49.04	293	50.96
合计	770	359	29	2	390	50.65	380	49.35

2.乙肝肝硬化、肝癌死亡情况

确诊乙肝肝硬化 100 例，乙肝肝癌 261 例，比例分别为 27.70% 和 72.30%。推算全市乙肝肝硬化死亡数为 274 例，死亡率为 1.94/10 万，乙肝肝癌死亡数为 713 例，死亡率为 5.05/10 万。见表 2–23。

（1）性别分布。核查确诊男性乙肝肝硬化 73 例，推算其全市死亡率为 2.64/10万；女性确诊乙肝肝硬化 27 例，推算全市死亡率为 1.13/10 万，男性死亡率高于女性（χ^2=41.54，P=0.00）；同样推算男性肝癌死亡率（7.48/10 万）也高于女性的（2.24/10 万）（χ^2=190.96，P=0.00）。见表2–23。

表 2–23　乙肝硬化、肝癌相关死亡情况性别分布

性别	本次核查确诊数(例)			推算全市相关死亡数(例)			死亡率(1/10 万)		
	肝硬化	肝癌	合计	肝硬化数	肝癌数	合计数	肝硬化率	肝癌率	合计率
男	73	207	280	200	566	766	2.64	7.48	10.12
女	27	54	81	74	147	221	1.13	2.24	3.37
合计	100	261	361	274	713	987	1.94	5.05	6.98

（2）年龄分布。0~19 岁组未发现乙肝肝硬化、乙肝肝癌死亡。40岁后两者死亡率均大幅增高，乙肝肝硬化和乙肝肝癌相关死亡率均随着年龄增加升高（$\chi^2_{趋势}$=311.92 和 977.94，P=0.00）。见表 2–24。

表 2-24　乙肝硬化、肝癌相关死亡情况年龄分布

性别	本次核查确诊数(例)			推算全市死亡数(例)			死亡率(1/10 万)		
	肝硬化	肝癌	合计	肝硬化数	肝癌数	合计数	肝硬化率	肝癌率	合计率
0~19	0	0	0	0	0	0	0	0	0
20~39	2	6	8	6	16	22	0.11	0.30	0.41
40~59	54	118	172	147	322	469	3.18	6.97	10.16
60~79	38	117	155	104	320	424	6.07	18.67	24.73
≥80	6	20	26	17	55	72	6.92	22.38	29.30
合计	100	261	361	274	713	987	1.94	5.05	6.98

(3)文化程度分布。乙肝肝硬化中文化程度构成最高为中学为55.17%,最低为大学及以上为4.21%;乙肝肝癌中文化程度构成分布与肝硬化基本一致。见表 2-25。

表 2-25　乙肝硬化、肝癌死亡情况文化程度分布

文化程度	肝硬化		肝癌		合计	
	数	构成(%)	数	构成(%)	数	构成(%)
文盲或半文盲	29	11.11	18	18.00	47	13.02
小学	72	27.59	24	24.00	96	26.59
中学	144	55.17	54	54.00	198	54.85
大学及以上	11	4.21	2	2.00	13	3.60
不详	5	1.92	2	2.00	7	1.94
合计	261	100	100	100	361	100

3.丙肝肝硬化、肝癌

抽查确认 31 例丙肝相关肝硬化、肝癌,其中 9 例肝硬化,22 例肝癌,推算全市丙肝肝硬化死亡 25 例,死亡率 0.18/10 万,低于乙肝肝硬化推算死亡率(χ^2=207.36,P=0.00),推算全市丙肝肝癌死亡60 例，死亡率为 0.42/10 万，也低于乙肝肝癌推算死亡率（χ^2=551.64,P=0.00)。核查确认的 9 例丙肝肝硬化中男性(7 例)多于女

性(2 例),年龄中位数 66 岁,职业以工人(4 例)和农民(4 例)为主,文化程度分布为 5 例中学,2 例文盲或半文盲,1 例大学及以上,1 例小学;22 例丙肝肝癌中男性(14 例)也多于女性(8 例),年龄中位数与肝硬化相同,职业分布为工人 7 例、农民和干部职员各 5 例、其他 5例;文化程度分布中学 11 例,小学 6 例,大学及以上 3 例,文盲与半文盲 1 例,不详 1 例。

4.讨论和小结

天津市乙肝肝硬化、乙肝肝癌死亡疾病负担仍较重,高于相应丙肝死亡疾病负担,应加强重视和监测。天津乙肝肝硬化和肝癌死亡率分别低于北京调查的 2002 年的 4.97/10 万和 12.27/10 万,仍高于美国 2005 年 4/10 万的总体肝细胞癌死亡率,其中乙肝肝癌低于山东省 2007 年的 21.68/10 万,但乙肝肝硬化死亡率高于山东的 1.46/10 万,和其他省市比较天津总体乙肝肝硬化、肝癌死亡率低,可能为天津较低 HBsAg 携带率有关, 有研究显示中国肝癌死亡率和 HBsAg 携带率是高度相关的。本次调查显示天津男性死亡率高于女性,与美国报告肝细胞癌发病率性别比基本一致,与天津市男性 HBsAg 携带率(3.53%)高于女性(1.73%)也比较一致。由于乙肝病毒慢性感染导致肝硬化肝癌一般时间较长,所以肝硬化、肝癌主要发生在 40 岁以后,与河南、上海的肝癌发病年龄分布基本一致,小年龄组低发还可能与较高的乙肝疫苗接种率、较低的 HBsAg 流行率和发病率有关。文化程度分布显示大学及以上学历的构成较低,明显低于第六次人口普查天津该学历的构成(17.48%),可能提示高学历是一种保护因素,需要进一步研究。本次调查主要为询问家属和调查就诊医院,可能存在信息偏倚,原因可能为家属不清楚死者病史、或保护隐私不愿意分享或由于家人死亡不十分愿意配合调查，另外，部分肝硬化、肝癌患者近年未检测乙肝、丙肝病毒感染指标，或门诊病例难以调取医院检测结果等，所以本次调查仍可能低估乙肝和丙肝导致的相关肝硬化和肝癌死亡率。

乙、丙肝死亡负担监测有待完善。2013年《传染病信息报告管理系统》监测的乙肝死亡仅5例，死亡率0.04/10万，远低于本次调查死亡率。原因为目前疫情体系主要监测新发病例，而对于反复就诊的慢性乙、丙肝病毒感染者仅报告首次确诊病例，以后不再重复报告，既往发现的现患乙、丙肝的后期转归在疫情监测系统并不能体现，所以疫情监测系统无法评估慢性乙、丙肝及相关疾病死亡负担；而《人口死亡信息登记管理系统》作为死亡监测系统，对传染病监测不完善，针对乙肝导致相关肝病死亡时乙肝信息登记不十分明确，例如，此次核查确认的肝硬化、肝癌中仅不足7%(25/361)在死因中登记显示有乙肝慢性感染，再者，死亡报卡有73.77%(568/770)在社区卫生服务中心开具，可能会影响死者患病信息填写的准确性等，所以，今后应在既有的死因监测体系基础上完善传染病的分类监测，进一步提高质量，才能准确评估乙肝及其他传染病导致的死亡疾病负担。目前天津也在尝试对慢性乙、丙型肝炎的管理模式研究来监测现患和死亡疾病负担。

(五)天津市乙型肝炎控制效果卫生经济学评价

HBV感染引起的以肝脏病变为主并可引起多种器官损害的传染性疾病，可发展成为慢性肝病、肝硬化和肝癌，目前仍无特异有效的治疗方法，乙肝预防控制是我国最重要的公共卫生问题之一，故乙肝的预防控制是各级疾病预防控制机构的重点工作，也是预防医学领域的研究热点。

预防策略的卫生经济学评价是目前公共卫生领域的研究热点，特别是针对重大疾病，如乙肝、艾滋病等，尽管国内外有较多地方开展了乙肝疫苗免疫效果的卫生经济学评价研究，国内学者多从乙肝发病率的下降和节省的直接医疗费用或减轻的经济医疗负担方面评估。而在估计经济负担时多引用他人数据，或采用患者回顾和某家医院的医疗费用作为卫生经济学评价的基础资料，这些方法在科学性和代表性方面存在一定的不足，因为患者在1年内可能在本辖区或跨地区就诊于多家医院，不易追查到该患者所涉及的所有医院的就诊费用，这样可能导致成本-效益比值相差悬殊，不能反映真实情况。国外学者多通过构建数学模型来估算乙肝卫生经济学评价，这些模型对最优接种策略进行优选有着重要意义，但对于现实的、客观的策略进行卫生经济学评价存在一定缺陷，同时亦缺乏对乙肝相关疾病的疾病负担评价。可见，以往研究或侧重于决策选择，或侧重于小样本量单病种的经济学评价，且存在信息量不全的问题，这样会导致卫生经济学评价存在偏倚，缺乏评价的系统性。

接种乙肝疫苗是目前最为有效的预防措施，其保护效果和取得的社会效益已逐渐被认可。天津市作为四大直辖市之一，近年来公共卫生投入不断加强，其中重要的一项就是乙肝的预防控制，在经费和政策方面均都给予较大的支持。至2012年已有20多个年头，其效果较为明显，特别是<20岁人群乙肝发病率和HBsAg阳性率明显下降。天津市近些年对乙肝预防控制采取的策略为乙肝控制效果的卫生学经济评价提供了良好的研究素材，但目前尚未见到其相关卫生经济学评价的研究报道。

本调查拟以前文乙肝血清学监测、规模化社区乙肝及相关疾病现患和疾病负担调查为依托,采用成本-效果、成本-效益、成本-效用作为主要分析指标，从对20岁以下人群乙肝病例数量的减少、节省的经济费用和因伤残或早死造成的疾病负担等综合分析和评价,全面和系统地反映了乙肝疫苗的控制效果,为进一步制定乙肝预防控制策略提供依据,并为合理配置卫生资源提供参考。

1.资料收集及分析方法

(1)发病数据。1992—2010年乙肝历年报告发病率来自天津市疾病预防控制中心(简称"TJCDC")传染病疫情汇编。

(2)人口及人均劳动报酬数据。根据全国人口普查天津市的人口资料数据,以及天津市统计局公布的各年人口总数、性别构成等资料,估算出天津市各年详细人口数。人均劳动报酬来自天津市统计局。

(3)疫苗接种成本数据。查阅TJCDC计划免疫财务档案、相关记录、冷链设备运转记录、宣传教育活动和材料数以及财务账目等。建立疫苗接种成本数据库。

(4)乙肝血清流行病学监测数据来源。1992年和2010年乙肝血清学调查数据。

(5)乙肝、肝硬化及肝癌现患和疾病负担相关数据来源。乙肝、肝硬化及肝癌相关疾病现患及各种费用(包括直接、间接和无形费用)、各肝病构成、发病年龄、死亡年龄、病程、伤残权重等通过规模化社区调查获得。

(6)疫情数据来源。乙肝历年报告发病率来自TJCDC传染病疫情汇编,肝癌死亡率来源于TJCDC《死因登记报告信息系统》。

(7)数据建库及统计学处理。使用EpiData建立数据库,运用SPSS15.0进行统计分析。检验水准α=0.05。

（8）卫生经济学评价方法。运用不同的统计学方法对现场调查资料进行整理分析，在此基础上采用计量经济学的方法（即成本-效果、成本-效益和成本-效用分析），对疾病经济负担各部分的货币表现进行估算，对其之间的关系和规律进行比较。

(9)疫苗接种成本。根据天津市新生儿及儿童乙肝疫苗免疫策略，乙肝疫苗接种总成本分成三部分计算：

1)1992—2005 年每年乙肝疫苗接种成本=新生儿数×疫苗三针次单价×疫苗接种率+冷链等间接成本+接种副作用成本；

2)2005 年乙肝疫苗查漏补种成本=新生儿数×疫苗三针次单价×疫苗接种率+(查漏补种+初一学生加强)×疫苗接种率×疫苗单价+冷链等间接成本+接种副作用成本；

3)2006—2010 年每年乙肝疫苗接种成本=新生儿数×疫苗三针次单价×疫苗接种率+初中一年级学生数×疫苗一针次单价×疫苗接种率+冷链等间接成本+接种副作用成本。

(10)疫苗接种效果。以新生儿接种疫苗后提高免疫从而减少的 HBsAg 阳性数、乙肝和肝硬化和肝癌的发病数为乙肝疫苗接种的直接效果指标。携带者转变成乙肝相关肝病的转化率参照中华医学会肝病学分会和中华医学会感染病学分会制订的《慢性乙型肝炎防治指南(2010 年版)》来确定，乙肝病毒引起的肝病中各疾病构成均来自 2010 年天津市规模化乙肝及相关疾病社区监测数据。

减少的 HBsAg 阳性者数=2010 年 20 岁以下总人数×(2010 年 20 岁以下人群 HBsAg 阳性率-1992 年 20 岁以下人群 HBsAg 阳性率)。

减少的乙肝相关肝病病例数=减少的 HBsAg 阳性例数×25%。

减少的慢性乙肝例数=减少的乙肝相关肝病病例数×该病在乙肝相关肝病中构成比。

减少的肝硬化病例数=减少的乙肝相关肝病病例数×该病在乙肝相关肝病中构成比。

减少的肝癌患病例数=减少的乙肝相关肝病病例数×该病在乙肝相关肝病中构成比。

成本效果比(C/E)=接种总成本/减少 HBsAg、乙肝、肝硬化和肝癌患病例数。

(11)疫苗接种效益。卫生经济学中使用的效益也叫费用,主要分为:直接经济费用、间接经济费用和无形费用。本研究以规模化社区乙肝及相关疾病现患调查为依托，调查乙肝及相关疾病发病年龄、死亡年龄、病程、1 年内的直接经济费用、间接经济费用和无形费用。

直接经济效益也叫直接经济负担，指的是直接应用于医疗所需的一切费用,又分直接医疗费用及非直接医疗费用。前者是指用于治疗方案所耗的医药资源,包括药费、医疗费、检验费、护理费及住院费等;后者为与患者治疗有关的一切支出,包括患者的饮食、患者的运输、家属照顾等。直接经济负担(即患者的直接经济损失)=(年直接医疗费用+年直接非医疗费用)×病程；年直接医疗费用=年门诊费+年住院费+自购药花费;年直接非医疗费用=因就诊而产生的费用(交通费+营养费+差旅费+食宿费+护工费)。

间接经济效益又叫间接经济负担是指因病造成的有效劳动时间的损失和劳动能力的降低。间接经济负担(即患者的间接经济损失)=患者间接经济损失+陪护人员间接经济损失;患者间接经济损失=劳动力期间经济损失+非劳动力期间经济损失=(年误工时间×劳动力期间患病年数×年人均劳动报酬+劳动力期间早逝损失的寿命年×年人均劳动报酬)+(年误工时间×非劳动力期间患病年数×年最低人均报酬+非劳动力期间早逝损失的寿命年×年最低人均报酬)。陪护人员间接经济效益=年平均陪护人次×年误工时间×病程×年最低人均报酬。

无形费用是指患者本人及其家属由于感染乙肝病毒以及由此产生的一系列并发症,而造成的身体上的痛苦、精神上的压力、心理的忧虑和社会歧视隔离等一系列影响生活质量的问题,是对痛苦和压力等无形损失用货币的形式来外化的一种衡量方式。用参考文献报道的方法进行调查,采用支付意愿法的条件估价法中开放式和重复投标式,对患者为了减少乙肝相关疾病给自身和家人带来的痛苦和精神上的压力而愿意支付金钱的数量做出估算。首先采用开放式估价,让研究对象结合自身的实际情况给出最多愿意支付的金钱数,以此作为衡量一年来由于感染乙肝病毒及由其带来的一系列并发症给患者本身及其家庭身体心理和精神上带来的痛苦和压力;当患者限于认识的局限性,无法给出具体的金钱数时,采用竞价法,调查员随机给出几个金钱数,让调查对象选择认为最符合自身实际的金钱数。对于调查中出现的"压力和痛苦无法用金钱来衡量"者,采用无形费用的均值进行替代。

总效益 B=疫苗接种后减少的慢性乙肝、肝硬化与肝癌例数×(该病直接经济负担+该病间接经济负担+该病无形费用)

效益成本比(BCR)=总效益 B/总成本 C

净效益(NB)=总效益 B-总成本 C

(12)疫苗接种效用。以伤残调整寿命年(DALY)为指标,测量天津市乙肝及相关疾病的疾病个人负担。DALY 包括失能损失健康寿命年(YLD)和早逝损失健康寿命年(YLL)两部分。计算 DALY 值采用世界银行和世界卫生组织公布的测算公式:DALY=YLD+YLL。

全球疾病负担研究中 YLLs 的计算公式如下：

$$YLL=-\frac{Dce^{-\beta\alpha}}{(\beta+\gamma)^2}\{e^{-(\beta+\gamma)L}[1+(\beta+\gamma)(\alpha+L)]-[\alpha(\beta+\gamma)+1]\}$$

其中，D 为失能权重（死亡时取 1），α 为发病年龄或死亡年龄，L 为早逝导致的寿命年损失，即死亡年龄与该年龄的期望寿命之差；γ 为贴现率，全球疾病负担（GBD）分析中取值 0.03，β 为年龄权重系数，GBD 分析中取值 0.04，C 为连续调整系数，GBD 分析中取值 0.1658，K 为年龄权重调整因子，基础值取 1。

YLDs 的计算公式与 YLLs 计算公式相同，但各参数的含义和取值有所差别，公式中：D 为残疾权重，取值 0~1；α 为患病年龄；L 为残疾持续时间（取值 1 年）；γ 为贴现率（0.03）；β 为年龄权重系数（0.04）；C 为连续调整系数（0.1658）。当上式 D=1 时即为 YLL 公式，D 在 0~1 之间取值时即为 YLD 公式。D 为失能权重，其定义采用 1994 年世界卫生组织在 Bulletin 中公布的由 Murray 提出的六级社会功能失能分级作为标准（表 2-26）。在复合健康指标中使用 0~1 之间的权重，健康（权重数为 0）和死亡（权重数为 1）之间确定 6 个失能等级。

表 2-26　失能权重的定义

失能	描　述	权重
1 级	在下列领域内至少有一项活动受限：娱乐、教育、生育、就业	0.096
2 级	在下列领域内有一项大部分活动受限：娱乐、教育、生育、就业	0.220
3 级	在下列领域内有两项或两项以上活动受限：娱乐、教育、生育、就业	0.400
4 级	在下列领域内大部分活动受限：娱乐、教育、生育、就业	0.600
5 级	日常生活如做饭、购物、做家务等均需借助工具的帮助	0.810
6 级	日常生活如吃饭、个人卫生及大小便等均需别人帮助	0.920

为了便于不同地区、时间以及病种之间的比较,绝大多数疾病负担研究的期望寿命，采用 Murray 和 Lopez 在构造 DALY 时采用的男、女性模型寿命表，女性出生时期望寿命为 82.5 岁，男性为 80.0 岁,期望寿命仅用于 YLLs 的计算。国内疾病负担研究多采用标准期望寿命,本研究用中国 2010 年中国平均期望寿命 74.8 岁。

2.乙肝疫苗免疫成本

2010 年 TJCDC 乙肝疫苗间接成本为 18.90 万元,见表 2-27。

表 2-27　2010 年天津市 CDC 乙肝疫苗间接成本

项目	费用(万元)
运输费	1.00
冷链费	5.50
管理费	5.00
公务费	0.40
劳务费	4.00
固定资产折旧费	3.00
副作用费	1.00
合计	19.90

以贴现率 3%计算其他各年份的乙肝疫苗接种的间接成本,合计约 152.61 万元。根据天津市新生儿及儿童乙肝疫苗免疫策略,疫苗接种总成本分成三部分计算,1992—2005 年新生儿乙肝疫苗接种成本计 2455.85 万元,2005 年 2~13 岁人群乙肝疫苗查漏补种成本738 万元,2006—2010 年成本 708.29 万元。1992—2010 年天津市共对 189.25 万名新生儿和 48.70 万名初一学生进行了乙肝疫苗接种工作,接种乙肝疫苗总成本为 3902 万元,见表 2-28。

表 2-28　1992—2010 年天津市儿童乙肝疫苗免疫成本(元)

年份	新生儿数	初一学生数	疫苗接种率(%)	疫苗单价	间接成本	总成本
1992 年	115 051		80.00	21	111 018	2 043 878.58
1993 年	99 391		85.00	21	114 348	1 888 476.42
1994 年	102 694		85.00	21	117 779	1 950 861.88
1995 年	96 349		85.00	21	121 312	1 841 145.29
1996 年	95 672		85.00	21	124 951	1 832 703.09
1997 年	95 068		85.00	21	128 700	1 825 672.21
1998 年	94 612		85.00	21	132 561	1 821 379.57
1999 年	92 878		85.00	21	136 538	1 794 403.92
2000 年	77 288		85.00	21	140 634	1 520 224.69
2001 年	76 108		85.00	21	144 853	1 503 376.06
2002 年	75 438		95.00	18	149 198	1 439 184.42
2003 年	72 207		99.83	18	153 674	1 451 187.53
2004 年	74 830		99.82	18	158 285	1 502 805.01
2005 年	110 251		99.78	18	163 033	9 523 185.12
2006 年	112 721	108 072	99.78	18	167 924	2 840 870.30
2007 年	118 118	101 329	99.74	8.4	172 962	1 446 294.48
2008 年	123 508	98 967	99.76	7.2	178 151	1 302 794.81
2009 年	130 145	91 943	99.79	5.1	183 495	1 002 143.89
2010 年	130 145	86 678	99.83	1.9	189 000	490 751.20
合计	1 892 474	486989			1 526 076.6	39 021 338.47

注:初一学生为实际接种人数,故接种率为 100%;表中 2005 年总成本中含查漏补种成本。

3.成本–效果分析

(1)乙肝发病变化趋势

从 1992 年至 2010 年,20 岁以下人群共计报告乙肝病例 3827 例。报告发病最高的是 2006 年,发病数 415 例,报告发病率亦为最高,达 18.45/10 万;报告发病数最低的是 2010 年,报告病例数 94

例，同时也是报告发病率最低年，为3.93/10万。20岁以下人群乙肝发病从1992年至2010年总体趋势表现为下降趋势，从1992年的6.73/10万下降到2010年的3.93/10万，下降了41.60%。

1992—2010年，20岁以下人群乙肝在各年龄组均有发病，其中“0~”岁组占5.10%（195例）；“5~”岁组占11.55%（442例）；“10~”岁组占16.46%（630例）；“15~20”岁组所占比例最高达66.89%（2560例）。近20年各年龄组的发病整体趋势均呈显著下降趋势（$P<0.05$），见表2-29。

表2-29　1992—2010年天津市20岁以下人群各年龄组发病变化情况

年份	0~	5~	10~	15~20	合计
1992	3.71	8.69	8.43	5.38	6.73
1993	3.72	11.90	9.41	10.40	9.17
1994	1.98	6.34	8.03	8.63	6.56
1995	3.22	5.89	4.77	12.57	6.74
1996	2.41	4.09	4.96	11.20	5.90
1997	1.42	1.89	3.73	9.80	4.57
1998	1.51	2.89	4.85	9.66	5.31
1999	0.32	2.79	4.78	13.59	6.44
2000	1.54	3.97	5.06	12.52	6.86
2001	2.16	2.44	5.23	14.21	7.28
2002	3.39	3.02	4.96	21.49	10.07
2003	4.37	4.84	5.26	17.95	9.63
2004	6.48	3.19	5.49	25.37	12.36
2005	6.25	2.90	4.47	38.36	16.41
2006	1.12	3.34	4.01	46.74	18.45
2007	1.07	4.30	3.74	39.74	15.52
2008	0.68	1.53	1.82	21.00	7.68
2009	0.95	0.78	3.07	11.57	4.60
2010	0.30	0.35	1.88	12.01	3.93

（2）乙肝感染指标变化趋势

1）乙肝 HBsAg 携带率。从 1992 年至 2010 年，20 岁以下人群乙肝 HBsAg 携带率由5.05%下降到 0.91%，下降了 81.98%，且具有统计学意义（χ^2=24.04，P=0.000）。20 岁以下人群各年龄组的 HBsAg 携带率均呈显著下降趋势，其中 1~岁组（χ^2=8.59，P=0.003）、5~岁组（χ^2=4.51，P=0.034）、10~岁组（χ^2=4.24，P=0.039）和 15~20 岁组（χ^2=14.51，P=0.000）的下降趋势有统计学意义。见表 2-30。

表 2-30　天津市 20 岁以下人群 HBsAg 阳性率比较

年份	1~		5~		10~		15~20		合 计	
	检测人数	阳性率%	检测人数	阳性率%	检测人数	阳性率%	检测人数	阳性率%	检测人数	阳性率%
1992	52	5.77	103	1.94	69	5.8	73	8.22	297	5.05
2010	229	0.44	231	0	216	1.39	531	1.32	1207	0.91

2）乙肝抗 HBs 阳性率。从 1992 年至 2010 年，20 岁以下人群乙肝抗 HBs 阳性率呈上升趋势，由 1992 年的 36.36%上升到 2010年的 66.03%，上升了81.60%，且具有统计学意义（χ^2=87.54，P=0.000）。20 岁以下人群各年龄组的乙肝抗 HBs 阳性率均呈上升趋势，其中 1~4 岁组（χ^2=13.84，P=0.000）、10~14 岁组（χ^2=4.07，P=0.044）和 15~20 岁组（χ^2=41.02，P=0.000）的上升趋势均有统计学意义，见表 2-31。

表 2-31　天津市 20 岁以下人群抗 HBs 阳性率比较

年份	1~		5~		10~		15~20		合 计	
	检测人数	阳性率%	检测人数	阳性率%	检测人数	阳性率%	检测人数	阳性率%	检测人数	阳性率%
1992	52	57.69	103	37.86	69	26.09	73	28.77	297	36.36
2010	229	81.66	231	49.78	216	63.43	531	67.42	1207	66.03

3）乙肝抗 HBc 阳性率。从 1992 年至 2010 年，20 岁以下人群

乙肝抗 HBc 阳性率呈逐年下降趋势，由 1992 年的 30.30%降到 2010 年的 2.24%，下降了92.61%，且具有统计学意义（χ^2=261.71，P=0.000）。1~4 岁组（χ^2=40.31，P=0.000）、5~9 岁组（χ^2=52.82，P=0.000）、10~14 岁组（χ^2=71.28，P=0.000）和 15~20 岁组（χ^2=114.63，P=0.000）的乙肝抗 HBc阳性率均呈下降趋势，且均具有统计学意义，见表 2-32。

表 2-32 天津市 20 岁以下儿童抗 HBc 阳性率比较

年份	1~		5~		10~		15~20		合 计	
	检测人数	阳性率%	检测人数	阳性率%	检测人数	阳性率%	检测人数	阳性率%	检测人数	阳性率%
1992	52	25	103	21.36	69	37.68	73	39.73	297	30.3
2009	229	1.75	231	0	216	1.85	531	3.58	1207	2.24

（2）乙肝疫苗接种效果。20 岁以下人群乙肝报告发病率由 1992 年的 6.73/10 万下降为2010 年的 3.93/10 万，下降幅度达 41.60%；20 岁及以上人群发病率由 1992 年的 17.06 万上升到 2010 年的 21.10/10 万，上升幅度为2.36%，见图 2-1。

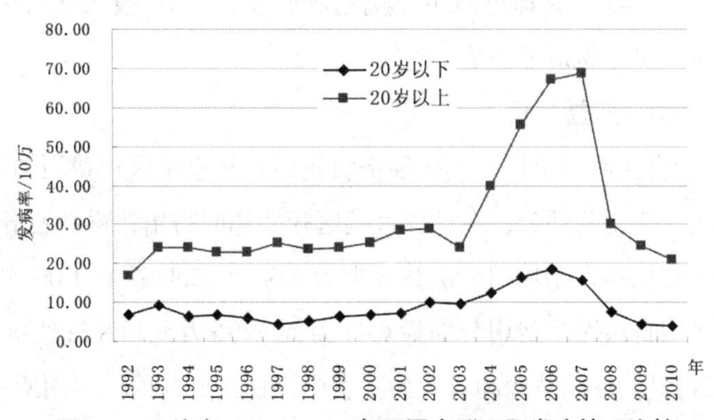

图 2-1 天津市 1992—2010 年不同人群乙肝发病情况比较

天津市2010年20岁以下人群乙肝血清学监测结果与1992年比较：HBsAg阳性率下降了81.98%（χ^2=24.04，P=0.000）；抗HBc阳性率下降了92.61%（χ^2=261.71，P=0.000），抗HBs阳性率上升了81.60%（χ^2=87.54，P=0.000），且均有统计学意义，见表2-33。

表2-33 天津市2010年与1992年20岁以下人群乙肝血清学监测结果

年份	检测人数	HBsAg		抗HBs		抗HBc	
		阳性数	阳性率(%)	阳性数	阳性率(%)	阳性数	阳性率(%)
1992	297	15	5.05	108	36.36	90	30.30
2010	1207	11	0.91	797	66.03	27	2.24

1992—2010年期间因乙肝疫苗接种共减少了HBsAg携带者人数为2 390 919人×(5.05%-0.91%)=98 984人，减少乙肝相关肝病总共24 746人，其中慢性乙肝17 830例，乙肝后肝硬化5310例，肝癌1606例。

（3）成本效果比。天津市1992—2010年每投入394.22元，即可减少1例HBsAg携带者，投入2188.52元即可减少1例慢性乙肝患者，投入7348.65元即可减少1例乙肝肝硬化患者，投入24 297.22元即可减少1例肝癌患者。

4.成本–效益分析

（1）直接经济负担。直接经济负担包括年直接医疗费用和年直接非医疗费用两部分，在计算直接医疗费用时得出，慢性乙肝、肝癌，肝硬化病人年均门诊次数分别为4.64次、2.82次和1.00次，三者年例均直接医疗费用分别为6.41万元、6.96万元和8.21万元，其中门诊费用、住院费用和自购药三者中慢性乙肝的门诊费用所占比例最高，占慢性乙肝年例均直接医疗费用的70.85%，肝癌的住院费用所占比重较大，占肝癌年均直接医疗费用的42.29%。见表2-34。

表 2-34 天津市乙肝及相关疾病年直接医疗费用(元)

类别	年均门诊次数	年均住院次数	年均门诊费用	年均住院费用	自购药	合计
慢性乙肝	4.64	1.38	9782.03	12281.88	1721.04	64058.65
肝硬化	2.82	1.42	12152.03	23975.63	1241.14	69555.26
肝癌	1.00	1	33387.43	34727.88	14000	82115.31

慢性乙肝、肝硬化和肝癌三者人均直接非医疗费用分别为乙肝4473.80 元,肝硬化 5097.09 元,肝癌 9221.92 元,其中营养费所占比例最高为 61.47%。三者费用构成中均是营养费所占比重较大,比例分别为慢性乙肝 61.47%、肝硬化 57.99%和肝癌 83.39,见表2-35。

表 2-35 天津市乙肝及相关疾病年直接非医疗费用(元)

类别	患者及家人食宿	护工费	营养费	患者及家属交通费	合计
慢性乙肝	944.38	50.33	2750.12	728.97	4473.80
肝硬化	650.00	211.28	2955.81	1280.00	5097.09
肝癌	777.63	564.29	7690.00	190.00	9221.92

结果显示,三者的病程依次为慢性乙肝最长 14.58 年,其次是肝硬化 8.19 年,肝癌为 5.20 年。三者的总直接经济负担分别为:慢性乙肝 99.92 万元,肝硬化 61.14 万元,肝癌 47.49 万元,其直接经济负担中均为年直接医疗费用所占比重较大, 其中慢性乙肝的比重最大,年直接医疗费用占总直接经济负担的 93.47%,见表 2-36。

表 2-36 天津市乙肝及相关疾病年总直接经济负担(元)

类别	年直接医疗费用	年直接非医疗费用	病程(年)	合计
慢性乙肝	64 058.65	4473.80	14.58	999 203.12
肝硬化	69 555.26	5097.09	8.19	611 402.75
肝癌	82 115.31	9221.92	5.20	474 953.60

(2)间接经济负担。间接经济负担分为患者和陪护者间接经济

损失两部分，其中患者间接经济损失又包括劳动力期间的间接经济损失和非劳动力期间的间接经济损失；其劳动力年龄取法定劳动力年龄，其中男性 18~60 岁，女性 18~55 岁；期望寿命取 2010 年我国公布的平均期望寿命年 74.8 岁，天津市 2010 年年人均劳动力报酬 5.04 万元，非劳动力人口最低人均报酬为 1.20 万元，推算出各类疾病患者的间接经济负担。其中男性的经济负担均高于女性，慢性乙肝男性患者间接经济负担最高，为 109.03 万元，肝癌女性患者的间接经济负担最低。结果显示，慢性乙肝的平均发病年龄为41.86 岁，死亡年龄 56.44 岁；肝硬化平均发病年龄 50.13 岁，死亡年龄 58.32 岁；肝癌平均发病年龄 56.05 岁，死亡年龄 61.25 岁，见表 2–37。

表 2–37 天津市乙肝及相关疾病患者间接经济损失

疾病分类	性别	年误工时间（年）	发病年龄	死亡年龄	劳动力年龄期间（年）		劳动力人均报酬（万元）	非劳动力年龄期间（年）		年最低人均报酬（万元）	合计（万元）
					患病年数	早逝年数		患病年数	早逝年数		
慢乙	男	0.53	41.45	53.32	18.55	6.68	5.04	0	21.48	1.2	109.03
	女	0.47	42.74	61.73	12.26	0.00	5.04	6.73	13.07	1.2	48.54
肝硬化	男	0.45	48.78	53.44	11.22	6.56	5.04	0	21.36	1.2	84.17
	女	0.42	52.52	66.27	2.48	0.00	5.04	11.27	8.53	1.2	21.16
肝癌	男	0.36	56.40	59.74	3.60	0.26	5.04	0	15.06	1.2	25.91
	女	0.28	55.29	63.55	0.00	0.00	5.04	8.55	11.25	1.2	16.37

各种疾病的陪护人员中，慢性乙肝的陪护人员间接经济损失最高，达 21.79 万元，见表 2–38。

表 2–38 天津市乙肝及相关疾病陪护人员间接经济损失(元)

疾病分类	年平均陪护人次	年误工时间（年）	病程（年）	年人均劳动报酬	误工费
乙肝	1.14	0.26	14.58	50427	217920.89
肝硬化	1.31	0.22	8.19	50427	119025.77
肝癌	1	0.18	5.20	50427	47199.67

乙肝及相关疾病总间接经济负担分别为：慢性乙肝 108.38 万元,肝硬化 72.10 万元,肝癌 26.86 万元,见表 2-39。

表 2-39　天津市乙肝及相关疾病总间接经济负担(元)

疾病分类	患者	陪护人员	合计
乙肝	865 831.07	217 920.89	1 083 751.96
肝硬化	602 017.64	11 9 025.77	721 043.42
肝癌	221 403.61	47 199.67	268 603.28

（3）无形费用。本次调查结果显示，慢性乙肝的无形费用为 6.64 万元,肝硬化为 9.73 万元,肝癌为 15.11 万元。

（4)总经济负担。根据患者疾病直接经济负担、间接经济负担和无形费用计算出总疾病的经济负担，其中慢性乙肝例均 214.93 万元,肝硬化例均142.97 万元,肝癌例均 89.46 万元。

（5）乙肝疫苗接种后的总效益。总效益 B=疫苗接种后减少慢性乙肝、肝硬化与肝癌病例数×(该病直接经济负担+该病间接经济负担+该病无形费用)，计算得出天津市乙肝疫苗接种后的总效益为 473.51 亿元,见表 2-40。

表 2-40　天津市乙肝及相关疾病总效益(万元)

疾病分类	直接经济负担	间接经济负担	无形费用	减少人数	小计
乙肝	99.92	108.38	6.64	17 830	3 832 270.14
肝硬化	61.14	72.10	9.73	5 310	759 189.04
肝癌	47.50	26.86	15.11	1 606	143 674.74
合计				24 746	4 735 133.91

（6）成本效益比。天津市乙肝疫苗接种后的总效益 B=473.51 亿元;1992—2010年天津市儿童乙肝疫苗免疫总成本 C=0.39 亿元。

净效益 NB=B-C=473.12 亿元 。

效益成本比 BCR= B/C = 1213:1。

5.成本-效用分析

(1)乙肝、肝硬化和肝癌患病与死亡一般情况。根据天津市规模化社区乙肝、肝硬化和肝癌现患及疾病负担调查结果及死因数据分析显示,2010 年天津市乙肝现患率为231.30/10 万,死亡率 0.49/10 万,平均发病年龄 41.86 岁,死亡年龄56.44 岁;肝硬化现患率 58.05/10 万,死亡率 5.37/10 万,平均发病年龄 50.13 岁,死亡年龄 58.32 岁;肝癌现患率 20.99/10 万,死亡率19.99/10 万,平均发病年龄 56.05 岁,死亡年龄 61.25 岁。

(2)乙肝、肝硬化和肝癌个人疾病负担。结果显示,乙肝及相关疾病所致伤残调整寿命年(DALYs)损失中,由于失能而导致健康寿命损失的主要是乙肝后肝硬化和乙肝,因死亡而导致健康寿命损失的主要是肝癌。其中乙肝所致的 DALYs 损失中,YLDs 占总 DALY 损失的 82.46%,乙肝患者失能相对较大;肝硬化所致 DALYs 损失中,YLDs 占总 DALYs 损失的 71.43%;HBV 感染所致肝癌的 DALY 损失中,YLLs 占总 DALYs 损失的 52.63%,肝癌患者主要因早逝而剥夺患者的健康寿命年。由于乙肝引起的人均DALY 损失分别为:慢性乙肝7.29、肝硬化 11.39 和肝癌 13.99,见表2-41。

表 2-41 由于乙肝感染所致 YLDs、YLLs、DALYs 总损失

类别	例数	YLDs		Yls		DALYs	人均DALY
		数	构成	数	构成		
慢性乙肝	1267	7616.36	82.46	1620.07	17.54	9236.43	7.29
肝硬化	318	2586.07	71.43	1034.36	28.57	3620.43	11.39
肝癌	115	761.84	47.37	846.44	52.63	1608.28	13.99
合计	1700	10 964.27	75.80	3500.86	24.20	14 465.14	8.51

将人力资本法与 DALYs 结合起来估算各类乙肝相关疾病带来的经济损失,按 2010 年人均 GDP 63 395 元计算,结果显示,在其

整个生命过程中，由于乙肝引起的例均 DALYs 损失分别造成的经济损失为：慢性乙肝 46.21 万元，肝硬化 72.18 万元，肝癌 88.66 万元，见表 2–42。

表 2–42　乙肝及相关疾病造成的疾病负担——DALY 损失

疾病	人均GDP/万元	减少病例数	疾病负担/万 DALYs	经济损失/亿元	人均DALY	人均经济损失/万元
慢性乙肝	6.3395	17830	13.00	82.40	7.29	46.21
肝硬化	6.3395	5310	6.05	38.33	11.39	72.18
肝癌	6.3395	1606	2.25	14.24	13.99	88.66

6.讨论和小结

本调查分析采用成本–效果、成本–效益和成本–效用三者结合对乙肝控制效果卫生经济学进行了全面评价，而且各项分析所用到指标和数据，如乙肝感染率、乙肝及相关疾病的现患人数、发病年龄、死亡年龄、发病次数、时间和 1 年内的医疗费用、病程、生存时间、失能权重及各疾病在 HBV 感染所致疾病中的构成等数据均采用课题组调查研究的结果，如上述的乙肝血清学流行病学监测及规模化社区乙肝、肝硬化和肝癌现患和经济负担调查数据等，没有借用他人数据来评价，国内外尚未见此类报道。

本调查的部分研究数据来源于传染病疫情网络报告，传染病疫情网络报告的数据质量会对该评价产生影响。近 10 年来，国家层面不断加大对传染病疫情报告管理力度，明确了各部门的职责和传染病疫情责任报告人，强化了病毒性肝炎（尤其是乙肝）的诊断标准，再加上国家实行网络报告的现代化通讯方式，使各级医疗机构及责任报告人的报告意识增强，将原来漏报的肝炎病例（主要是慢性肝炎，包括肝硬化）进入网络，致使疫情报告网络的敏感性提高。天津市自 2004 年实施传染病疫情网络报告制度后，各型传染病报告病例数显著增加，20 岁以下乙肝病例亦出现同样问题，

2004年乙肝报告数据开始急剧增加，到2006年达最高年报告415例，报告发病率达18.45/10万。调查数据显示：2004—2006三年乙肝报告重卡率达28.68%。在报告的乙肝病例中误诊率高达24.26%，因此，2008年课题组成员制定实施了《天津市病毒性肝炎疫情报告管理工作规范》，随后又制定并下发了《关于进一步规范我市病毒性肝炎报告管理工作的通知》，进一步规范了病毒性肝炎的诊断和报告管理，减少了重报和错诊、错报，导致2008年的发病率出现显著下降的现象发生。以上措施，确保了病毒性肝炎疫情网络报告的质量，为卫生经济学评价提供了保障。

本次调查借助天津市历年的血清学监测和近年规模化的社区乙肝、肝硬化和肝癌现患及疾病负担调查的平台，采用这种多途径获取基础资料、多形式搜索病例和多方式核实病例获取计算疾病负担所需材料，同时从乙肝、肝硬化和肝癌患者的直接费用、间接费用、无形费用三个方面较全面、系统、真实地反映了本市乙肝及相关患者的经济负担。

成本-效果分析可以为决策者提供更为实用的决策分析方法，成本-效果分析比较的是达到某一特定非货币目标，如挽救生命的成本。成本-效果分析中，比较一定数量产出的成本最合适的方法，是用增加的成本除以增长的产量得到的比值。成本-效果分析是进行成本-效益分析的前提，如果不能进行成本-效果分析，那么，进行成本-效益分析的可能性很小。本次成本-效果分析显示：在推行乙肝免疫策略的19年间，天津市20岁以下人群的乙肝发病率和HBsAg携带率均出现了显著性下降，在1992—2010年出生的人群中共减少了HBsAg携带者98 984人，减少慢性乙肝17 830人、减少肝硬化5310人以及肝癌1606人；天津市1992—2010年期间每投入394.22元，即可减少1例HBsAg携带者，投入2188.52元即可减少1例慢性乙肝患者,投入7348.65元即可减少1例乙肝肝硬化患者,投入24 297.22元即可减少1例肝癌。可见,推行乙肝疫苗免疫策略的成本-效果效果显著。

成本—效益分析是一种评价实施公共项目的好方法,其基本思想体现在它强调的测量问题上,如果效益大于成本,一个项目或者政策将会改善社会福利。使用总经济负担来测算效益,总经济负担包括直接经济负担、间接经济负担和无形费用。测定无形费用目前主要采用人力资本法和支付意愿法,而人力资本法的缺点是,它不能直接测量个体对避免死亡、伤害或疾病的支付意愿,也不能测量出一个人为承受这些风险而愿意接受的赔偿额度。本次研究采用支付意愿法获得的无形费用,无形费用从金钱角度反映了肝病患者所承受的巨大压力和痛苦,本次调查显示:乙肝、肝硬化和肝癌三种肝病的无形费用分别为:慢性乙肝66 383.19元,肝硬化97 288.37元和肝癌151 055.44元。支付意愿法估算可能会因为问题形式的改变带来估价的变化,也会存在偏倚。

本次调查分析的成本-效益分析显示,20岁以下人群乙肝控制效果的净效益为473.12亿元,效益成本比达到1213:1,由此可见,实施乙肝疫苗计划免疫策略可获得巨大经济效益,且乙肝疫苗接种的安全性和有效性已有大量文献证实,这将推动政府继续加大乙肝疫苗免疫策略的投入。

疾病负担是指由于疾病带来的损失,包括寿命的损失、经济上的损失以及生活质量的下降,它有疾病的流行病学负担和经济负担两个方面。疾病的流行病学负担又称健康负担,有很多指标可以利用,如疾病的发病率和患病率、死亡率、病死率、门诊和住院率、药品利用情况、伤残调整寿命年(DALYs)、质量调整期寿命年(QALY)和伤残调整期望寿命(DALE)等。完整的疾病经济负担,应该包括直接经济负担(又称直接费用)、间接经济负担(又称间接费用)和无形经济负担(又称无形费用)三方面的总和。疾病负担的研究方法很多,比如收集公开发表的文献,可利用的公共信息,数据库的回顾分析,疾病登记资料,或进行专题的横断面或前瞻性的调查等。

与传统的疾病负担指标如死亡率相比,DALY 作为一个综合指标来测量这类慢性传染性疾病的负担更趋全面合理。但与世界银行公布的 100 多种疾病的 DALY 结果不同，它是基于人群水平的总的疾病负担的估计，而本研究初次对乙肝及乙肝相关的肝硬化和肝癌患者进行具体的个案调查,测量患者的失能级别、持续时间等，直接根据公式计算 DALY 值，测算出每个患者的平均疾病负担,即由于乙肝引起的人均 DALY 损失分别为:慢性乙肝 7.29、肝硬化11.39 和肝癌 13.99。本研究的测算方法,尤其对测量慢性病的疾病负担有一定的借鉴作用。

本次研究经济负担中的免疫策略只涉及了政府行为的疫苗接种，缺少乙肝母婴阻断及个人行为的乙肝疫苗免疫所产生的成本效果。此外,本调查选用支付意愿法来评估患者的无形经济负担,难以避免部分患者故意夸大其数值，且无形经济负担的研究目前国内外尚无统一的研究方法,因此,对无形经济负担可进行进一步研究。

本次研究虽借助规模化社区监测获取了较为全面真实的疾病负担数据,但如果与医保数据共享,患者的直接医疗费用的获取将会更加直接方便:如城市居民的医疗费用从医保系统获得,农村居民的医疗费用从新型农村合作医疗获得。这样乙肝控制效果的经济学评价将更加完善。

十、附件 天津市病毒性肝炎防治规划（2018—2020年）

市卫生计生委等14个部门关于印发天津市病毒性肝炎防治规划（2018—2020年）的通知

津卫疾控〔2018〕135号

各区卫生计生委、网信办、发展改革委、工业和信息化委、教育局、科委、公安局、财政局、人力社保局、环保局、市容园林委、水务局、市场监管局、知识产权局，各高等学校，各有关单位：

病毒性肝炎是严重危害人民群众身体健康的重大传染病。为贯彻落实《"健康中国2030"规划纲要》部署，加快"健康天津"建设，进一步加强我市病毒性肝炎防治工作，不断降低疫情流行水平，保障人民群众身体健康，制定《天津市病毒性肝炎防治规划（2018—2020年）》。现印发给你们，请贯彻执行。

市卫生计生委　　市委网信办　　市发展改革委

市工信委市教委　　市科委

市公安局市财政局　　市人力社保局

市环保局　　市市容园林委　　市水务局

市市场监管委　　市知识产权局

2018年6月11日

（此件主动公开）

天津市病毒性肝炎防治规划(2018—2020年)

为贯彻全国卫生与健康大会精神和《"健康中国2030"规划纲要》部署,落实习近平总书记关于"对艾滋病、结核病、乙肝、血吸虫等传统流行重大疾病,要坚持因病施策、各个击破,巩固当前防控成果,不断降低疫情流行水平"的指示精神,做好"十三五"时期天津市病毒性肝炎防治工作,遏制病毒性肝炎流行,保障人民群众健康,推动实现全面建成小康社会的奋斗目标,依据《中国病毒性肝炎防治规划(2017—2020)》要求,制订本规划。

一、防治现状

病毒性肝炎是重要的公共卫生问题。在我市严重危害人民群众身体健康的病毒性肝炎主要包括经消化道传播的甲型肝炎、戊型肝炎和经血液、母婴和性传播的乙型肝炎、丙型肝炎等。为控制病毒性肝炎流行,我市按照控制传染源、切断传播途径和保护易感人群的传染病防控要求,实施了预防为主、防治结合的综合防控策略。多年来,全面推进国家免疫规划实施,不断提高甲型肝炎和乙型肝炎疫苗接种率, 建立并巩固免疫屏障; 大力开展爱国卫生运动,努力改善城乡卫生环境和普及安全饮用水,减少甲型肝炎和戊型肝炎经饮食饮水传播;不断强化医疗卫生机构医院感染防控、全面开展血站血液乙型肝炎及丙型肝炎病毒核酸检测, 全面开展预防乙型肝炎母婴传播工作,强化易感染乙型、丙型肝炎病毒重点人群检测和综合干预,降低经血液、母婴、性等传播风险;广泛宣传病毒性肝炎防治知识,提高公众认知水平和自我保护能力;加强规范化治疗和管理, 提升患者生存质量等多项防控措施。经过多年努力,2017年我市甲型、急性乙型和戊型肝炎报告发病率降至1/10

万以下，5 岁以下儿童乙型肝炎表面抗原流行率为 0.44%，学校和社区肝炎宣教基地的肝炎知晓率超过 80%，乙肝防控提前实现世界卫生组织西太区提出的控制目标（即 5 岁以下儿童乙型肝炎表面抗原流行率<1%），有效遏制了我市病毒性肝炎的上升趋势。

目前，我市病毒性肝炎防控形势依然严峻。长期积累的慢性病毒性肝炎患者基数较大，急性病毒性肝炎时有发生，传播风险依然存在。部分抗病毒治疗药品价格昂贵，药物可及性较差。一些地区和部门重视不够，社会力量动员不足，社会歧视仍然存在，防治人员数量和能力亟待加强。

二、总体要求

（一）指导思想。全面贯彻党的十九大和市委第十一次党代会精神，深入学习贯彻习近平总书记系列重要讲话精神和治国理政新理念新思想新战略，认真落实党中央、国务院和市委、市政府决策部署，紧紧围绕统筹推进“五位一体”总体布局和协调推进“四个全面”战略布局，牢固树立和贯彻落实创新，协调，绿色、开放，共享的发展理念，坚持新形势下正确的卫生与健康工作方针，全面落实法定防治职责，充分利用新技术、新方法，全面开展病毒性肝炎防治工作，巩固当前防治成果，不断降低疫情流行水平，保障人民群众身体健康，奋力推进健康天津建设。

（二）工作原则。坚持政府主导、部门协作、社会参与；坚持预防为主、防治结合、依法防治、科学防治；坚持因地制宜、因病施策、突出重点、稳步推进。

（三）工作目标。全面实施病毒性肝炎各项防治措施，遏制病毒性肝炎传播，控制病毒性肝炎及其相关肝癌、肝硬化死亡上升趋势，逐步提升患者生存质量，减少社会歧视，减轻因病毒性肝炎导致的疾病负担。

到2020年我市整体实现以下工作指标：

——儿童甲型肝炎、乙型肝炎疫苗全程接种率继续保持在95%以上，新生儿乙型肝炎疫苗首针及时接种率继续保持在90%以上，5岁以下儿童乙型肝炎病毒表面抗原流行率继续控制在1%以下；

——大众人群病毒性肝炎防治知识知晓率达50%以上；

——血站血液乙型肝炎病毒、丙型肝炎病毒检测率达100%；

——为符合条件的阿片类物质成瘾者提供戒毒药物维持治疗服务比例达70%以上。

三、防控措施

（一）做好预防接种，筑牢免疫屏障

（1）全面推进我市基本公共卫生服务均等化，认真落实国家免疫规划工作。疾病预防控制机构及预防接种单位要加强疫苗接种管理，确保所有儿童，特别是城市流动儿童和农村地区儿童享有均等机会接种甲型肝炎和乙型肝炎疫苗，进一步提高疫苗全程接种率。医疗机构及预防接种单位应做好新生儿乙型肝炎疫苗常规免疫接种工作，提高新生儿首剂乙型肝炎疫苗24小时内及时接种率。推进新生儿乙肝疫苗接种工作纳入天津市免疫规划信息系统，加强接种信息的管理考核。卫生计生、教育部门要做好儿童入托、入学查验预防接种证工作，对未接种（含未全程接种）甲型肝炎和乙型肝炎疫苗的儿童要及时予以补种。

（2）积极探索成人病毒性肝炎疫苗接种策略。逐步开展乙型肝炎病毒感染高风险人群（医务人员、经常接触或暴露血液人员、托幼机构工作人员、器官移植患者、接收血液透析治疗者、经常接受输血或血液制品者、免疫功能低下者、职业易发生外伤者、乙型肝炎病毒表面抗原阳性者家庭成员、多性伴者等)的乙型肝炎疫苗接种工作。引导甲型肝炎病毒感染高风险人群(特别是食品生产经营从业人员、托幼机构工作人员、集体生活人员)和戊型肝炎感染高风险人群疫苗接种。继续推行家庭疫苗接种计划,提高成人病毒性肝炎疫苗接种率。

(二)落实防控措施,减少疾病传播

(1)强化乙型肝炎和丙型肝炎医源性感染管理。卫生计生部门要进一步加强各级各类医疗卫生机构医院感染控制管理,督促各项院内感染措施的有效落实。医疗机构要强化医源性感染管理意识和责任,严格落实预防医源性传播工作制度和技术规范,强化医疗废物管理,安排专兼职人员负责医院感染控制和临床用血管理工作。要大力加强开展血液透析、口腔诊疗及有创和侵入性诊疗等服务项目重点科室的院内感染控制管理,严格消毒透析设备、消化道内镜、手术器械、口腔诊疗等医疗器械,严格规范安全注射、侵入性诊断治疗等医疗行为,有条件的单位要推广使用自毁型注射器等安全注射器具。

(2)加强血站血液乙型肝炎病毒和丙型肝炎病毒筛查。加大宣传动员力度,大力推广无偿献血工作,采取有效措施减少高危行为人群献血。卫生计生部门要加强血液安全管理,合理规划血站实验室,加强人员能力建设,确保血站血液乙型肝炎病毒和丙型肝炎病毒核酸检测全覆盖,血站要严格落实血液管理各项规章制度,建立健全覆盖采供血全过程的质量控制与持续改进体系,确保血液安全。公安、卫生计生、市场监管等部门要依法严厉打击非法采集血液(血浆)、制售血液制品和组织他人出卖血液(血浆)等违法犯罪行为。

(3)全面落实预防乙型肝炎母婴传播。卫生计生部门要扎实做好预防乙型肝炎母婴传播管理工作。医疗卫生机构应当为感染乙型肝炎病毒的孕产妇提供必要的实验室检测和辅助检查，密切监测肝脏功能情况,给予专业指导;为乙型肝炎病毒表面抗原阳性孕产妇所生儿童在24小时内及时规范注射乙型肝炎免疫球蛋白,并按照《国家免疫规划儿童免疫程序》要求接种乙型肝炎疫苗。妇儿保健机构应当结合儿童保健工作，定期随访乙型肝炎病毒表面抗原阳性产妇所生儿童，与疾病预防控制机构实现随访数据信息共享,并协助其开展乙型肝炎病毒表面抗原阳性的儿童随访,监测乙型肝炎病毒母婴阻断措施效果和15岁以下儿童乙型肝炎发展规律,为进一步完善干预策略和措施提供依据。

(4)持续减少经饮食饮水传播甲型肝炎和戊型肝炎。大力开展爱国卫生运动,深入推进城乡环境卫生整洁行动、结合卫生城镇创建、健康城市建设,不断改善城乡环境卫生面貌,从源头上控制病毒性肝炎经饮食饮水传播的风险因素。市场监管部门要依法加强食品生产经营行业食品安全监管，卫生计生部门要组织做好食品安全风险监测。各区教育、市场监管、卫生计生部门按职责分工加强对学校及托幼机构饮食和饮水卫生的管理、监督与指导,加强甲型肝炎及戊型肝炎等肠道传染病监测，及早发现传染源并进行处置。市容园林、卫生计生等部门要健全城乡生活垃圾和污水处理设施，加快推进城乡环境卫生基础设施建设和城乡环境卫生综合整治,全面推进农村无害化卫生厕所改造,完善卫生厕所建、用、管并重的长效管理制度。环保、水务、卫生计生等部门要加强饮用水卫生监测、管理、监督和评价工作,加快推进农村饮水安全工程建设,建立城乡饮用水安全运行、维护管理体系,提升城乡饮用水安全保障水平。

(5)加强传播病毒性肝炎重点人群防控。持续开展医疗机构性病门诊、住宿类公共场所等重点公共场所和性传播高风险人群安全套推广使用工作,开展检测咨询及健康教育等综合干预。卫生计生、公安、市场监管等部门要进一步扩大戒毒药物维持治疗工作覆盖面,提升工作质量。卫生计生部门要依法加强对宾馆、美容美发店等公共场所的监管，督促经营者落实从业人员健康检查和顾客用品用具卫生管理。各区要督促加强文身、文眉、修脚等行业使用的文身(眉)针具、修脚工具和用品卫生消毒管理。

(三)提高监测报告质量,及早及时处置聚集性疫情

各级医疗机构要按照病毒性肝炎诊断标准进行疾病分类诊断,按照《中华人民共和国传染病防治法》要求报告传染病疫情,对疑似暴发或聚集性疫情,应当及时向当地疾病预防控制机构报告。疾病预防控制机构要密切关注疫情监测系统和当地舆情动态,建立完善病毒性肝炎暴发或聚集性疫情预警机制,制定预案,及时核实疑似暴发或聚集性疫情,做到早发现、早报告、早处置。确定发生暴发或聚集性疫情后,要依法组织力量,按照预防、控制预案进行防治,开展流行病学调查、疫情处置、治疗救助、宣传教育和风险沟通等工作。

各级疾病预防控制机构要加强对医疗卫生机构病例报告的技术指导,定期开展数据质量核查并通报结果。建立信息共享机制,有效利用现有传染病疫情网络报告系统、哨点监测系统、死因监测系统、免疫规划信息系统、艾滋病综合防治信息系统和免疫规划效果评价等流行病学专题调查资源,定期分析疫情数据,适时开展我市乙肝血清流行病学调查工作,及时掌握、研判本地病毒性肝炎疫情现状、危险因素及流行趋势。进一步完善以医院为基础的哨点监

测系统,动态了解一般人群病毒性肝炎发病、死亡及相关危险因素基本情况。

(四)完善检测策略,提高检测能力,加强传染源发现

市疾病预防控制中心要根据本市病毒性肝炎流行情况、医疗卫生机构服务能力等实际情况,制订完善检测策略,明确重点检测对象,稳步扩大检测覆盖面。区级疾病预防控制机构要结合辖区实际,深化落实检测策略。医疗机构要落实手术、住院、血液透析、侵入性诊疗等患者的乙型肝炎和丙型肝炎检查规定,为易感染人群和肝脏生化检测不明原因异常者提供检查服务。医疗卫生机构和体检机构可在体检人员知情同意的前提下,将乙型肝炎、丙型肝炎检测纳入健康体检范畴。对检查发现的阳性者要提供必要的确诊及抗病毒治疗等有关服务,不具备条件的要及时转诊。

各区人民政府,卫生计生等部门要结合我市对区级疾病预防控制机构能力建设有关要求,进一步加强区级疾病预防控制机构基础设施建设,优化实验室布局,提升实验检测能力。区级及以上医疗卫生机构应具备病毒性肝炎相关抗原、抗体检测能力,确保全市以区为单位可开展病毒性肝炎确诊检测工作。卫生计生部门要强化实验室能力建设和实验室质量控制,定期组织开展实验室检测质量评估,指导和规范病毒性肝炎实验室检测工作,提高实验室检测水平,保证检测质量。

(五)规范治疗管理,提高治疗效果

卫生计生部门要根据医药科学技术发展,按照循证医学原则制定、调整病毒性肝炎临床诊断和治疗路径,及时将疗效确切的抗病毒治疗新药纳入。医疗机构要加强病毒性肝炎的规范化诊疗,根据患者病毒性肝炎类型、临床阶段严格掌握治疗适应证,科学规范

使用抗病毒药物,加强病情和药物不良反应监测,优先推动疾病进展快、纤维化程度高及病情严重的慢性病毒性肝炎患者的抗病毒治疗,持续扩大抗病毒治疗覆盖面。积极推进丙型肝炎抗病毒治疗工作,稳步提升抗病毒治疗率和治愈率。要加强患者管理和依从性教育,为患者及家属规范提供健康咨询和健康教育服务,指导患者避免酗酒、吸烟、过度不合理用药等可加重肝脏损害的行为,减少肝硬化和肝癌及相关死亡的发生,提高患者生存质量。要根据本地实际,探索慢性病毒性肝炎的分级诊疗服务模式,依托全民健康信息化建设,通过建立健康档案、家庭医生签约、双向转诊等形式为慢性病毒性肝炎患者提供治疗、护理、康复等综合服务。要充分发挥中医药优势,进一步完善中医临床诊疗方案,加强中西医结合诊疗工作,提高病毒性肝炎的治疗效果。结合中医药优势和健康管理,以慢性病毒性肝炎管理为重点,探索开展中医特色健康管理,提升患者治疗效果和生活质量。

(六)做好药品供应,提高医疗保障水平

发展改革、工业和信息化、卫生计生、市场监管、人力资源和社会保障、中医药等部门要与知识产权等部门密切合作,按职责分工共同推进病毒性肝炎药品供应保障。对于疗效显著、临床亟须的抗病毒药物,市场监管等部门要及时纳入药品优先审评审批通道,加快新药注册审批。工业和信息化部门要督促企业及时组织生产,保障药品供应。各有关部门要密切协作,通过集中采购、药品价格谈判、医保药品目录准入、短缺药品和仿制药物供应保障等多种方式,在保障企业合理利润的基础上,切实降低药品价格,推动完善病毒性肝炎药品集中采购机制,保证药品可及。严重影响病毒性肝炎防治、威胁公共健康时,依法实施药品专利强制许可。

卫生计生部门要逐步将更多符合遴选原则的病毒性肝炎药品纳入基本药物目录。人力资源和社会保障、卫生计生、财政部门要认真落实社会保障政策，确保病毒性肝炎患者的基本医疗保障权益。要加强城乡居民大病保险和医疗救助与其他医疗保障制度的有效衔接，切实减轻贫困病毒性肝炎患者的医疗负担。

（七）落实依法行政，加大监督检查力度

卫生计生部门要严格按照《中华人民共和国传染病防治法》《医疗机构管理条例》《献血法》等法律法规要求，组织卫生计生监督机构对各级各类医疗卫生机构医院感染控制、传染病疫情报告、血站/单采血浆站工作人员相关资质及消毒隔离制度等执行情况开展监督检查，重点加大问题单位的监督检查力度和频度，对检查发现的问题依法查处并督促整改。同时，卫生计生部门要会同公安等部门坚决打击非法行医等违法违规行为。

（八）加强宣传教育，努力消除社会歧视

卫生计生、公安和教育等部门要与新闻出版广电、文明办、网信等部门密切配合，充分发挥广播、电视、报刊等传统媒体和互联网、社交媒体公众号等新媒体作用，利用“世界肝炎日”“全国儿童预防接种日”“世界艾滋病日”“国际禁毒日”“全国爱国卫生月”等重要时点，针对大众人群、重点人群、患者等不同人群组织开展宣传教育活动。针对大众人群，广泛宣传病毒性肝炎可防可治等核心信息，普及防治知识，提高自我保护能力，减少对病毒性肝炎的恐惧和对患者的歧视。针对病毒性肝炎重点人群，要根据人群特点以免疫接种、疾病危险因素、减少危险行为、消除歧视和定期检测为宣传重点，减少新发感染。教育、卫生计生部门要将病毒性肝炎校园宣传教育与艾滋病、结核病相结合，开展肝炎知识课堂及讲座。

针对患者,要以早诊早治、科学规范治疗为宣传重点,提高治疗依从性和治疗效果,延缓疾病进展。

卫生计生部门要强化首诊负责制,做好接诊、必要的转诊及相关工作。人力资源和社会保障、教育、卫生计生部门要严格执行《关于进一步规范入学和就业体检项目维护乙肝表面抗原携带者入学和就业权利的通知》要求,不得在就业和入学体检时开展乙型肝炎项目检测。各级各类教育机构不得以学生携带乙型肝炎病毒表面抗原为理由拒绝招收或要求退学。除卫生计生委核准并予以公布的特殊职业和特警职位外，用人单位不得以劳动者携带乙型肝炎病毒表面抗原为由拒绝招(聘)用。各部门、各单位要依法加强对病毒性肝炎感染者的隐私保护,疾病预防控制机构、医疗机构不得泄露涉及个人隐私的有关信息、资料。有关检测乙型肝炎项目的检测体检报告应密封,由受检者自行拆阅,任何单位和个人不得擅自拆阅他人的体检报告。要加强对病毒性肝炎感染者的爱心帮扶和情感支持,形成全社会共同防治病毒性肝炎的良好氛围,努力消除歧视。

四、保障措施

(1)加强组织领导,完善工作机制。充分发挥市、区重点疾病预防控制和免疫规划工作领导小组作用,强化部门合作,有关部门切实落实工作职责,形成齐抓共管的工作局面。卫生计生部门要科学评估本辖区病毒性肝炎流行状况,制订防治工作计划,建立和完善相关政策措施,健全工作机制,明确疾病预防控制机构、健康教育机构、医疗机构、基层医疗卫生机构、妇幼机构、血站和卫生计生监督机构等医疗卫生机构的工作职责,落实工作任务。动员和支持企业、基金会、协会、有关组织和志愿者开展病毒性肝炎防治工作,多渠道筹资,发动社会力量广泛参与。各级财政部门要根据病毒性肝炎防治工作需要，合理安排防治经费，进一步加强资金整合，提高资金使用效益，保障防控措施的落实。

（2）加强队伍建设，提高防治能力。卫生计生部门要结合深化医药卫生体制改革，加强医疗卫生机构基础设施建设和能力建设，逐步提升感染控制、疫情监测、预防、诊断治疗等技术水平，提高服务能力和监督执法能力。要根据防治工作需要建立病毒性肝炎专业防治队伍，配齐配强专业人员，加强各级医疗卫生机构医护人员的专业技术培训，提高专业人员技术能力。定期对相关医务人员进行病毒性肝炎检测，提高防护意识，加强职业暴露防护。

（3）加强科研和国际合作，提高防治水平。科技、卫生等部门按照科技计划管理改革的要求，推荐我市优秀项目申报国家"艾滋病和病毒性肝炎等重大传染病防治""重大新药创制"科技重大专项，强化对基础研究和原创性研究的支持，注重基础性数据调查，开展快速检测与早诊技术及试剂研发、新型预防与治疗技术方案及策略研究、创新药及首仿药研发等。重点支持乙型肝炎及相关肝癌治疗新方案研究，开展乙型肝炎相关肝癌预警和早诊试剂研发，加快具有自主知识产权的抗病毒治疗药物研发，加强专利已经或即将到期药物的仿制。强化研发链、产业链有机融合，加快科技成果转移转化和推广应用，不断完善相关国家政策。中医药等部门要以中医临床实践为基础，加强对病毒性肝炎的中医药防治研究。

五、督导与评估

市卫生计生委负责制定本防治规划的督导与评估框架，组织市相关部门开展督导检查，在2020年末组织或委托第三方开展评估工作。各区、各有关部门要根据职责，制订计划，开展督导检查，注重防治效果的评估，并将结果报市卫生计生委。

第三章
丙型病毒性肝炎

一、病原学

(一)病原体

丙型肝炎病毒(HCV)病毒体呈球形,直径<80nm,为单股丙肝病毒正链RNA病毒,在核衣壳外包绕着含脂质的囊膜,囊膜上有刺突。HCV仅有Huh7,Huh7.5,Huh7.5.1三种体外细胞培养系统,黑猩猩可感染HCV,但症状较轻。HCV RNA大约有9500~10 000bp组成,5′和3′非编码区(NCR)分别有319~341bp和27~55bp,含有几个顺向和反向重复序列,可能与基因复制有关。在5′非编码区下游紧接一开放的阅读框(ORF),可编码一个多聚蛋白前体,该蛋白前体由宿主和病毒的信号肽酶剪接成3个结构蛋白(核心蛋白、E1、E2)和7个非结构蛋白(NS1、NS2、NS3、NS4A、NS4B、NS5A、NS5B),NS2和NS3具有蛋白酶活性,参与病毒多聚蛋白前体的切割。此外,NS3蛋白还具有螺旋酶活性,参与解旋HCV RNA分子,以协助RNA复制,NS4的功能尚不清楚。NS5A是一种磷酸蛋白,可以与多种宿主细胞蛋白相互作用,对于病毒的复制起重要作用。而NS5B则具有RNA依赖的RNA聚合酶活性,参与HCV基因组复制。

丙型肝炎(Hepatitis C,简称丙肝)的发病机制仍未十分清楚。HCV在肝细胞内复制引起肝细胞结构和功能改变或干扰肝细胞蛋白合成,可造成肝细胞变性坏死,表明HCV直接损害肝脏,一定程度上导致发病。丙肝与乙肝一样,其组织浸润细胞以$CD3^+$为主,细胞毒性T细胞特异攻击HCV感染的靶细胞,可引起肝细胞损伤。HCV感染人体后易发生慢性化,不易为人体的免疫系统清除。迄今为止,由于缺少适当的动物模型,还不能确切地阐明不同的感染结局与不同的细胞应答之间是否有关联。但不能否认的是,细胞免疫和体液免疫应答在HCV感染中起着同样重要作用。

(二)传染源

丙肝的传染源主要为急性、慢性患者，因为丙肝发病的隐匿性,使得无症状丙肝患者作为传染源的意义更为重要。

(三)传播途径

1.血液传播

血液传播是丙肝病毒最主要的传播方式。

(1)输血和血液制品。输入含HCV的血液或血液制品均有被感染的风险。我国自1993年对献血人员筛查抗HCV后,该途径得到了有效控制,但由于抗HCV检测试剂的质量不稳定、少数感染者不产生抗HCV以及窗口期的存在,因此无法完全筛除HCV RNA阳性者,大量输血和血液透析仍有可能感染HCV。20世纪80年代末,我国由于对献血人员的要求不高,出现一大批由于献血人员的感染而导致了大批受血患者感染HCV,直到21世纪初实施无偿献血后,因无偿义务献血者绝大多数是正常人,抗HCV阳性率很低,使输血后丙肝的发病率大幅度下降。

(2)经破损的皮肤和黏膜传播。使用被HCV污染的非一次性注射器和针头、未经严格消毒的牙科器械、内镜、侵袭性操作和针刺等,是目前经血传播最主要的传播方式。在某些地区因静脉注射毒品导致HCV传播占60%~90%。一切可能导致皮肤破损和血液暴露的传统医疗方法也与HCV传播有关,共用剃须刀、共用牙刷、文身、穿耳环孔等也是HCV潜在的经血液传播方式。西方国家的丙肝传播途径以注射毒品为主，尤其是年轻的丙肝患者。

2.性传播

丙肝病毒存在于患者的阴道分泌物、精液、唾液中，与HCV感染者性交及有多性伴者感染HCV的危险性较高，同时伴有其他性传播疾病者，特别是感染HIV者，感染HCV的危险性更高。

3.母婴传播

抗HCV阳性的母亲将HCV传播给新生儿的危险性约为2%。若母亲在分娩时HCV RNA阳性，则传播的危险性可高达4%~7%；合并HIV感染时，传播的危险性增至20%。HCV高载量可增加传播的危险性。

4.医源性传播

使用被丙肝病毒感染的注射器，医疗器械等都会很容易感染丙肝病毒。

下列行为不传播HCV：

礼节性接吻、拥抱、打喷嚏、咳嗽、共用餐具和水杯，共用劳动工具、办公用品、钱币、同处公共场所，无皮肤破损及其他无血液暴露的接触一般不传播HCV。

（四）潜伏期和临床表现

1.潜伏期

本病潜伏期约为2~26周，平均7.4周。据荒川泰行等报道，70例输血后非甲非乙型肝炎患者的潜伏期平均为43天（8~150天），其中<30天占42.8%，31~60天占35.7%，61~90天占12.8%，>90天占8.5%。我国学者报道丙肝的潜伏期平均40天(3~16周)。在河北固安县的 HCV 暴发流行中,7 例单采浆 HCV 患者的潜伏期为 35~82 天,平均 53.9±16.5 天。

潜伏期短的患者,常伴有黄疸,病情较重;潜伏期长的患者多无黄疸,病情较轻,常在肝功能检查时被意外发现。输入浓缩的凝血因子而感染 HCV 的患者,潜伏期较短。散发性丙肝(SHC)的潜伏期一般难以确定,有报道家庭内传播的潜伏期约为 12 周。抗 HCV 阳性及阴性患者潜伏期未见显著差异。

输血后丙肝发展为肝硬化的平均时间约为 7~36 年,一些慢性无症状感染者也可直接发展为肝癌。10~30 年内有 20%~30% 慢性丙肝患者发展为肝硬化或肝细胞癌。在意大利,慢性丙肝患者发展为肝硬化的概率为每年 8%。年龄大于 40 岁以上患者,发生肝硬化的危险性更大,发展到肝细胞癌的时间也较短。HBV 相关肝硬化男女比例为 5.7:1,而 HCV 则为 1.5:1,可见女性丙肝患者比乙肝患者更易发生肝硬化。

2.临床表现

HCV 侵入人体后的感染过程,依患者的年龄、免疫状态以及感染方式而表现不同,其临床表现和病程发展过程亦不同。一种是急性暂时性感染,HCV 被机体免疫反应所清除,在临床上呈急性肝炎,或病变轻微而呈亚临床表现。另一类为慢性持续性感染,HCV 可在机体内持续数年,甚至数十年。相较于乙肝病毒感染,多数 HCV 感染者无明显临床症状, 因此,HCV 感染后更易演变为慢性持续性感染,而慢性肝炎易发展为肝炎后肝硬化,部分演变为原发性肝癌。

急性丙肝(AHC)指急性发病,出现丙肝的症状及体征,病程短于半年。AHC 临床表现与 AHB 无显著差异,但 AHC 的症状往往较轻,起病相对缓慢,以轻度全身乏力、食欲不振为主要表现,而无典型的畏寒、发热、厌食等前驱症状,黄疸少见,重症肝炎及淤胆型肝炎罕见。大部分患者无明显症状和体征，只有1/4为临床型，部分患者有乏力、食欲减退、恶心、腹胀和右季肋部不适或疼痛。部分急性丙肝患者可有轻度肝、脾大，少数可伴低热或出现黄疸，部分可有关节疼痛等肝外表现。

婴幼儿丙肝的起病急，发热、呕吐、腹痛常见，黄疸的发生率高、黄疸前期短、程度深，肝、脾大较常见，可并发呼吸道感染，但病程较短，恢复快，预后较好。刘健等报道的37例输血后患儿多为隐性起病，潜伏期平均7.2周，临床表现主要以食饮缺乏、恶心、呕吐、腹泻、腹部不适等为主，轻度黄疸占多数，而中至重度黄疸少见，ALT平均为148U/L，总胆红素为51.3μmol/L（正常为17.1μmol/L），抗HCV-IgM、IgG的阳性率分别为70.2%及29.7%，HCV/HBV混合感染率为8.1%。大部分患儿治疗后病情稳定，但HCV/HBV混合感染病情复杂，出现低蛋白血症，并可呈重症化。

慢性丙肝（CHC）症状较轻，表现为肝炎常见症状，会出现厌油、尿黄、肝区不适、睡眠不佳、乏力、头晕、食欲有所减退、肝稍大、有轻触痛等症状，有些还会有轻度脾大的情况。也可以无任何自觉症状。部分患者还会有蜘蛛痣、肝掌、毛细血管扩张等表现，化验ALT反复波动，HCV RNA持续阳性。有1/3的慢性HCV感染者肝功能一直正常，抗HCV和HCV RNA持续阳性，若是丙肝后期，有可能出现黄疸、脾大、腹腔积液、食管静脉曲张及肝性脑病等，肝活检可见慢性肝炎表现，甚至可发现肝硬化。

代偿期肝硬化多由慢性丙肝逐渐发展而来。常见的症状包括厌食、腹胀、乏力、消瘦等，部分患者有腹泻、肝区疼痛、出血等症状。患者多呈肝病面容，面部毛细血管扩张，个别患者有蜘蛛痣、肝掌等体征。早期患者肝大，后期则缩小；无肝脏炎症时无压痛，肝边缘锐；有炎症时则有压痛，边缘钝。患者多有脾大并伴脾功能亢进。有些男性患者出现乳房发育、睾丸萎缩、阳痿、性欲减退,女性患者出现月经紊乱、闭经、不孕等内分泌功能紊乱。少数患者可无任何症状。

失代偿肝硬化由代偿肝硬化发展而来,主要的临床表现包括:黄疸、上消化道出血、腹腔积液、肝性脑病、肝肾综合征、继发感染等。

二、实验室检测及标志物解读

(一)肝功能指标

由于肝脏功能多样,所以肝功能检查方法很多。与肝功能有关蛋白质检查有血清总蛋白、白蛋白与球蛋白之比、血清浊度和絮状试验及甲胎蛋白检查等;与肝病有关的血清酶类有谷丙转氨酶、谷草转氨酶、碱性磷酸酶及乳酸脱氢酶等;与生物转化及排泄有关的试验有磺溴酞钠滞留试验等;与胆色素代谢有关的试验,如胆红素定量及尿三胆试验等。肝功能检查是诊断肝胆系统疾病的一种辅助手段,如果要对疾病做出正确诊断,还必须结合患者病史、体格检查及影像学检查等,进行全面综合分析。另外需要指出的是,肝功能检查的项目有很多,但是并不是每一个检查项目都需要做,通常医生会结合患者病史和症状选择一组或其中几项检查。

具体指标解读请参考本书甲型病毒性肝炎相关内容。

(二)免疫指标

1.抗 HCV

(1)指标意义。抗 HCV 是由于人体免疫细胞对丙肝病毒感染所做出的反应而产生的。丙肝抗体不是保护性抗体,这种抗体并不具有中和或者消除入侵病毒的作用, 这是和乙肝不同的地方。因此,抗 HCV 阳性只是代表患者曾经感染过或正在感染丙肝,并不表示不会再得丙肝。但抗 HCV 有一定假阳性率,出现假阳性不代表是慢性或急性丙肝患者,主要是多种纤维蛋白原对试剂的影响所造成的。如果抗 HCV 阳性同时 HCV RNA 阳性则表示为丙肝现症患者。患者在急性感染后第二周开始,可检出抗 HCV。少部分病例感染 3 个月后才检测到。

在治疗过程中,抗 HCV 阴转与否不能作为抗病毒疗效的考核指标。在一些血液透析、免疫功能缺陷和自身免疫性疾病患者可出现抗 HCV 假阳性,因此 HCV RNA 检测有助于确诊这些患者是否合并感染 HCV。围生期获得性 HCV 感染必须在大于 18 月龄后检测到抗 HCV 才可诊断。此外,不同地区人群(甚至同一地区不同民族)HCV 感染者的抗 HCV 免疫反应性不同,其对抗 HCV 检测的灵敏性和特异性都会造成一定的影响。当感染肝组织中 HCV RNA 表达量较低时,HCV 特异性分子序列检测存在一定限制,除进行血清学抗 HCV、HCV RNA 定量检测外,通过肝活检检测肝组织内 HCV Ag 的表达可准确进行病原定位和病毒定量。

(2)指标检测。抗 HCV 检测分为筛查试验(酶联免疫吸附试验、化学发光试验、胶体金法快速试验、免疫荧光试验)和补充试验(免疫印迹试验)。

2.HCV 抗原(HCV Ag)

(1)指标意义。由于丙肝病毒体外细胞培养不成功,所以,国内外都是利用基因重组技术表达 HCV Ag,研究 HCV Ag 有两个重要价值,第一开发丙肝疫苗,用于预防丙肝,这方面研究很多,但尚未成功;第二用于丙肝诊断试剂盒的生产,这方面已取得相当大的进展。

丙肝抗体诊断试剂已发展到第四代，所用的丙肝抗原有 HCV Core、NS3、NS4、NS5，其中 NS3 最重要，Core 次之。丙肝诊断试剂质量还需要提高，提高丙肝试剂检测的准确性对于血源安全和正确诊断丙肝都有重要意义。我国是肝炎大国，研究适合我国应用的丙肝抗原，生产更好的丙肝抗体诊断试剂盒具有重大意义。

随着技术的发展，利用重组 HCV Ag 开发的抗 HCV 抗体检测技术，其检测的特异性有所提高。但是，在 HCV 感染后至抗 HCV 抗体产生之前还有一段约 40~70 天的较长时期，称为感染后血清阳转前的窗口期。如果仅仅检测抗 HCV 抗体就会漏检，不能实现丙肝的早期诊断，同时给临床输血带来潜在威胁。HCV Ag 作为 HCV 感染者体内出现的早期感染的标志，几乎与 HCV RNA 同时出现。对 HCV Ag 的检测可以通过双抗体夹心法实现，与HCV RNA 相比，检测成本低，速度快。目前发展的第四代试剂盒，可以实现抗原抗体的联合检测，使检测的特异性和灵敏度大大提高。目前市场上主流的抗原抗体联合检测试剂盒均为国外进口，国内产品受原料的限制，发展缓慢。

(2)指标检测。HCV Ag 检测目的之一是作为 HCV 血清阳转前的早期急性丙肝辅助诊断，尤其有助于 HCV 感染窗口期、抗 HCV 检测结果不确定患者或 HCV 阳性母亲所生婴儿是否罹患丙肝的辅助诊断。其二，免疫受损或先天性免疫缺陷群体如 HIV 感染者、长期透析的肾病患者、器官移植患者或先天性免疫功能缺陷患者等 HCV 感染的筛查。第三，用于抗 HCV 阳性感染者的病毒血症分析。第四，可以作为 HCV 感染者治疗前后病毒血症追踪分析。在缺乏 HCV RNA 检测条件时，亦可考虑进行 HCV 核心抗原的检测，用于慢性 HCV 感染者的实验室诊断。

3.HCV RNA

(1) 指标意义。HCV RNA 是 HCV 的遗传物质，是表示体内 HCV 含量的直接指标。HCV RNA 载量可提示体内病毒复制的能力，在 HCV 感染和致病机制中有重要的地位。

(2)检测。对抗 HCV 筛查阳性的感染者，需要通过 HCV RNA 定性试验确证，大约 1/3 无症状的 HCV 感染者在急性期因抗 HCV 阴性而漏诊。研究表明，在临床怀疑为 HCV 感染而进行检测的标本中，即使抗 HCV 阴性也有 25%~30%HCV RNA 阳性；一些透析或合并HIV 感染的患者可能出现 HCV RNA 阳性但抗 HCV 阴性，在检测HCV RNA 阳性标本中只有 54%~63%抗 HCV 阳性。

HCV RNA 检测包括定性和定量检测。目前，HCV RNA 检测主要依赖 PCR 技术，包括定性 PCR 和定量 PCR 检测，在我国临床实验室以 TaqMan 荧光定量 PCR 占主导地位；也有其他不同于 PCR 技术的性能优良的核酸检测技术，如分支 DNA 技术和转录介导的扩增技术(TMA)等与 PCR 并行存在。HCV RNA 定量检测主要作为抗病毒治疗疗效的判断指标。HCV RNA 定量检测应当采用基于 PCR 扩增、灵敏度和精确度高并且线性范围广的方法，其检测结果采用 IU/mL 表示。HCV RNA 定量检测适用于 HCV 现症感染的确认、抗病毒治疗前基线病毒载量分析，以及抗病毒治疗过程中及治疗结束后的应答评估。

4.组合感染指标临床意义

抗 HCV 和 HCV RNA 检测结果的不同组合具有不同的临床意义，见表 3-1。

表 3-1 HCV 检测结果的解释

抗 HCV	HCV RNA	意义
+	+	HCV 现症感染
+	−	HCV 自发或治疗后清除;或急性丙型肝炎低病毒血症期
−	+	急性 HCV 感染早期或慢性 HCV 感染
−	−	无 HCV 感染

5.HCV 基因分型意义及检测

HCV 存在多个基因分型系统，包括 Simmonds 命名系统、Okamoto 命名系统、Cha 命名系统和 Kanazawa 命名系统等，其中 1993 年 Simmonds 等提出的分型方法即 Simmonds 系统是目前普遍接受的一种 HCV 基因型分类方法。HCV 基因型和亚型的分类基础是核苷酸序列差别,按照 Simmonds 命名系统,每种基因型的氨基酸顺序差异为 30%左右,同一基因型不同的基因亚型之间核苷酸同源性为 75%~86%(平均 80%)。HCV 包含至少 6 种主要的基因型和大量的基因亚型。按照国际通行的方法,以阿拉伯数字表示 HCV 基因型，以小写的英文字母表示基因亚型（如 1a、2b 等)。基因型的分布存在地区差异。基因 1 型呈全球性分布,占所有 HCV 感染的70%以上。1a 型多见于美国，在欧洲和日本以 1b 型为主，中东地区以4 型常见，在我国最主要的基因型为 1b(66%),其次为 2a(14%),还有其他较少见的型别,如西南地区的 3 型和广东、香港、澳门等地区的 6 型等。基因型的意义在于其与抗病毒治疗效果的相关性十分密切，有助于判定治疗的难易程度及制定抗病毒治疗的个体化方案。目前大部分的研究集中在基因型1、2、3 上，而对于基因型 4、5 和 6 感染的患者治疗的报道资料却较少。传统的 HCV 血清学分型与分子生物学分型相比,只有 62.1%的符合率。现阶段检测 HCV 基因型的分子生物学方法有限性片段长度多态性、测序法及反向线性探针杂交法等，目前商品化试剂盒所用的方法主要是后两种。

不同基因型对抗病毒治疗的应答不同，采取的治疗方案也不同，对 RNA 定量结果也有一定的影响。基因型的测定有助于决定抗病毒治疗和药物剂量。

三、自然史及流行现状

（一）自然史

急性丙肝约有 85%可演变为慢性肝炎，出现持续异常的血清酶及病毒血症。由于急性和慢性病例均可表现为无症状，且慢性病例的病程相当长，因此要准确判断肝病发展到有症状或晚期，特别是肝硬化、肝癌的比例是很困难的。所以，确切的 HCV 感染后的自然史是很难评估的。急性感染后的演变主要依赖动物实验或者对输血后丙肝患者的前瞻性研究；慢性感染自然史则依赖于前瞻性研究和回顾性研究。

1.急性 HCV 感染

在来自美国和欧洲的五个与输血有关的非甲非乙型肝炎调查中，通过平均随访 8~14 年，发现 HCV 感染占优势，约 10%出现临床症状，8%~24%经组织学确认为肝硬化。其中的两个研究中肝癌的检出率分别是 0.7%和 1.3%，肝病死亡率为 1.6%和 6.0%。尽管他们的随访期较短，且缺乏对照病例，但结果提示在肝病早期出现有症状及肝病恶化死亡的比例是较低的。

HCV 通过各种途径侵入人体后，在肝细胞内增殖，造成肝细胞变性坏死和肝脏炎症,其潜伏期为2~26周,平均7周。急性感染后病情可能很重,但发展为暴发型肝炎的比例不高(<1%)。临床症状不常见且多较轻,可以有疲乏、虚弱、厌食和黄疸等。人体暴露于HCV后1~3周内及症状初现时均可从血液中检测到HCV RNA。患者在发病初期抗HCV的阳性率只有50%~70%,接近30%的病例在症状发生后实验检测抗HCV仍然是阴性,所以导致抗HCV检测在诊断急性HCV感染时变得并不可信。但是几乎所有的病例在最终都会产生抗HCV,然而在免疫缺陷的患者中可能检测不到或滴度很低。感染后的3个月中超过90%的病例都会检测到抗HCV,平均4~12周内出现肝细胞损害,表现为血清ALT升高等。HCV急性感染病例中,只有大约15%为自限性,在感染后数周症状逐渐消失,ALT水平逐渐恢复正常,但抗HCV可持续数年阳性,约54%~86%的急性感染者会进展至慢性感染。

在美国,急性丙肝的发病率在20世纪80年代中期为18万例/年(发病顶峰),但是到1995年发病病例数下降到3万例/年。急性丙肝的发病率显著下降是在1990年,主要是因为使用一次性针头和对HIV高危行为的意识的增强。急性丙肝很少被诊断,因为大多数的急性感染病例都是没有症状的。根据采供血及输血机构的数据显示,急性HCV感染70%~80%都是没有症状的。大约有20%~30%的成人感染HCV的急性病例会呈现不同的临床症状,症状产生一般发生在暴露后3~12周,主要包括不适、虚弱无力、食欲减退及黄疸。ALT水平通常在暴露2~8周后达到正常值上限的10倍以上。暴露1~2周后可以在血清中检出HCV RNA。HCV RNA的水平在开始的头几周会迅速提高,高峰一般在10^5~10^7IU/mL,一般发生在出现症状及转氨酶达到高峰之前。在自限性急性丙肝中,症状可以持续几周,随着ALT和HCV RNA水平的下降逐渐平息。对我国26例急性感染者的前瞻性研究表明,ALT异常最早出现于第21天,最迟出现于第73天,平均于第42天出现异常。累计ALT平均异常时间约为34.4个月(5~70个月)。ALT异常的表现形式有短期异常后转为持续长时间正常、维持较长时间异常和波浪式反复异常三种模式。急性丙肝病毒感染发病可能会很严重,但是发生暴发性肝衰竭的还是比较少见。

2.慢性丙肝

慢性丙肝为在急性感染后血清HCV RNA持续存在至少超过6个月的病例。HCV感染自限的仅为15%~25%之间(ALT恢复到正常,HCV RNA未检出)。大约75%~85%的感染病例在6个月后未能清除病毒,成为慢性丙肝病例。发展成慢性丙肝受多种因素影响,如性别、民族以及在急性感染时发生黄疸等。丙肝慢性化的原因还不十分清楚,但与HCV的准种数多有关。准种现象是RNA病毒的一个共同特点,如果宿主针对某一HCV优势株产生了中和抗体,那么其他类型的准种则因免疫反应性的不同而不能与中和抗体结合,从而逃避宿主的免疫攻击,并大量复制成为体内的优势株。据报道,在一个患者体内可以同时克隆出20多种HCV准种。在HCV感染的前16周,HCV基因组上出现的非同义核苷酸替换数量可以预测疾病转归(慢性化与否)。在大多数患者体内有抗HCV中和抗体,该抗体对病毒的免疫压力促成了病毒准种出现,形成更为复杂的病毒群体,并逃避机体免疫系统的攻击,导致感染慢性化。此外,HCV对宿主的免疫系统也有很大的影响,可以导致机体的体液免疫和细胞免疫系统不能有效攻击病毒,这是HCV感染慢性化的另一重要原因。HCV导致肝细胞损伤的机制还不十分清楚，但与乙肝病毒的损伤机制有所不同。一般认为，HCV 导致的肝细胞损伤机制是多方面的，包括病毒对肝细胞的直接损伤、细胞介导的细胞毒作用、细胞因子效应、凋亡等机制。HCV 导致肝细胞脂肪变性已经被确认为是其核心抗原直接作用的结果。

慢性丙肝发展为肝硬化和肝癌的比例较高，据日本和美国对输血后丙肝患者随访 10~29 年，发现 35.1%~51.0%的患者发展为肝硬化，10.6%~23.4%发展为肝癌，死于肝病的占 15.3%。慢性丙肝的重要临床特点之一是感染后症状轻，进展速度慢，肝功能指标多为正常或轻度异常，不易被患者或医生发现，因而在社会上形成了一个庞大的、隐匿的、未被诊断的慢性丙肝人群，也形成了一个极具危险性的隐匿的传染源，在丙肝的传播中起着十分重要的作用。

3.肝硬化

慢性 HCV 感染最严重的后果是进展到肝纤维化，并发展为肝硬化，终末期肝病和肝细胞癌。从慢性感染进展到肝硬化是一个相当长的过程，这个过程所需要的时间跨度很大，从 7.5~50 年不等；在进展至肝硬化前常死于其他并发症。一旦病情进展至肝硬化，由于门脉高压和肝功能失代偿，常出现一些并发症，主要有腹腔积液、肝性脑病、消化道出血等，甚至可能并发肝癌。在 HCV 感染引起的代偿性肝硬化患者中，3 年、5 年和 10 年的累积生存率分别为 96%、91%和 79%，而一旦出现了上述并发症，其累积生存率则分别降至60%、50%和 30%。

肝硬化可并发肝癌。HCV 相关肝细胞癌发生率在感染 30 年后平均为 1%~3%，主要见于肝硬化和进展性肝纤维化患者，一旦发展成为肝硬化，肝癌的年发生率约为 1%~7%。不论是否发生肝硬化、肝癌，感染者的生活质量都有所下降。在欧洲南部和日本，50%~

75%的肝癌与HCV感染有关。HCV本身并无直接致癌作用,也不能整合入宿主的染色体DNA,演变为肝癌可能系肝硬化或慢性炎症坏死的后果。肝硬化和肝癌是慢性丙肝的重要死亡原因,其中,失代偿性肝硬化是最主要的原因,一旦发生肝硬化,5年存活率在90%以上,10年的存活率约为80%,如果出现失代偿,5年存活率约为50%,10年的存活率仅为25%。但是,目前对于HCV感染20年后肝硬化并发症发生情况以及自然病程还了解不多。

4.影响HCV感染自然史的因素

影响HCV感染自然史的因素主要包括机体相关的因素、病毒相关因素和其他外界因素。

(1)促进疾病进展的机体相关因素。感染时的年龄、性别、种族、遗传因素、是否合并其他病毒感染、是否合并其他疾病症,感染HCV后的病情,如感染时年龄较高、男性、非裔美国人、合并HBV或HIV感染、同时患有血色病,非酒精性脂肪性肝病,血吸虫病以及B54,DRB*0405,DQB1*0401等人类白细胞抗原表型者,都是促进疾病进展的相关因素。

(2)促进疾病进展的病毒相关因素。可能有病毒载量、基因型和准种,但未形成一致的观点。基因1型HCV感染后对干扰素的应答率较低。

(3)促进感染和疾病进展的外界因素。在影响HCV感染自然史的外界因素中,目前研究较多的有嗜酒(50g/d以上)、吸烟和潜在的肝毒性药物、环境污染所致的有毒物质。其中,吸烟与慢性丙肝进展到肝癌有关。目前关于环境因素如有毒物质、污染物对HCV感染的影响只是一种猜测,尚缺乏足够的证据。

除了上面所提及的促进疾病进展因素以外,糖尿病、肥胖和感染源与不洁输血可能也是促进肝癌发生的因素。因此,在临床上应排除、杜绝以上促进感染和疾病进展的因素,对具有相关促进因素的患者应进行必要的监测,以减少或延缓疾病的进展。

(二)流行现状

世界卫生组织报告称,丙肝病毒感染呈全球性分布,是欧美及日本等国终末期肝病的最主要原因。世界平均丙肝流行率为 3.0%,估计全球约有 1.8 亿 HCV 感染者,每年新发丙肝约 3.5 万例,每年死于因 HCV 感染所致的肝脏并发症的人数大约有 35 万人。

由于社会、经济及文化不同,丙肝病毒感染率在不同国家地区中,其感染率也不同,在发展中国家 HCV 感染率居高,其中非洲地区感染率较高,欧美等国感染率相对较低。美国 1999—2002 年间 HCV 感染率为 1.6%,约 410 万人抗 HCV 阳性,其中 80%存在病毒血症。在美国丙肝是肝病的主要死因,常需进行肝脏移植。有些统计提示在未来 20 年里 HCV 感染将会继续增加。

据报道,英国估计有 50 万丙肝病毒感染者,但只有大约 1/7 的患者被确诊,其中仅 1%~2%的患者接受治疗,而在法国大约 13%的感染者能得到治疗,是英国的 6~12 倍。这些药物对中、重度丙肝的治愈率为 40%~80%,可以较好地阻断 HCV 传播。报告指出,2004 年英国卫生部曾发起了一场名为“正视丙肝”的活动,但此项长达两年多的活动的经费只有 250 万英镑,与性传播疾病的宣传经费 5000 万英镑相比少得可怜。几乎 90%的丙肝患者不知自己已被感染而失去最佳治疗时机,许多患者直到发展为肝病晚期才诊断出感染丙肝病毒。报告估计,这些病毒感染者由于未能得到及时诊治而导致英国卫生部每年不得不花费 1.56 亿英镑用于治疗丙肝及其并发症,预计接下来的30年丙肝治疗费累计将达41亿~80亿英镑。因而此项调查报告要求政府紧急号召公众和医疗机构密切注视丙肝病毒感染动态,避免全国丙肝大暴发,同时要防止公共卫生服务事业出现财政危机。

我国病毒性肝炎的发病人数一直位列传染病之首,既往乙肝引起了社会的广泛关注，而同样拥有极大杀伤力的丙肝则一直得以“偏安一隅”成为我国慢性肝炎患者的“隐形杀手”。1992—1995年，我国病毒性肝炎血清流行病学调查显示，当时我国的HCV感染者已约有3800万人,感染率为3.2%,高于全球感染率的平均水平。自1993年始,我国开始实施对献血人员抗HCV筛查。1995年,我国已开始严格的血源管理。1998年,政府颁布实施《中华人民共和国献血法》,进一步加强了采、供血机构的监管和血源管理,并大力推行一次性注射器使用,在阻断疾病传播方面发挥了重要作用。2006年全国病毒性肝炎血清流行病学调查显示,我国1~59岁人群抗HCV流行率为0.43%,表明在全球范围内属HCV低流行区。由此推算,1992年的一般人群HCV感染者约1400万人,而2006年约560万人。考虑高危人群,如HIV患者、经常输血的患者、男男同性恋者等,以及高发地区的HCV感染者,粗略估计我国目前抗HCV流行率约为1%,即约1000万例HCV感染者。

全国各地抗HCV阳性率有一定差异，以长江为界，北方(0.53%)高于南方(0.29%)。抗HCV阳性率随年龄增长而逐渐上升,1~4岁组为0.09%,50~59岁组升至0.77%。男女间差异无统计学意义。2007—2009年我国不同人群的丙肝血清流行病学调查结果显示:注射毒品人群、既往有偿采供血人群、肾透析人群的HCV

感染率更高;暗娼、男男性行为者、嫖客、性病门诊患者等人群的HCV 感染率也较高; 一般人群的 HCV 感染率明显低于以上高危人群。

HCV 1b 和 2a 基因型在我国较为常见, 其中以 1b 型为主,其次为 2 型和 3 型,未见基因 4 型和 5 型报告,6 型相对较少;在西部和南部地区,基因 1 型比例低于全国平均比例,西部基因 2 型和 3 型比例高于全国平均比例,南部(包括中国香港和澳门地区)和西部地区,基因 3 型和 6 型比例高于全国平均比例。混合基因型少见(约 2.1%),多为基因 1 型混合 2 型。

(三)疾病负担现状

1.我国现状

我国是病毒性肝炎大国,尤以乙肝和丙肝患者人数居多。从20世纪 90 年代开始我国开始实施以预防为主的乙肝免疫预防策略已经初见成效,随着我国新生儿乙肝疫苗接种的普及和推广,中国 5 岁以下儿童慢性乙肝病毒感染率已降至 1%, 我国已从乙肝高流行地区转变为中度流行地区。丙肝是导致严重终末期肝病(肝硬化和肝癌)的重要原因之一,与乙肝相比,丙肝具有更高的慢性化率和肝硬化、肝癌发生率。在临床上丙肝的潜伏期长、症状不明显甚至无症状,绝大部分丙肝患者的病情在悄无声息中进展,最终发展成为严重的肝硬化甚至肝癌,因此丙肝又有“沉默的杀手”之称。此外,丙肝尚无疫苗预防,患者一旦感染丙肝,仅有很少一部分能够自发清除病毒,而潜伏的丙肝患者不仅自身健康风险巨大,同时也是威胁社会公共卫生的隐患。

除了丙肝极高的隐匿性外, 公众对丙肝的低认知度也是妨碍丙肝防治工作的一个重要原因。据中国肝炎防治基金会做过的一项针对大众对丙肝认知的调查显示,41%的一线城市受访居民不知道丙肝,74%的人不知道丙肝是可以治愈的;公众对丙肝的知晓率只有38%,远远低于甲肝(91%)和乙肝(95%)。但事实情况是如果能早期识别和诊断丙肝(肝硬化前),进行规范的抗病毒治疗,丙肝临床治疗有效率则会大大提高。

由于公众对丙肝的认知度低,日常防护意识薄弱,缺乏早期筛查和及时就诊的自觉性,当出现肝硬化或肝癌时再就医不仅错过了最佳治疗期,而且治疗费用昂贵,对于患者和社会都是一个沉重的负担。近期发布的一项有关我国丙肝患者的经济负担的研究结果显示,我国丙肝患者一次住院平均费用为8212.20元,城镇居民和农村居民丙肝患者因病就医一次住院花费占全年收入的比例分别是34.25%和117.70%。因丙肝肝癌住院的患者平均一次治疗费用近15 000元。在比较治疗慢性丙肝,肝硬化及肝癌的费用后,此研究表明丙肝治疗得越晚,并发症越多,因而治疗费用越高,这给患者和国家带来巨大经济负担。

肝硬化和肝癌是乙肝和丙肝致死的最主要原因。全球每年大约70万人因病毒性肝炎死亡,我国占近50%。如果能早期发现丙肝,多数丙肝完全可以治愈,而且随着近几年创新治疗方案的到来及新药的研制成功,治愈率现在可以达到90%以上。因此,规范公众对丙肝的认知,鼓励公众自觉筛查以便能更早的发现丙肝,不仅有利于疾病的治疗,更能节约患者的治疗费用,减轻患者和社会的经济负担。

2.国外概况

国外有关丙肝筛查的经济学评价则开展较为普遍,美国、意大利、英国、日本等国的学者针对一般人群、高危人群(包括献血人员、吸毒人员、监狱服刑人员、孕妇等)进行了丙肝筛查的经济学评价,探讨在目标人群中实施丙肝筛查的是否具有成本-效果。

Gaby Sroczynski 等针对欧洲各国丙肝筛查与不筛查的成本-效果进行了 meta 分析，分析显示进行丙肝筛查和尽早接受抗病毒治疗相比与不进行丙肝筛查和接受标准抗病毒治疗的增量效果为 0.0004~0.066 个获得生命年(LYG),结果显示筛查组相对于不筛查组的增量成本-效果和成本-效益比为 3900~243 700 欧元/LYG 和 18 300~1 151 000 欧元/QALY,最终得出结论:在 HCV 流行率较高的人群中实施丙肝筛查是具有成本效果的，而在流行率较低的人群实行丙肝筛查不具有成本-效果。

JUNICHIRO NAKAMURA 等在日本利用 Markov 模型针对 2003—2006 年间的 99 001 名一般人群和 42 538 名高危人群开展了丙肝筛查和不筛查对比的成本-效果分析。结果显示:在一般人群中,丙肝筛查组的期望寿命为 12.13~17.39 年,不筛查组的期望寿命为 10.89~14.74 年，筛查相对于不筛查的增量成本效果比为 848~4825 美元每增加一个期望寿命;在高危人群中,筛查组的期望寿命为 13.55~17.39 年,不筛查组的期望寿命为 12.02~14.74 年,增量成本效果比为 749~2297 美元每增加一个期望寿命。两组结果均低于可接受限，表明不论是在一般人群还是在高危人群中实施丙肝筛查相对于不实施丙肝筛查都更具有成本-效果。

Mark H. Eckman 等在美国针对无症状且不清楚自已患有 HCV 的人群利用 Markov 状态转移模型分析筛查与不筛查的成本效果，结果为边际成本效果比(mCER)=47 276 美元/QALY,发现筛查的边际成本效果比随着流行率的增加而减少,在 HCV 流行率低于0.84%

时，边际成本效果比高于美国社会的可接受范围（50 000 美元/QALY),所以进行丙肝筛查不具备成本效果;而在 HCV 流行率高于 0.84%的地区和国家,进行丙肝筛查相对于不筛查更具有成本效果。

Matteo Ruggeri 等在全社会角度下针对意大利 35 岁以上的人群利用双臂 Markov 模型分析进行丙肝筛查的成本-效果分析,筛查方法分为两步:第一步进行抗 HCV 检查,阴性结果者未感染,阳性结果者进行第二步 HCV RNA 检查,阴性结果者未感染 HCV,阳性结果者感染 HCV,并假设两次 HCV 的检出率为 100%。结果为在 3%的贴现率下，进行丙肝筛查相对于不筛查的增量成本效果比为 5171 欧元/QALY,低于可接受范围,所以针对 35 岁以上的一般人群进行丙肝筛查具有成本效果。

丙肝的危害性不比乙肝低，但是国人对丙肝的了解却远远不如乙肝,而且丙肝尚无疫苗进行预防。随着社会的发展,越来越多的年轻人追求时尚追求刺激,文身、打耳洞、甚至吸毒,这些行为使得丙肝的发病数在近几年成倍增长，预防控制丙肝的流行迫在眉睫。丙肝筛查能够尽早发现丙肝病情,使患者更早的接受抗病毒治疗,从而降低转化为终末期肝病的风险,为患者和社会减轻负担。

四、诊断

(一)诊断依据

1.流行病学史

曾接受过血液、血液制品或其他人体组织、细胞成分治疗或器官移植;有血液透析史、不安全注射史或其他有创操作史,如手术、腔镜、内镜、穿刺、导管、插管、口腔诊疗、针灸、美容、文身、修脚等;

有既往有偿供血史;有共用针具注射毒品史;职业暴露史;有与他人共用牙刷、剃须刀等日常生活接触史;有与 HCV 感染者无保护的性接触史;出生时其母亲为 HCV 感染者。

2.临床表现

大部分患者无明显症状和体征,部分患者有乏力、食欲减退、恶心、腹胀和右季肋部不适或疼痛。部分急性丙肝患者可有轻度肝、脾大,少数可伴低热或出现黄疸,部分可有关节疼痛等肝外表现。部分慢性丙肝患者有肝病面容、黄疸、肝掌、蜘蛛痣及轻度肝、脾大。部分代偿期丙肝肝硬化患者有肝病面容、肝掌、蜘蛛痣、黄疸及腹壁或食管、胃底静脉曲张,以及脾大和脾功能亢进。失代偿期丙肝肝硬化患者有腹腔积液、肝性脑病或消化道出血史。

3.实验室检查

(1)生化学检查异常。急性丙肝患者多有血清 ALT、AST 升高,部分患者有胆红素升高。部分慢性丙肝和丙肝肝硬化患者有 ALT、AST 及胆红素升高。

(2)血液抗 HCV 阳性。

(3)血液 HCV RNA 阳性。

4.肝组织病理学检查

急性、慢性丙肝及丙肝肝硬化可呈现不同组织病理学改变。

(1)急性丙型肝炎。急性丙肝组织学上与其他急性病毒性肝炎改变相似,可有小叶内及汇管区炎症等多种病变,但通常较轻,其病理特征包括:

1)肝窦内可见单个核细胞串珠样浸润;

2)汇管区可见淋巴细胞聚集性浸润,甚至淋巴滤泡样结构形成;

3)可见小胆管损伤,呈胆管上皮空泡变、凋亡,伴有淋巴细胞

浸润,甚至小胆管结构破坏,细胞角蛋白 19(cytokeratin,CK19)免疫组化染色有助于鉴别;

4）可见肝细胞大小泡混合性脂肪变性或大泡性脂变，基因 3 型、1 型和 4 型较易见;

5)急性丙肝无肝纤维化,肝细胞脂变较轻或无,一般无界面炎(旧称碎屑样坏死)。

(2)慢性丙型肝炎。慢性丙肝可见不同程度的界面炎,汇管区内常见淋巴细胞聚集性浸润及淋巴滤泡形成,小胆管损伤;往往存在不同程度的肝纤维化,包括汇管区纤维性扩大、纤维间隔形成、小叶结构失常,甚至早期肝硬化形成;小叶内偶可见肝细胞内铁颗粒沉积。慢性丙肝病变活动及进展差异较大,且与肝脏酶学变化关系欠密切,肝活检意义重要。Masson 三色染色及网状纤维染色有助于肝纤维化程度的评价。慢性丙肝肝组织炎症坏死的分级、纤维化程度的分期，推荐采用国际上常用的 METAVIR 评分系统、Ishak 或改良的 Ishak 评分系统。

(3)丙型肝炎肝硬化。在慢性丙肝病理改变的基础上,出现广泛的纤维间隔形成、肝细胞结节性再生,即假小叶形成,依据炎症活动程度组织学上可分为活动期与静止期肝硬化,建议采用 Laennec 肝硬化评分系统进行组织学评价。

5.影像学及其他辅助检查

(1)急性丙型肝炎。腹部超声、CT 或 MRI 可显示肝脾轻度肿大。

(2)慢性丙型肝炎。腹部超声、CT 或 MRI 可显示肝脏实质不均匀,可见肝脏或脾脏轻度增大。APRI 评分常<1.5。

(3)丙型肝炎肝硬化。腹部超声、CT 或 MRI 可显示肝脏边缘不光滑甚至呈锯齿状,肝实质不均匀甚至呈结节状,门静脉增宽,脾脏增大。肝脏弹性测定值提示肝硬化。APRI 评分常>2.0。

(二)诊断原则

依据流行病学史、临床表现、生化学检查以及抗 HCV 阳性结果做出临床诊断。依据 HCV RNA 阳性结果做出确诊。对于确诊病例,根据明确的暴露时间、HCV RNA、抗 HCV 阳性结果出现的时间顺序,以及肝组织学和影像学及其他辅助检查结果,可以区分为急性、慢性丙肝及丙肝肝硬化。

(三)诊断

1.临床诊断病例

抗 HCV 阳性且符合下列任何一项:

(1)有流行病学史中任一项;

(2)有临床表现;

(3)有生化学异常检查结果。

2.确诊病例

(1)血液 HCV RNA 检测结果为阳性的病例。对确诊病例需进一步进行急性丙肝、慢性丙肝的诊断。

(2)急性丙型肝炎:HCV RNA 阳性且符合下列任何一项:

1)有明确的就诊前 6 个月以内的流行病学史;

2)临床表现呈现急性丙肝的特征;

3)肝组织病理学检查呈现急性丙肝的特征;

4)其他辅助检查呈现急性丙肝的特征;

5)抗 HCV 检测结果阴性,且排除免疫抑制状态。

(3)慢性丙型肝炎:抗 HCV 及 HCV RNA 均阳性,且符合下列任何一项:

1)HCV 感染超过 6 个月,或有 6 个月以前的流行病学史;

2)临床表现呈慢性丙肝的特征;

3)肝组织病理学检查呈慢性丙肝的特征;

4)影像学及其他辅助检查呈慢性丙肝的特征;

5)流行病学史或感染时间不详,已排除急性丙肝。

(4)丙型肝炎肝硬化:抗 HCV 及 HCV RNA 均阳性且符合下列任何一项:

1)临床表现呈丙肝肝硬化的特征;

2)肝组织病理学检查呈丙肝肝硬化的特征;

3)影像学及其他辅助检查呈丙肝肝硬化的特征。

3.婴幼儿丙型肝炎

母体的 IgG 型抗 HCV 可以通过胎盘进入到胎儿体内,18 个月以内的婴儿或幼儿抗 HCV 阳性并不一定代表 HCV 感染,应以 HCV RNA 阳性作为其 HCV 感染的依据。新生儿如在母亲分娩时发生 HCV 感染,在出生 1~2 周以后,可在血清中检测到 HCV RNA,6 个月后复查 HCV RNA 仍为阳性者,可确诊为慢性 HCV 感染。

五、丙型肝炎筛查

丙肝筛查能够尽早发现丙肝疫情,使患者更早接受抗病毒治疗,从而降低转化为终末期肝病的风险,为患者和社会减轻负担。世卫组织建议为感染风险高的人群进行筛检,随后为筛检结果阳性者进行另一项测试,以确定其是否患有慢性丙肝感染。我国亦根据国情制定了丙肝筛查及管理标准,旨在规范丙肝的筛查和诊疗,改善丙肝防控现状,最终使得更多的患者尽早获得有效的治疗。

(一)筛查人群

(1)HCV 感染高危人群包括:①有静脉药瘾史者;②有职业或其他原因(文身、穿孔、针灸等)所致的针刺伤史者;③有医源性暴露史,包括手术、透析、不洁口腔诊疗操作、器官或组织移植者;④有高危性行为史,如多个性伴、男男同性恋者;⑤HCV 感染者的性伴及家庭成员;⑥HIV 感染者及其性伴;⑦HCV 感染母亲所生的子女;⑧破损皮肤和黏膜被 HCV 感染者的血液污染者;⑨有输血或应用血液制品史者(主要是 1993 年前有过输血或应用血制品者);⑩1996 年前的供血浆者。

(2)准备进行特殊或侵入性医疗操作的人群包括:①输血或应用血制品者;②各种有创导管及其他有创介入诊疗者;③内镜如胃镜、肠镜、气管镜、膀胱镜等检查者;④血液透析人群。

(3)肝脏生化检测不明原因异常者,如 ALT 升高、胆红素升高。

(二)筛查时间

(1)HCV 感染高危人群应及早筛查。

(2)进行特殊或侵入性医疗操作(包括手术)前。

(3)长期注射用药者需要定期筛查。

(4)维持性血液透析患者每半年筛查一次。转换血液透析中心或透析过程中出现不明原因 ALT 升高者应及时筛查。

(5)HCV 感染母亲分娩的婴儿,应在出生 18 个月后检测抗 HCV,也可在出生 1 月后检测 HCV RNA。

(6)2~4 周检测 HCV RNA,12 周和 24 周应检测抗 HCV 和肝

脏生化。

(7)急诊有创检查前,宜立即检测抗 HCV。

(三)筛查和确认

HCV 高危人群、准备进行特殊或侵入性医疗操作的人群和肝脏生化检测不明原因异常者，以上人群开展筛查时均应检测抗 HCV,阳性者应检测 HCV RNA 以确认现症感染。抗 HCV 假阴性可见于严重免疫缺陷如 HIV 感染、器官移植受体、低 γ 球蛋白血症、血液透析患者，高度怀疑感染 HCV 但抗 HCV 阴性时应检测HCV RNA。

(四)检测方法

HCV 高危人群、准备进行特殊或侵入性医疗操作的人群和肝脏生化检测不明原因异常者，以上人群进行筛查时应进行血清学检测，可选择 EIA 法或 CIA 法检测抗 HCV。开展 HCV 核酸检测时,可用 RT-PCR 法检测,阳性者提示病毒复制。

六、疫情报告

(一)法定传染病报告

1.报告标准

本医疗机构首次诊断出的临床诊断病例和确诊病例需通过法定传染病报告系统及时报告。

2.报告分类

(1)临床诊断病例的报告。抗 HCV 阳性且符合临床诊断病例诊断标准的病例,如无HCV RNA 检测结果,填报“临床诊断病例”。

(2)确诊病例的报告。HCV RNA 阳性病例,无论抗 HCV 结果如何,填报“确诊病例”。

(3)急性和慢性丙型肝炎的报告。对于确诊病例,应根据急性和慢性丙肝的诊断标准,进一步填报“急性”或“慢性”丙肝。

(4)儿童病例的报告。对于 18 个月及以下的婴儿或幼儿,应以 HCV RNA 阳性作为诊断及报告的依据;6 个月后复查 HCV RNA 仍为阳性者,可诊断为慢性丙肝。

3.报告的更正

对于抗 HCV 检测结果阳性,但 HCV RNA 检测结果阴性的病例,无须进行病例报告;如果已经按照抗 HCV 检测结果阳性报告“临床诊断病例”,应予以订正删除。

4.报告职责及报告时限

(1)首诊或主诊医师。发现抗 HCV 阳性的患者,应及时检测 HCV RNA,没有条件检测 HCV RNA 的医疗机构,应让其到上级医疗机构检测。对丙肝患者、疑似患者,邀请感染病(传染病)科或肝病科会诊,并及时向本医疗机构的传染病管理部门报告。

(2)检验相关科室。发现抗 HCV 和(或)HCV RNA 阳性结果,除了出具报告给申请检测的临床科室,还宜协助本医疗机构的传染病管理部门监督报告。

(3)责任疫情报告单位和责任疫情报告人。在做出丙肝临床诊断或确诊后,实行网络直报的责任报告单位应于 24 小时内进行网络直报;未实行网络直报的责任报告单位应于 24 小时内寄送出传染病报告卡。传染病管理部门负责审核报告,督促临床医师及时、正确报告,判断是否为新发病例并在规定时限内上传报告。发生医院感染暴发事件应严格按照《医院感染暴发报告及处置管理规范》要求上报。

具体报告方式方法参照本书甲肝疫情报告部分。

(二)突发公共卫生事件

分级标准参考本书中乙肝部分;报告方式、时限和程序及具体报告流程请参见本书甲肝突发公共卫生事件报告。

七、医务人员丙型肝炎病毒职业防护和暴露处置规范

医务人员丙肝病毒职业暴露指医务人员从事诊疗、护理等工作过程中意外被丙肝病毒感染者或者丙肝患者的血液、体液污染了皮肤或者黏膜,或者被含有丙肝病毒的血液、体液污染了的针头及其他锐器刺破皮肤,有可能被丙肝病毒感染的情况。

(一)职业防护

(1)在进行有可能接触血液、体液的诊疗和护理操作时必须戴手套,佩戴前做气密性及有效期的检查;操作完毕,脱去手套后立即洗手,必要时进行手消毒。

(2)在诊疗、护理操作过程中,进行有可能发生血液、体液飞溅到面部的操作时,除戴手套、还应佩戴具有防渗透性能的口罩和防护眼镜;有可能发生血液、体液大面积飞溅或者污染操作人员身体时,还应当穿戴具有防渗透性能的隔离衣或围裙。

(3)操作人员手部皮肤发生破损,在进行有可能接触血液、体

液的诊疗和护理操作时必须戴双层手套。

(4)操作人员在进行侵袭性诊疗、护理操作过程中,要保证光线充足,并特别注意防止被针头、缝合针、刀片等锐器刺伤或者划伤。

(5)使用后的锐器应当直接放入耐刺、防渗漏的利器盒,或者利用针头处理设备进行安全处置,也可以使用具有安全性能的注射器、输液器等医用锐器,以防刺伤。

(6)禁止将使用后的一次性针头重新套上针头套。禁止用手直接接触使用后的针头、刀片等锐器。

(二)暴露

1.暴露分级

(1)一级暴露。发生以下情形时,确定为一级暴露。

1)暴露源为体液、血液或者含有体液、血液的医疗器械、物品等;

2)经检验,暴露源 HCV RNA 阴性,无论抗 HCV 阴性或阳性。

3)暴露类型为暴露源沾染了有损伤的皮肤或者黏膜;或暴露类型为暴露源刺伤或者割伤皮肤。

(2)二级暴露。发生以下情形时,确定为二级暴露:

1)暴露源为体液、血液或者含有体液、血液的医疗器械、物品;

2)经检验,暴露源为 HCV RNA 阳性,无论抗 HCV 阴性或阳性,无论暴露源有无临床症状或肝功是否正常。

3)暴露类型为暴露源沾染了有损伤的皮肤或者黏膜;或暴露类型为暴露源刺伤或者割伤皮肤。

(3)暴露源不明暴露。发生以下情形时,确定为暴露源不明暴露。

1)暴露源为体液、血液或者含有体液、血液的医疗器械、物品;

2)暴露源未检测 HCV RNA,感染状况不明,无论抗 HCV 阴性或阳性,无论暴露源有无临床症状或肝功是否正常。

3)暴露类型为暴露源沾染了有损伤的皮肤或者黏膜,或暴露类型为暴露源刺伤或者割伤皮肤。

以上所称体液包括羊水、心包液、胸腔液、腹腔液、脑脊液、滑液、阴道分泌物等人体物质。

2.暴露处置

(1)即时处理

1)完整皮肤污染:用肥皂液和流动水交替清洗受污染皮肤至少 15 分钟,随后使用 75%乙醇溶液或者 0.5%碘附溶液涂抹消毒。

2)皮肤刺伤:在伤口近心端向远心端轻轻挤压,尽可能挤出损伤处的血液,再用肥皂液、生理盐水和流动水进行交替冲洗至少 15 分钟;禁止进行伤口的局部挤压;然后用 0.5%碘附溶液或 0.5%氯己定醇溶液涂擦,作用 1~3 分钟。必要时,用 0.2%过氧乙酸溶液浸泡,或用 0.2%过氧乙酸棉球、纱布块擦拭。并包扎伤口。

3)黏膜损伤,先用肥皂水,再用生理盐水或清水反复冲洗 10~15 分钟,最后用 0.5%碘附溶液涂抹消毒。

4)溅入口腔、眼睛:用清水、自来水或生理盐水长时间彻底冲洗至少 15 分钟以上,其中溅入口腔者,彻底冲洗后可用 0.5%碘附溶液漱口消毒。

5)衣物污染:尽快脱掉受污染的衣物,并进行消毒处理。耐热、耐湿的纺织品可煮沸消毒 30 分钟,或用流通蒸汽消毒 30 分钟,或用有效氯为 250~500 mg/L 的含氯消毒剂浸泡 30 分钟;不耐热的毛衣、毛毯、化纤尼龙制品等,可采取过氧乙酸熏蒸消毒。或用高压灭菌蒸汽进行消毒。

6)污染物的泼溅:发生小范围的泼溅事故时,应立即进行消毒处理。发生大范围泼溅事故时,应立即通知实验室领导和安全负责人到达现场,查清情况,确定消毒范围和程序。

以上处理措施的具体操作请参照 WS/T 367-2012 医疗机构消毒技术规范。

(2)暴露诊断后处置

医疗操作中发生职业暴露后,首先对暴露部位进行即时处置,其次判断暴露分级,再根据暴露分级进行处置。

1)发生一级暴露时,暴露源抗 HCV 阴性且 HCV RNA 阴性,则暴露源为非 HCV 感染者,暴露的人员无须特殊处理;

2)发生一级暴露时,暴露源 HCV RNA 阴性但抗 HCV 阳性,则暴露源曾经感染过 HCV 目前已痊愈,暴露的人员亦无须特殊处理;

3)发生二级暴露时,暴露源 HCV RNA 阳性,则暴露源为 HCV 感染的现症患者,此时应对暴露人员进行抗 HCV 本底检测;

A.暴露人员本底检测结果为抗 HCV 阳性,说明该暴露人员在暴露前已感染 HCV,此时再对暴露人员进行 HCV RNA 检测;

a.暴露人员 HCV RNA 阳性者建议进行抗病毒治疗;

b.暴露人员 HCV RNA 阴性,则表明曾经感染过 HCV,现在病毒自发清除。被暴露人员处理措施请参照暴露人员本抵抗 HCV 阴性处理原则。

B.暴露人员本抵抗 HCV 阴性,则在暴露 1~2 周后可检测HCV RNA,若 HCV RNA 阳性,建议进行抗病毒治疗,治疗停药后24 周重复检查 HCV RNA,达到 SVR 者停止治疗,未达到 SVR 者继续治疗;若 HCV RNA 阴性,则在第 12 周再次进行抗 HCV 检测。

a.暴露后第 12 周,暴露人员进行抗 HCV 检测;若抗 HCV 阳性,则再进行 HCV RNA 检测,HCV RNA 阳性者建议进行抗病毒治疗;治疗停药后 24 周重复检查 HCV RNA,达到 SVR 者停止治疗,未达到 SVR 者继续治疗。若 HCV RNA 阴性,现在病毒自发清除,无须特殊处理。

b. 若暴露人员抗 HCV 阴性, 则第 24 周再次进行抗 HCV 检测,此时抗 HCV 阳性者处理参照暴露后第 12 周处理原则;结果抗 HCV 阴性者则表明该暴露人员未被感染,无须特殊处理。

c.发生暴露源不明暴露时,即暴露源 HCV 感染状况不明,应将此事件告知暴露源并对其进行血清学检测以确定血源病毒感染的依据。若暴露源不依从,暴露人员处理措施请参照发生二级暴露,暴露源 HCV RNA 阳性时的处理原则。

(三)登记、报告与随访

1.登记

一旦发生职业暴露,应及时向科室负责人及院感科报告,医疗卫生机构应当对 HCV 职业暴露情况进行登记, 登记的内容包括:HCV 职业暴露发生的时间、地点及经过;暴露方式;暴露的具体部位及损伤程度;暴露源种类和含有丙肝病毒的情况;处理方法及处理经过,是否实施本底监测、是否进行抗病毒治疗等。

2.疫情报告

经实验室检测 HCV RNA 阳性, 按照 WS 213-2018 丙型肝炎诊断标准进行确诊分类与报告, 报告方式方法参照本书中丙肝疫情报告部分。

3.随访

医务人员发生 HCV 职业暴露后,医疗卫生机构应当给予随访和咨询。随访和咨询的内容包括:

(1)在暴露后 4~6 个月之后进行抗 HCV 和 ALT 基线检测和追踪检测。

(2)通过补充检测,反复确认 HCV 抗体水平。

八、预防与控制

目前尚无有效的丙肝疫苗预防,但却是可防可治的。防治的关键是丙肝防治知识的普及和宣传,提高疾病认知,采取以切断传播途径为主、防治并重的综合措施,避免高风险行为,一旦有感染可能,要早发现、早诊断、早治疗和规范用药。

(一)知识普及

新时期下,我国丙肝的流行病学也随之发生了变化,疾病的防治问题不容乐观。主要表现在大众对丙肝防治知识的认知水平普遍较低,公众尤其是农村人口,对丙肝的传播途径及相应的预防措施缺乏认识,即便是临床医护人员,对丙肝的一些基本知识也认识不足。来自全国 30 个省(自治区、直辖市)的 250 家医疗机构的调查显示,有效样本数为 13 714 例,丙肝的漏报率最高,达 52%。因此,国家的政策制定要始终坚持以提高公众认知度和减少患者及社会的负担为原则,任何疾病相关政策的制定都是以减少疾病给患者和社会带来的负担为目的,国家对该疾病的重视度和公众对该疾病的认知度则是达到这一目的基础。

未来我国丙肝防控的重心为早期筛查、早期诊断和规范丙型肝炎的治疗。丙肝是一种可以治愈的疾病,关键是是否做到了早期诊断和早期治疗。我们提高公众认知与加强医生诊疗规范，其实并不会使公众对丙肝产生恐慌。相反，它一方面可有效阻断传染源引起的流行；另一方面可有效地治愈患者，避免其发展成为终末期肝病而带来的沉重的医疗负担。事实上，早期的丙肝治疗是最有效、最具成本效益的治疗。因此，我们应努力提高公众、医生及政府三方对丙肝的认知，争取早期筛查、早期诊断和早期治疗，把疾病扼制在早期，而不是等到发生肝硬化失代偿、甚至肝癌，因为后者带给社会的负担将远远高于早期积极的治疗。

（二）传染源的管理

1.寻找可能的传染源

对于 AHC 患者，应询问其发病之前 6 个月内潜在的 HCV 暴露情况，并进行流行病学调查，寻找可能的传染源和传播途径。

所有 HCV RNA 阳性者均为现患者，均有潜在传染性，HCV RNA 滴度越高传染性越强，其中慢性病毒感染者尤其无症状感染者有更重要的传染源意义。

加强传染源发现，稳步扩大检测覆盖面。医疗机构要落实手术、住院、血液透析、侵入性诊疗等患者的丙肝规定，为易感染人群和肝脏生化检测不明原因异常者提供检查服务。对检查发现的抗 HCV 阳性者要提供必要的 HCV RNA 检测以确诊，并提供必要的抗病毒治疗等有关服务，不具备条件的要及时转诊。

2.患者的教育

对丙肝患者的教育应该包括消毒隔离知识、HCV 传播相关知识、用药知识以及饮食营养知识等。

（1）隔离患者，避免 HCV 传播。无症状丙肝患者是 HCV 感染最主要的传染源,但管理相当困难。严格执行消毒、隔离制度是控制传染源,切断传播途径的有效方法之一。向患者宣传消毒、隔离措施对控制丙肝流行的重要意义，以此来引导患者尽快适应新环境,自觉遵守消毒、隔离制度。对于哺乳期妇女要立即停止授乳。

(2)丙肝相关知识。指导患者及家属认识丙肝的来源、传播途径、临床表现、治疗措施以及预后等情况。丙肝可治愈,早发现,早诊断,早治疗。近年来,不含 IFN 的 HCV 治疗药物研发迅速,这些新的治疗药物使得SVR 率显著提高到 90%以上。制订患者饮食计划,清淡饮食、戒烟忌酒,避免因饮食不当导致多次复发住院,定期访视。

(3)出院指导。制定患者的用药方法、饮食标准、活动标准、危险信号及复诊指征等具体说明。目前,丙肝没有疫苗预防,防止家庭聚集性,母婴传播,在性生活时使用避孕套,建议定期检查。对家属进行必要的健康教育,为患者创造一个有利于康复的家庭环境。咨询医师有关可能损伤肝脏的药物的应用，必要时注射甲型肝炎和(或)乙型肝炎疫苗。

急性丙肝患者应在首次确定 HCV RNA 阳性后 6 个月再检测一次 HCV RNA。持续 HCV RNA 阳性的患者应考虑为慢性感染。

(三)切断传播途径

(1)严格筛选献血员。严格执行《中华人民共和国献血法》,推行无偿献血。通过检测血清抗 HCV、ALT 和 HCV RNA,严格筛选献血员。

(2)预防经皮肤和黏膜传播。推行安全注射和标准预防,严格执行《医院感染控制规范》和《消毒技术规范》,使用一次性注射器。

对牙科器械、内镜等医疗器具应严格消毒。医务人员接触患者血液及体液时应戴手套。对静脉吸毒者进行心理咨询和安全教育,劝其戒毒。不共用剃须刀及牙具等,理发用具、穿刺和文身等用具应严格消毒。

(3)预防性接触传播。对男男同性和有多个性伴侣者应定期检查,加强管理。建议 HCV 感染者使用安全套。对青少年应进行正确的性教育。

(4)预防母婴传播。对 HCV RNA 阳性的孕妇,应避免羊膜腔穿刺,尽量缩短分娩时间,保证胎盘的完整性,减少新生儿暴露于母血的机会。

(5)对高危人群筛查。根据中华人民共和国卫生行业标准《丙型病毒性肝炎筛查及管理》对丙肝高危人群进行筛查及管理。

(四)保护易感人群

除切断传播途径、管理传染源、加强宣传、提高自我保护意识之外,目前尚无特别手段来保护易感人群。

(五)丙肝疫苗研制

由于 HCV 基因序列存在高度变异性,丙肝疫苗的研制面临很多的挑战:①HCV RNA 和病毒蛋白变异性很大,有 6 种基因型及 50 多种基因亚型,因而,研制一种可望全球通用的丙肝疫苗十分困难。②HCV 准种的存在,是丙肝疫苗研制的又一障碍,即感染人体的 HCV 为一群不同的 HCV 株,且在体内极易发生突变,尤其是在 HVR1 区, 这就使变异的 HCV 株可能逃避疫苗已建立的保护性免疫监视,这些准种的性质及复杂性也影响预防和治疗的成功率。③

缺乏易获得合适的HCV培养系统及HCV感染动物模型。④HCV致病的免疫学机制尚未完全澄清，保护性表位亦未得到确认。以上这些都严重限制了HCV疫苗的研发。因此，目前丙肝疫苗的研制涉及重组蛋白疫苗、多肽疫苗、DNA疫苗、病毒载体疫苗、树突细胞疫苗和类病毒颗粒疫苗等多种类型，但目前均未成功上市。

（六）预防医院感染

医疗操作应严格消毒灭菌程序、遵守无菌操作原则，预防通过有创操作造成患者间的传播。严格按照《中国丙型病毒性肝炎医院感染防控指南》中相关规定进行预防，避免患者与医务人员间的传播。

（七）治疗措施

随着直接抗病毒药物（DAAs）在多个国家获批上市，其成为国际公认最有效的治疗方案，其持续病毒学应答（SVR）可达到90%以上。我国2019年更新的《丙型肝炎防治指南》强调，慢性HCV感染的抗病毒治疗已经进入DAAs的泛基因型时代，其在已知主要基因型和亚型的HCV感染者中都能达到90%以上的SVR，并且在多个不同临床特点的人群中方案统一，药物相互作用较少，除了失代偿期肝硬化、DAAs治疗失败等少数特殊人群以外，也不需要联合利巴韦林（RBV）治疗，因此，泛基因型方案的应用可减少治疗前和治疗中的监测，也更加适合于在基层对慢性HCV感染者实施治疗和管理。

九、丙型肝炎监测与管理

（一）监测目的

（1）了解全人群中丙肝病毒感染发病情况。

（2）探讨我市丙肝感染者的主要危险因素、感染后的发展及危害，了解丙肝治疗措施及效果。

（3）指导和规范医疗机构丙肝病例的诊断和报告管理。

（4）提升监测点医院丙肝实验室诊断和报告质量。

（5）提升各区疾控丙肝监测与分析能力。

（二）实施监测范围

根据历年各级医疗机构确诊丙肝的能力，该监测工作启动年在全市所有二级及以上的医疗机构开展，以后常规监测只在每区的监测点医院及天津市第二人民医院开展。

（三）监测内容与指标

1.内容

（1）医疗机构中当年登记的抗 HCV 阳性人数，抗 HCV 阳性者中 HCV RNA 阳性人数。

（2）按照统一的调查表调查丙肝患者感染途径、防治措施、效果及转归。

（3）从已确定的丙肝病毒感染者中核查 HCV RNA 检测情况，对仅查过抗 HCV 的丙肝病毒感染者做进一步检测 HCV RNA。

（4）建立丙肝感染与发病情况数据库。

2.指标及要求

(1)抗 HCV 阳性登记:监测点医院实验室检测的所有抗 HCV 和 HCVRNA 检测数、检测结果阳性数及相关信息填写完整率≥80%。

(2)流行病学调查:丙肝病例组和对照组的个案流调率均≥90%,合格率≥90%。

(3)血样采集与送检:对需采血者进行采血送检,采血送检率≥90%,合格率≥90%。

(四)监测方法

1.启动年监测方法

(1)查找抗 HCV 阳性者人数。从承担监测任务的医疗机构化验室(门诊和病房)查找当年全年登记的抗 HCV 阳性人数及相关信息,其内容详见附表 3-1。

在抗 HCV 阳性的基础上逐例核查其 HCV RNA 的检测结果,将查找的结果填写附表 3-1"进一步核查结果"栏;或者同时查找抗 HCV 和 HCV RNA 两个指标,同时填写附表 3-1。

对在医院查到的 HCV RNA 阳性者,除填写到附表 3-1 相对应的抗 HCV 阳性者之后外,将余下的 HCV RNA 阳性者的相关信息填写至附表 3-2。

(2)查找抗 HCV 阳性者的住址。从门诊日志或病案中查找抗 HCV 阳性者的常住住址,要求到地区和街道(至少到地区),将住址填写附表 3-1"进一步核查结果"栏。

(3)调查丙肝患者。对抗 HCV 阳性的住院患者进行抽查,其方法:根据病案号查病历,若信息不全再电话或入户调查,调查内容见附表 3-4。优先考虑调查 HCV RNA 阳性患者。

对抗 HCV 阳性、但没有检测过 HCV RNA 的患者或感染者，抽取 10 例患者采集静脉血 3mL，分离血清送市 CDC 检测，同时填写采血登记表(附表 3–3)。

2.常规监测方法

(1)医院信息收集及报告

收集监测点医院每季度化验室（门诊和病房）登记的抗 HCV 阳性人数、HCVRNA 阳性人数及相关信息，分季度报告，同时填写附表 3–1 和附表 3–2。

(2)个案信息调查

病例组：每个监测点医院抽取 10 例未检测 HCV RNA 的“丙肝”患者进行个案流行病学调查，填写附表 3–4。10 例患者应优先选择首次在本院就诊的丙肝病例，不足 10 例者可选复诊丙肝病例，仍不足 10 例者可选实验室检测结果抗 HCV 阳性者补充，以上各条件依然不足 10 例者全部采集。编号为 BG+区县拼音首字母+数字，一份流调表对应一份血标本，两者编号须一致，同时填写附表 3–3。

对照组：需和病例组的病例 1:1 配对，匹配条件为性别相同，年龄上下相差不超过 3 岁，同时期(同一个月内)住院，已做抗 HCV 检测，且检测结果为阴性的“非病毒性肝炎病例”。该对照组不需采血，只做个案调查，同时填写附表 3–4。编号为 DBG+区县拼音首字母+数字。

(3)血清标本采集及送检

对进行个案调查的 10 例“丙肝”患者采集 1mL 血清标本，置于血清管中，采集的血清标本及时 4℃条件下送市疾病预防控制中心检测 HCV RNA，若不能及时送检务必在–20℃条件下冷冻保存待送。

(4)建立统一数据库

建库与信息输入由市 CDC 承担。

（五）组织管理

1.市疾病预防控制中心负责

设计监测方案；组织技术培训；印刷调查表；现场督导质控；检测 HCV RNA；支付相关调查和采血费用；汇总分析调查结果，年终反馈。

2.区疾病预防控制中心负责

具体负责项目实施，对辖区医疗机构进行培训、技术指导和督导，同时要接受上级技术部门的指导。监测经费专项专用，资金的管理上要自觉接受审计和监察等有关部门的监督。负责丙肝病例监测数据收集与上报，协助监测点医院采集血标本，负责血标本的运输和送检等工作。

3.肝炎监测点医院

按照“丙型肝炎卫生行业诊断标准”要求，负责丙肝病例的诊断、报告和订正工作，对本院检测出丙肝抗体阳性和 RNA 阳性者进行登记和信息统计，上报至辖区疾控机构，配合辖区疾控机构对抗体阳性的但未做 RNA 检测的病例采血。并协助疾控机构开展丙肝病例及对照病例的个案流行病学调查。

（六）工作进度

1.准备阶段

市 CDC 起草《丙型肝炎监测方案》，并进行预调查；完成技术培训及调查表的印刷。

2.实施阶段

（1）阳性指标数据。分别于本年度的 4 月、7 月、10 月的 15 日前上报上一季度的丙肝实验室检测阳性指标及相关信息数据,次年1月15日前上报前一年全年丙肝实验室检测阳性指标及相关信息数据。

(2)流行病学调查。完成个案调查后,各区疾病预防控制中心应及时完成数据录入,并上报至市疾病预防控制中心。

(3)上报资料方式。各区疾病预防控制中心将电子版资料传至市级控中心。

3.项目总结与上报

各区疾病预防控制中心于10月底完成本辖区所有个案流调及血标本的采集与送检。

(七)质量控制

1.预调查

在某医院化验室做预调查,根据从HiS系统中搜索出的信息,整理后估计全市前一年可能存在的抗HCV阳性人数,据此估计全市的样本量和监测方法,使本次监测方案更具有科学性和可行性。

2.培训

对参加监测的工作人员统一培训。

3. 现场督导

市CDC要逐区现场督导,督导内容包括:现场指导搜索医院内登记的抗HCV阳性者的方法及导出记录情况,对抗HCV阳性者住址的调查方法及完整情况,个案流调表填写的质量及区CDC留档情况。

附表 3-1 医院就诊人群抗-HCV 阳性者登记表

医院____________,部门负责人____________,联系电话____________

编号	化验室初步登记项目					进一步核查结果				
	住院号	检查时间（年月日）	抗 HCV 阳性者姓名	性别	年龄（岁）	联系电话	住址（区街乡）	HCVRNA（阴/阳）	ALT（IU/L）	HIV
1										
2										
3										
4										
5										
6										
7										
8										
9										
10										

搜索人（CDC/医院）____________,______年______月______日;核查人______,______年______月______日

附表 3-2 医院就诊人群 HCV RNA 阳性者登记表(第季度)

区__________,医院__________

编号	住院号	检查时间(年月)	姓名	性别	年龄(岁)
1					
2					
3					
4					
5					
6					
7					
8					
9					
…					

汇总:年第季度本院共检测 HCVRNA 人次,其中阳性结果________人次;

附表 3-3　________区______年丙肝监测采血登记表

序号	血编号	姓名	性别	年龄	就诊时疾病名
1					
2					
3					
4					
5					
6					
7					
8					
9					
10					

注:血编号编写原则:BG+区汉语拼音首字母缩写+数字”,如和平区 1 号血编号为:BGHP1

附表 3-4 丙型病毒性肝炎监测调查表

（病例:BG+区首字母+数字,对照:DBG+区首字母+数字）

一、一般情况

1.姓名:________,性别:________,年龄:____岁,职业:________

2.学历:①文盲 ②小学 ③初中 ④高中(中专)⑤大专 ⑥本科及以上

3.联系电话:________________

二、发病及诊断(对照组本题只填写第 1 小题)

1.本次就诊:2018 年_____月;就诊疾病名称:____________

2.本次第一诊断病名是否为丙肝:

①是;②否,丙肝为第____诊断;③否,同时诊断中无丙肝病名,仅抗 HCV 阳性

3.本次就诊前是否因丙肝就诊过,①是,就诊日期___年,________医院;②否

4.本次症状体征:①无;②全身无力;③食欲不振;④恶心呕吐;⑤腹胀;
⑥肝区疼痛;⑦尿色加深;⑧皮肤/巩膜黄疸;⑨蜘蛛痣;
⑩肝病面容

5.本次实验室检测结果:

时间	HBsAg（+/−）	HIV（+/−）	ALT IU/L	AST IU/L	总胆红素 μmol/L	白蛋白 g/L	球蛋白 g/L	A/G（白/球）
2018 年 月								

7.B 超检查:①肝脏正常;②肝实质回音增粗增强或不均匀;
③肝脏炎性病变;④肝硬化;⑤其他:____________

三、感染因素(是否有过以下行为因素)

①手术史;②输血史;③卖血(血浆)、非法商业供血史;

④血液透析;⑤器官移植;⑥侵入性胃镜、肠镜检查;

⑦注射球蛋白;⑧共用针具注射或吸毒;⑨非正规、非法诊所不洁注射史;

⑩理发时刮面;⑪口腔治疗史;⑫针灸;⑬文身文眉;

⑭穿耳孔;⑮修脚;⑯家庭共用牙刷、剃须刀等;

⑰家人中有丙肝患者或感染者(__________关系);

⑱上述行为均无;

⑲其他特殊情况 ____________________。

四、丙肝知识知晓情况

1.您认为丙肝可以传染吗?

①可以;②不可以

2.您知道住院患者检查项目中有丙肝抗体(抗 HCV)检测吗?

①知道;②不知道

（待续）

(续表)

3.您知道自己的丙肝抗体检测结果吗?

①知道;②不知道

4.您在本次就诊之前检查过丙肝抗体(抗 HCV)吗? ①是;②否;③不清楚

若是,您的检查结果是:①抗 HCV 阳性;②抗 HCV 阴性;③不清楚

若否,是什么原因导致您未检查? ①不重要;②费用原因;③不知道此项检查;④没有机会

5.您知道丙肝是由什么引起的吗?

①细菌感染;②病毒感染;③其他感染;④不知道

6.下列哪些途径可能感染丙肝(多选):

①受输血及血液制品;②共用注射器;③同桌吃饭;④共用毛巾、衣物和剃须刀;⑤母婴传播;⑥性传播;⑦生食水(海)产品;⑧静脉吸毒;⑨文身/打耳洞;⑩拔牙补牙;⑪呼吸道传播;⑫污染的医疗器械;⑬不清楚

7.您知道目前有可以预防丙肝的疫苗吗?

①有;②没有;③不清楚

8.只要丙肝抗体阳性就是病人,对吗?

①对;②不对;③不清楚

9.如果肝功正常,就可能是丙肝患者,对吗?

①对;②不对;③不清楚

10.知道丙肝病人可以做 HCV RNA(核酸)检测吗?

①知道;②知道,并知道是检测病毒复制的;③不清楚

11.感染丙肝病毒后可能自行清除(自己好),对吗?

①对;②对,但只有急性期感染可以;③都不能自己好

12.您认为丙肝可以治愈吗?

①可以;②只能缓解,不能治愈;③不清楚

13.丙肝和乙肝,您认为以下哪些说法正确(多选):

①丙肝比乙肝起病更隐匿,更不容易被发现

②丙肝的传播途径和乙肝相类似

③丙肝发展成慢性病的比例比乙肝大

④丙肝发展成肝癌的危险性比乙肝大

⑤目前丙肝的治愈率低于乙肝

14.如果您的熟人得了丙肝,您还会与他/她继续交往么?

①会;②不会

15.您是通过何种渠道知道并了解丙肝相关知识的?(可多选)

①医护人员;②传统媒体(报纸、杂志、电视、广播);③病友;

④亲戚朋友;⑤医药广告;⑥网络;⑦不知道有丙肝

十、天津市丙肝监测及防控成效

(一)丙肝疫情

我国于2004年1月1日起,启动了法定传染病监测信息的网络直报系统,丙型肝炎的监测也纳入了其中,天津市也因此建立了丙型肝炎监测网络。2004年,全国丙肝报告病例3.9万人,至2017年报告丙肝病例上升到21万，天津市报告丙肝病例也从2014年的336例上升到2017年的893例。但天津市丙肝报告率在全国报告率中的排名由2004年的13位降到2017年的26位。

(二)1~59岁人群丙型肝炎病毒感染分布特征及危险行为研究

丙肝病毒慢性感染可导致肝脏慢性炎症坏死和纤维化，部分患者可发展为肝硬化甚至肝细胞癌，因HCV感染导致的肝硬化、失代偿以及肝细胞癌已经成为发达国家肝移植的最主要原因,造成的疾病负担显著增加。由于HCV多为隐匿感染,多数感染者无明显症状,因此,HCV并没有引起人们的足够重视。据统计,全球约有1.85亿HCV感染者,其中约1.5亿人为慢性HCV感染者,每年有超过35万人死于与HCV感染相关的肝脏疾病。丙肝已呈全球流行趋势，但在地理分布上存在很大的差异，非洲区域感染率最高,其次地中海东部、西太平洋、东南亚及拉丁美洲等区域,中国属于低流行区域。天津市作为北方经济中心,近年来人口结构和疾病谱均发生了改变,有关天津市人群HCV感染状况的研究较少。本研究拟采用血清学流行病学调查的方法,掌握天津市1~59岁人群HCV感染分布特征,并分析HCV感染的危险行为,为天津市HCV预防控制策略提供科学依据。

1.资料的收集与方法

(1)样本量的估算。参照历年天津市1~59岁人群丙肝血清学调查结果,在允许误差≤0.5%的情况下,利用公式 $N=u^2_a\pi(1-\pi)/\sigma^2$,计算本次调查所需样本量为1976例。

(2)抽样方法。首先根据我市年龄段人口构成比例,将样本分配到各年龄组;其次,按地理和生活水平将全市分为市内六区、环城四区、滨海三区和远郊五区县4个行政区域,根据4个行政区域的人口比重获得各年龄组的样本量;最后根据各年龄组分布特点进行随机抽样,具体抽样方法为:1~4岁组:各行政区分成东、西、南、北、中,按顺时针方向对社区卫生服务中心免疫规划门诊进行编号,随机数字法确定受调查的门诊,对符合要求的人群进行调查和采血,且要求性别均等。5~19岁组:各行政区内随机抽取一个区县,每个区县分成东、西、南、北、中,按顺时针方向对小学、初中、高中分别进行编号,随机抽取两所学校为调查单位。在性别均等的情况下,依样本量抽取一个班的学号前n个。20~34岁组:各行政区对承担婚检的医院、狂犬病疫苗接种门诊分别进行编号,随机数字法确定参加调查的医院和门诊各一家,抽取某一时间段内符合年龄要求的目标人群。35~59岁组:各行政区对确定一家患者数较多的综合性医院,要求该医院在某一时间段内对符合要求的人群进行调查和采血。

(3)指标检测及判定。丙肝抗体(抗HCV)诊断试剂盒初筛由上海永华细胞和基因高技术有限公司提供,复检由英科创新(厦门)科技有限公司提供,间接法检测抗HCV。抗HCV结果初筛阳性者(含弱阳性)经两种试剂同步复查均为阳性者为抗HCV阳性。

(4)调查内容。所有对象按要求填写自行设计的统一的调查表,由培训过的调查员亲自调查并填写,内容包括一般情况,肝炎患病史,家族史及感染危险行为等。

（5）质量控制。制定调查方案，同时对调查人员、采血者、实验室检测及数据录入等技术人员进行统一培训。调查现场督导覆盖率为 100%。印制告知书，严格控制无应答率不得高于 10%，对于无应答者注明其原因。抽取 10%样本进行样本信息真实性和准确性的复核。对数据进行双录入核对，对有错误的和缺失的数据进行核对校正或补充。

（6）统计学处理。使用 EpiData 建立数据库，采用 SPSS17.0 进行统计分析。两组间计数资料比较用四格表 χ^2 检验或连续性校正 χ^2 检验或确切概率检验，多组间计数资料发生率或构成比的比较用 R×C χ^2 检验或确切概率检验，组内多重比较用 Scheffe 法。$P<0.05$ 表示差异有统计学意义。

2.样本的理论数与实际数分配

本次调查按公式计算所需样本量为 1971 例，根据实际工作经验，为减少误差，增加 10%的失访样本，实际完成 2181 例，均为有效数据。按年龄组分配的调查人数见表 3–2。

表 3–2　调查样本理论数与实际数分配情况

年龄组（岁）	理论数	实际数
1~	237	262
10~	364	410
20~	315	343
30~	358	383
40~	355	360
50~59	342	423
合计	1971	2181

3.性别分布

调查的 2181 例样本中男性 1128 份，女性 1053 份，男女构成比相仿。检测结果显示 HCV 感染者共 14 人，总阳性率为 0.64%，女性感染率略高于男性,但差异无统计学意义。见表3-3。

表 3-3　调查对象性别分布(例)

性别	检测人数	抗 HCV	
		阳性数	阳性率%
男	1128	7	0.62
女	1053	7	0.66
合计	2181	14	0.64

注:χ^2=0.017,P=0.897。

4.年龄分布

在本次调查的 6 个年龄组中，以 50~59 岁年龄组HCV 感染率最高,为 1.42%,感染率最低的是 20~岁组,为 0,各组间总体感染率差异有统计学意义,两两比较结果显示只有 20~岁组与 50~59 岁组间的差异有统计学意义。见表 3-4。

表 3-4　调查对象年龄分布(例)

年龄组(岁)	检测人数	抗 HCV	
		阳性数	阳性率%
1~	262	1	0.38
10~	410	1	0.24
20~	343	0	0.00
30~	383	5	1.31
40~	360	1	0.28
50~59	423	6	1.42a
合计	2181	14	0.64

注:确切概率法,χ^2=4.162,P=0.041;两两比较用 Scheffe 法,a 与 20~岁组比较,P<0.05。

5.地区分布

天津市根据行政及经济状况分为市内六区、环城四区、滨海新区和远郊五县 4 个区域，其中环城四区和远郊五县的HCV 感染率最低，均为0.45%，滨海新区的HCV感染率最高，为2.86%，且各区域间两两比较结果显示，滨海新区，与其他3区之间的差异均有统计学意义，见表3–5。

表3–5　调查对象地区分布(例)

地区	检测人数	抗HCV	
		阳性数	阳性率%
市内六区	716	4	0.56
环城四区	443	2	0.45
滨海新区	140	4	2.86 a,b
远郊五县	882	4	0.45c
合计	2181	14	0.64

注：确切概率法，χ^2=0.006，P=9.939；两两比较用Scheffe法，a.与市内六区比较，P<0.05，b.与环城四区比较，P<0.05，c.与滨海新区比较，P<0.05。

6.职业分布

各职业间，HCV感染率最高的是公共场所服务人员，为2.86%，最低是干部，感染率为0，但各职业间的差异无统计学意义。见表3–6。

表3–6　调查对象职业分布(例)

职业	检测人数	抗HCV	
		阳性数	阳性率%
学前儿童	137	1	0.73
学生	541	1	0.18
农民	682	5	0.73
工人	346	3	0.87
干部	86	0	0.00
公共场所服务人员	70	2	2.86
其他	319	2	0.63
合计	2181	14	0.64

注：确切概率法，χ^2=0.926，P=0.336。

7.HCV 感染危险行为

对天津市抗 HCV 阳性人群的危险行为分析发现,输血史和静脉吸毒是抗 HCV 阳性人群的危险行为，以静脉吸毒危险性最大。见表 3–7。

表 3–7 抗 HCV 阳性者的危险行为(例)

危险行为	抗 HCV 阳性	抗 HCV 阴性	χ^2	P	OR	95%CI
输血史(有/无)	4/10	204/1963	3.905	0.048a	3.85	1.30,11.40
侵入检查(有/无)	3/11	409/1758	0.010	0.921 a	1.17	0.33,4.22
拔牙(有/无)	8/6	859/1308	1.779	0.182a	2.03	0.72,5.75
针灸(有/无)	2/12	164/2003	0.193	0.661a	2.04	0.47,8.89
文身(有/无)	1/13	41/2126	–	>0.05b	3.99	0.59,26.74
耳洞(有/无)	1/13	123/2044	–	>0.05b	1.28	0.17,9.80
修脚(有/无)	1/13	123/2044	–	>0.05b	1.28	0.17,9.80
静脉吸毒(有/无)	2/12	1/2166	–	<0.05b	361.00	30.64,4253.39

注:a.用四格表 χ^2 检验连续性校正;b.用确切概率检验。

8.讨论与小结

全球 HCV 平均感染率为 3%,其中美国、法国和加拿大的 HCV 感染率在 0.78%~1.6%之间，意大利和巴基斯坦的感染率在 2.6%~4.8%间，埃及的感染率更高，为 14.7%。本调查结果显示天津市 2010 年HCV 感染率为 0.64%，远低于全球 HCV 感染的平均水平，在全球范围内属于低流行地区。本次调查结果与天津市 1992 年的调查结果(1.9%)相比,下降了 66.32%,这可能与 1992 年以来坚持对献血员强制性筛查抗 HCV，提供安全注射及大量开展健康教育等措施有关。但高于全国 2006 年的监测水平 0.43%,可能与调查时间不一致、抽样方法不同、调查覆盖人群范围不同或不同地区行为方式不同有关。如果条件允许,可以通过降低允许误差来增加样本量,以便更全面掌握天津市 HCV 感染状况。

在年龄分布上,HCV 感染率有随着年龄增长逐渐升高趋势,同时,本调查结果还显示抗 HCV 阳性者多集中在 30~59 岁人群(占总抗 HCV 阳性者的 85.71%),可能与这个年龄组中既往输血史及吸毒史等危险行为的比例较高。在地区分布中,滨海新区的 HCV 感染率显著高于其他几个行政区域,这可能与滨海新区属于经济开放区域,近年来流动人口显著增加,感染概率增加有关。在对监测人群进行的流行病学调查中发现,抗 HCV 阳性者的既往史中输血史和静脉吸毒者显著高于抗 HCV 阴性者,说明既往输血和静脉吸毒是 HCV 感染的危险行为,这与 El-Ghitany 等的研究结果一致。

尽管目前尚未研发出针对 HCV 的有效疫苗,但通过分析其感染分布特征和可能感染的危险行为,对高危人群可能的危险行为开展针对性的预防控制措施,可有效控制 HCV 的发病。

(三)天津市医疗机构丙肝病例诊断及报告质量现况调查

丙肝是我国乙类法定报告传染病,因丙肝对人群造成的疾病负担较重,且发病具有高度隐匿性,其发生慢性感染后可导致肝硬化甚至肝癌。因此,丙肝的防治工作越来越引起关注,2004 年之后,国家疾病预防控制中心(中国 CDC)建立了《疾病监测信息报告管理系统》,将丙肝纳入网络直报系统,并在2012 年将其列为 12 个重点防治疾病之一。但由于各级医疗机构对丙肝的诊断报告标准掌握的参差不齐,严重影响了报告质量。天津市自 1997 年实施丙肝疫情报告后,报告发病率逐年增高,至 2006 年达历史最高(7.03/10 万),

2010年天津市开展全人群血清学调查显示,丙肝抗体(抗HCV)阳性率为0.64%,较1992年(1.90%)明显下降,疫情上升而感染率下降的原因仍然不清楚。天津市尚未系统了解和评估医疗机构丙肝病例诊断和病例报告的质量,本调查拟以2014年天津市二级及以上医疗机构为研究对象,对天津市医疗机构的住院丙肝病例的诊断与报告质量进行评估,现将结果报告如下。

1.对象与方法

(1)对象。以2014年天津市二级及以上所有具有抗HCV检测能力的79家医疗机构为对象,搜索出抗HCV或HCV RNA阳性指标的住院病例3721例,在每家医疗机构按照30%的比例进行随机抽样,共获得1232例病例。

(2)方法

1)实验室检出阳性报告率

各医疗机构搜索出的抗HCV阳性和HCV RNA阳性病例与《疾病监测信息报告管理系统》网络直报系统报告的丙肝病例核对,计算阳性报告率。其中未进行抗HCV检测,而只进行HCV RNA检测且结果呈阳性的病例,本次调查默认其抗HCV为阳性。

阳性报告率=报告的阳性病例数/搜索到的阳性病例数×100%。

2)病例诊断和报告病例分类的正确率

使用统一的登记表和个案流行病学调查表,对随机抽取的抗HCV阳性住院者的病历进行查阅并填写调查表;随后,电话访谈患者或家属,确认其既往感染情况。最后参照《丙型病毒性肝炎诊断标准》重新判断该病例的分类(诊断分类及急慢性分类),将其结果与网络报告分类进行比较,计算丙肝误诊率、丙肝漏诊率和丙肝报告病例的分类正确率,计算公式如下:

丙肝误诊率=非丙肝病例中被误诊为丙肝病例的人数/所有被诊断人数×100%

丙肝漏诊率=未做丙肝诊断的丙肝患者数/所有被诊断人数×100%

报告病例的分类正确率=报告病例中分类正确的病例数/报告病例数×100%。

3)病例的重复报告率

自行编制程序对《疾病监测信息报告管理系统》网络直报中2014年天津市报告的丙肝病例进行条件查重。方法为对报告病例的身份证号、姓名、性别、现住址和出生年等条件分别进行不同的组合后进行查重。计算公式为:

丙肝重复报告率=某段时间内重复报告丙肝病例数/该段时间内累计报告丙肝病例总数×100%。

4)丙肝病例诊断与分类

参考《丙型病毒性肝炎诊断标准》:

A.诊断分类,包括:疑似病例、临床诊断病例和实验室确诊病例。

B.急慢性分类,只有血清HCV RNA阳性者才可以继续区分急慢性分类。包括:急性丙肝病例和慢性丙肝病例。

5)统计学处理。采用Epi Data 3.02建立数据库,SPSS 18.0软件进行数据处理,构成比或率比较采用χ^2检验,以$P<0.05$为差异有统计学意义。

2.丙肝检测能力

本次调查的79家医疗机构中,22家具有HCV RNA检测能力,其中三级15家,二级7家,三级医院中具有HCV RNA检测能力的比例明显高于二级医院($\chi^2=5.58, P<0.05$),见表3-6。

表 3-8 不同类别医院的 HCV RNA 检测资质情况

医院类别	抗 HCV 检测能力	抗 HCV+HCV RNA 检测能力	构成(%)
二级	42	7	16.67
三级	37	15	40.54
合计	79	22	27.85

3.实验室检出阳性报告率

在 1232 例抗 HCV 阳性检出者中，进行传染病疫情报告的有447例,抗 HCV 阳性报告率为 36.28%,三级医院与二级医院报告率差异无统计学意义(χ^2=0.20,P>0.05)。HCV RNA 阳性者有 404 例,其中有 251 例进行了传染病疫情报告,HCV RNA 阳性报告率为 62.13%,其中三级医院报告率高于二级医院(χ^2=12.69,P<0.05),见表 3-9。

表 3-9 不同类别医院检测阳性指标病例报告情况比较

医院类别	抗 HCV 阳性			HCV RNA 阳性		
	调查数	报告数	报告率	调查数	报告数	报告率
二级	487	173	35.52	98	46	46.94
三级	745	274	36.78	306	205	66.99
合计	1232	447	36.28	404	251	62.13

4.病例的误诊率和漏诊率

1232 例抗 HCV 阳性住院病例中,有 744 例患者诊断名中有丙肝及相关疾病(肝硬化、肝癌)病名,参照《丙型病毒性肝炎诊断标准》不符合丙肝诊断的有 32 例,丙肝误诊率为 4.30%,三级医院误诊率低于二级医院(χ^2=32.51,P<0.05)。

1232 例抗 HCV 阳性住院病例中,有 488 例患者诊断中无丙肝及相关疾病诊断病名,参照《丙肝诊断标准》,其中有 346 例符合丙肝诊断标准,应该被诊断为丙肝病例,丙肝病例漏诊率为70.90%,三级医院漏诊率低于二级医院(χ^2=25.34,P<0.05),见表3-10。

在漏诊病例中，37 例是 HCV RNA 阳性者，即实验室诊断病例漏诊率为 7.58%。

表 3-10 不同类别医院丙肝及相关疾病的误诊和漏诊情况

医院类别	误诊			漏诊		
	丙肝病例数	判断错误	误诊率	非丙肝病例数	判断错误	漏诊率
二级	256	26	10.16	231	189	81.82
三级	488	6	1.23	257	157	61.09
合计	744	32	4.30	488	346	70.90

5.报告病例诊断分类正确率

进行了网络报告的 447 例丙肝病例中，诊断分类正确的只有 298 例，正确率为 66.67%，三级医院的诊断分类正确率高于二级医院（χ^2=9.98，P<0.05），见表 3-11。

表 3-11 不同类别医院丙肝报告病例诊断分类情况

医院类别	合计	临床诊断			实验室诊断			合计	
	报告数	报告数	正确	正确率	报告数	正确	正确率	正确	正确率
二级	173	110	80	72.73	63	20	31.75	100	57.8
三级	274	37	31	83.78	237	167	70.46	198	72.26
合计	447	147	111	75.51	300	187	62.33	298	66.67

《丙型病毒性肝炎诊断标准》中明确表明只有 HCV RNA 阳性者才可以进一步区分急慢性，因此在报告的 404 例 HCV RNA 阳性的丙肝病例中急慢性分类正确的有 402 例，正确率为 99.50%；三级医院急慢性分类正确率高于二级医院（χ^2=8.28，P<0.05），见表 3-12。

表 3-12 不同类别医院丙肝报告病例急慢性分类情况

医院类别	合计报告数	急性			慢性			合计	
		报告数	正确	正确率	报告数	正确	正确率	正确	正确率
二级	98	2	0	0	96	96	100	96	97.96
三级	306	1	1	100	305	305	100	306	100
合计	404	3	1	33.33	401	401	100	402	99.5

6.病例的重复报告率

在报告的447例丙肝病例中，经查重后有3例病例重复报告，病例的重复报告率为0.67%。

7.讨论与小结

感染丙肝病毒后，有患者可能会发展为肝硬化或肝癌，这期间病情隐匿期可长达20~30年，且隐匿期间临床症状不明显，极易被患者忽视。丙肝目前无预防性疫苗，但如果能越早期发现，治疗效果就越好。有文献报道，对于那些无症状（隐匿性）的丙肝感染者进行早期规范治疗，治愈率可高达80%。因此，对丙肝患者做到“三早”（早发现、早诊断、早治疗）显得尤为重要。

现症丙肝病毒感染与既往丙肝病毒感染后留下的痕迹抗体不易被区别，因此不能单凭抗HCV阳性来判断属于何种感染，故而《丙型病毒性肝炎诊断标准》中把丙肝核酸（HCV RNA）检测阳性作为实验室确诊的金标准，但由于HCV RNA检测对实验室检测技术要求较高，检测费用较抗HCV检测高等问题，部分医疗机构仅进行抗HCV检测，而不进行丙肝核酸检测，且诊断时仅凭抗HCV阳性即做出诊断。陈芳芳等人对全国2011年丙肝报告质量进行了调查，结果显示“有丙肝核酸检测资质”的医疗机构仅占报告病例医疗机构总数的51.6%。本次调查结果显示，2014年天津市在报告病例的医疗机构中有核酸检测资质的只占到50%，而所有二级及以上医疗机构中只有25%的医疗机构具有丙肝核酸检测能力，三级医疗机构中有丙肝核酸检测能力的也不到60%。本次调查漏诊病例中，有309例病例未进行HCV RNA检测，占漏诊病例的89.31%。可见，若各医疗机构均开展HCV RNA检测将大大减少漏诊率。我国《丙型肝炎防治指南》中明确指出，只有血清HCV RNA

阳性的确诊丙肝病例才需要进行抗病毒治疗，本次调查显示，有4.30%的人被误诊为丙肝病例而接受了不必要的治疗。因此，政府和医院应加大投入，鼓励各级医疗机构开展丙肝核酸检测项目，减少漏诊率，提高诊断正确率，同时亦减轻患者经济负担。以往的研究表明，临床医生对丙肝诊断报告标准掌握参差不齐，部分临床医生对丙肝病例的分类诊断标准尚不明确，其对诊断标准的判断正确率仅在50%左右，这种情况是造成丙肝误诊和漏诊的主要原因。天津市2011—2012年对2家丙肝病例较多的医疗机构调查结果显示，临床医生对丙肝诊断标准的判断正确率也只达到了64.27%。标准掌握不准确直接导致实际工作中对诊断病例的判断不正确，从而错过患者的最佳治疗期。本次调查结果显示，在抽查的住院患者中，三级医院有61.09%，二级医院有81.82%的人符合《丙型病毒性肝炎诊断标准》中丙肝病例的诊断标准而未诊断。天津市丙肝病例的诊断分类率处于较低水平(66.67%)。这与临床医生对丙肝诊断标准的掌握欠缺有着必然的联系。故而，卫生行政部门和医疗机构应加强对临床医师公共卫生技能的培训，并可适当补充公共卫生专业技术人员，从而提高包括丙肝在内的法定传染病的诊断和报告水平，为政府决策和保护公众健康提供科学依据。由于丙肝抗病毒治疗时间长，可能导致同一患者反复就诊，同时，由于现行标准对于反复就诊病例如何报告缺乏统一、明确的规定和要求，最终出现同一病例反复被报告的现象。本次研究显示，2014年丙肝重复报告率为0.67。因此，建议政府尽快完善或修订现有的丙肝诊断标准，制定全国统一的报告标准，使丙肝的病例报告能真实地反映情变化，为丙肝其防治工作提供科学有效的数据支持。

第四章
丁型病毒性肝炎

丁型病毒性肝炎(Hepatitis D,简称丁肝)属于《中华人民共和国传染病防治法》规定报告的乙类传染病,是丁型肝炎病毒(HDV)引起的以肝脏损害为主的传染性疾病。

一、病原学

(一)病原体

1977 年,Rizzetto 等对临床表现及进展更为严重的乙肝患者进行研究时,偶然发现了一种抗原结构,当时考虑其可能为 HBV 的一种抗原。这一发现引起了美国国家卫生研究院的关注,在其支持研究下,研究人员很快发现丁型肝炎抗原(HDAg)并不是 HBV 的抗原组成成分,并证实 HDV 是一种全新的、独特的人类环状 RNA 病毒,由 1672~1697 个碱基对构成,是已知感染人类的最小病毒。HDV 属于沙粒病毒科,是一种缺陷病毒,只有与 HBV 联合感染或重叠感染才能复制、表达抗原及引起肝损害。目前,已发现的人类 HDV 基因型共有 8 型,中国以 1 型和 2 型为主。HDV 对热、酸、核酸酶、糖苷酶稳定,能被碱和蛋白酶灭活。

(二)传染源

急性、慢性感染患者和 HBV/HDV 携带者,其中以 HBV/HDV 携带者最为重要。

(三)传播途径

丁肝的传播途径与乙肝相似,主要经血或血液制品传播。

(1)经血或血液制品传播。输入 HDV 污染的血液、血制品,使用HDV 污染的注射器等医疗器械是 HDV 最主要的传播途径。我国由于 1998 年颁布《中华人民共和国献血法》，加强血源筛查 HB-sAg,对 HDV 经血及血制品传播亦起到良好的控制作用。西方国家的研究数据表明,直接外源性的注射用药是 HDV 最危险的传播方式,尤其是在 HBsAg 阳性的人群中。IDUs 是最常见、广泛认知传播丁肝的高危人群。美国华盛顿的一项研究表明,吸毒及共用吸毒工具的人群感染 HDV 的风险最高。中国台湾的一项研究显示,在 HBsAg 阳性的 IDUs 人群中,HDV 感染率高达 91%。

(2)性接触传播。HDV 可以经过性接触传播。西方学者对 HDV 相关危险因素统计分析结果显示,在异性恋者、同性恋者及家庭配偶中,HDV 存在通过性行为传播的风险，其中异性伴侣数量越多，丁肝传播风险越大。中国台湾一项研究显示,自 2007 年以来 HDV 病例多见于男男同性恋者。

(3)母婴传播。HDV 的母婴传播较少见。主要见于 HBsAg 和 HBeAg 双阳性且抗 HDV 阳性的母亲传播婴儿。多数慢性 HDV 携带者血清中 HBV 复制率较低,因而垂直传播较少见。

(4)在日常生活中,含有 HDV 的血液、唾液、精液等污染物,可经破损的皮肤或黏膜进行传播。

(四)易感人群

人群对 HDV 普遍易感,尤其是在乙肝高发区域。

(五)临床表现和潜伏期

1.急性丁肝

丁肝的潜伏期为 3~7 周,表现为 HBV/HDV 联合感染和重叠感染两种类型。联合感染大多数表现为黄疸型,有时见双峰型 ALT 升高,一般相距不到一周,分别表示 HDV 和 HBV 感染。疾病呈自限性,较少转为慢性。重叠感染是 HBsAg 携带者或慢性乙肝患者在原有 HBV 感染的基础上感染了 HDV,临床表现比联合感染重,ALT 升高可达数月之久,约 20%发展成重症或暴发型肝炎。

2.慢性丁肝

慢性丁肝(CHD),其临床表现和组织学改变与乙肝相似。在重叠感染的急性丁肝中,约 50%~90%发展成慢性丁肝,其临床表现更为严重,往往加速肝硬化的进程。

3.HBV/HDV 携带者

部分丁肝感染者无任何临床表现,血清 ALT 和 AST 均在正常范围,为明确是否感染 HDV,可进行 HDV 感染标志物检测。

(六)治疗

HDV 可加速肝脏的病理进程及肝癌进展,尤其是 CHD,目前并无特效药物。基于干扰素疗法的临床试验结果不理想,HDV 药物研发方向正在进行调整和改变,其中治疗性疫苗与抗丁肝化学药物相结合的治疗方式因具有良好的应用和开发前景,受到越来越多的关注。此外,靶向药物的研制也在积极进行中。

二、感染标志物解读

(一)常见标志物及意义

(1) HDAg。HDAg 在病程早期出现,阳性是诊断急性 HDV 感染的直接证据。在病程后期及慢性 HDV 感染中,血清 HDAg 多为阴性,此时可检测肝组织 HDAg。

(2)抗丁肝病毒抗原 IgM 抗体(抗 HDV-IgM)。抗 HDV-IgM 阳性是现症感染的标志。抗 HDV-IgM 在 HDV 急性感染期间可维持 2~20 周,用于早期诊断。

(3) 抗丁肝病毒抗原抗体(抗 HDV)。丁肝总抗体,主要为 IgG 抗体,常见于恢复期,可作为诊断慢性 HDV 感染的血清学标志。高浓度抗 HDV 提示感染持续存在,低浓度提示感染处于静止或终止状态。

(4) HDV RNA。诊断 HDV 感染的最直接依据是检测血清或肝组织中是否存在 HDV RNA。

(二)感染标志物的检测

HDV 感染标志物的检测应使用符合国家质控标准的诊断试剂盒,根据各厂家生产的试剂盒详细使用说明操作即可,一般操作步骤如下。

1.HDAg 的检测

(1)原理

采用 ELISA 双抗体夹心法。

(2)操作程序

1)标准品的稀释与加样:在酶标包被板上设标准品孔 10 孔,在第一、第二孔中分别加标准品 100μL,然后在第一、第二孔中加标准品稀释液 50μL,混匀;然后从第一、第二孔中各取 100μL 分别加到第三孔和第四孔, 再在第三、第四孔分别加标准品稀释液 50μL,混匀;然后在第三孔和第四孔中先各取 50μL 弃掉,再各取 50μL 分别加到第五、第六孔中,再在第五、第六孔中分别加标准品稀释液 50μL，混匀；混匀后从第五、第六孔中各取 50μL 分别加到第七、第八孔中，再在第七、第八孔中分别加标准品稀释液 50μL，混匀后从第七、第八孔中分别取 50μL 加到第九、第十孔中，再在第九、第十孔分别加标准品稀释液 50μL，混匀后从第九、第十孔中各取 50μL 弃掉。（稀释后各孔加样量都为 50μL，浓度分别为 9U/L，6U/L，3U/L，1.5U/L，0.75U/L）。

2）加样：分别设空白孔（空白对照孔不加样品及酶标试剂，其余各步操作相同）、待测样品孔。在酶标包被板上待测样品孔中先加样品稀释液 40μL，然后再加待测样品 10μL（样品最终稀释度为 5 倍）。将样品加于酶标板孔底部，尽量不触及孔壁，轻轻晃动混匀。

3）温育：用封板膜封板后置 37℃温育 30 分钟。

4）配液：将 20 倍浓缩洗涤液用蒸馏水 20 倍稀释后备用。

5）洗涤：小心揭掉封板膜，弃去液体，甩干，每孔加满洗涤液，静置 30 秒后弃去，如此重复 5 次，拍干。

6）加酶：每孔加入酶标试剂 50μL，空白孔除外。

7）重复上述温育和洗涤过程。

8）显色：每孔加入显色剂 A、B 液各 50μL，轻轻震荡混匀，37℃避光显色 15 分钟。

9）终止：每孔加终止液 50μL，终止反应（此时蓝色立转黄色）。

10）测定：以空白孔调零，450nm 波长依序测量各孔的 OD 值。测定应在加终止液后 15 分钟以内进行。

（3）结果判定

临界值计算：临界值=阴性对照孔 OD 均值×2.1。（阴性对照孔 OD 值低于 0.05 者按 0.05 计算）。

阳性判定：样品 OD 值≥临界值为阳性。

阴性判定:样品 OD 值<临界值为阴性。

2.抗 HDV-IgM 的检测

(1)原理

采用 ELISA 抗体捕捉法。

(2)操作程序

1)编号:将样品对应微孔按序编号,每板应设阴性对照 2 孔、阳性对照 2 孔、空白对照 1 孔(空白对照孔不加样品及酶标试剂,其余各步操作相同)。

2)加样:分别在阴性、阳性对照孔加入阴性对照、阳性对照 50μL。在酶标包被板上待测样品孔中先加样品稀释液 40μL,然后再加待测样品 10μL。将样品加于酶标板孔底部,尽量不触及孔壁,轻轻晃动混匀。

3)温育:用封板膜封板后置 37℃温育 30 分钟。

4)配液:将 30(48T 的 20 倍)倍浓缩洗涤液加蒸馏水至 600mL 备用。

5)洗涤:小心揭掉封板膜,弃去液体,甩干,每孔加满洗涤液,静置 30 秒后弃去,如此重复 5 次,拍干。

6)加酶:每孔加入酶标试剂 50μL,空白孔除外。

7)重复上述温育和洗涤过程。

8)显色:每孔加入显色剂 A、B 液各 50μL,轻轻震荡混匀,37℃避光显色 15 分钟。

9)终止:每孔加终止液 50μL,终止反应(此时蓝色立转黄色)。

10)测定:以空白孔调零,450nm 波长依序测量各孔的 OD 值。测定应在加终止液后 15 分钟以内进行。

(3)结果判定

临界值计算:临界值=阴性对照孔 OD 均值×2.1。(阴性对照孔 OD 值低于 0.05 者按 0.05 计算)

阳性判定:样品 OD 值≥临界值为阳性

阴性判定:样品 OD 值<临界值为阴性

3.抗 HD 的检测

(1)原理

采用 ELISA 双抗原夹心法。

(2)操作程序

1)加样:分别设空白孔(空白对照孔不加样品及酶标试剂,其余各步操作相同)、待测样品孔。在酶标包被板上待测样品孔中先加样品稀释液 40μL,然后再加待测样品 10μL(样品最终稀释度为 5 倍)。将样品加于酶标板孔底部,尽量不触及孔壁,轻轻晃动混匀。

2)温育:用封板膜封板后置 37℃温育 30 分钟。

3)配液:将 30 倍浓缩洗涤液用蒸馏水 30 倍稀释后备用。

4)洗涤:小心揭掉封板膜,弃去液体,甩干,每孔加满洗涤液,静置 30 秒后弃去,如此重复 5 次,拍干。

5)加酶:每孔加入酶标试剂 50μL,空白孔除外。

6)重复上述温育和洗涤过程。

7)显色:每孔加入显色剂 A、B 液各 50μL,轻轻震荡混匀,37℃避光显色 10 分钟。

8)终止:每孔加终止液 50μL,终止反应(此时蓝色立转黄色)。

9)测定:以空白孔调零,450nm 波长依序测量各孔的 OD 值。测定应在加终止液后 15 分钟以内进行。

(3)结果判定

临界值计算:临界值=阴性对照孔 OD 均值×2.1。(阴性对照孔

OD 值低于 0.05 者按 0.05 计算）

阳性判定:样品 OD 值≥临界值为阳性

阴性判定:样品 OD 值<临界值为阴性

4.HDV RNA 的检测

一般采用逆转录-巢式聚合酶链反应(RT-nested PCR)检测方法。

三、自然史和流行现状

(一)自然史

1. 急性丁肝的病程进展

急性丁肝的病程进展与发生感染时 HBV 的感染状态紧密相关。

急性丁肝表现为联合感染时,常表现为非显性、自限性病程经过,较少进展为慢性。初期 ALT 急剧升高(大于 1000mIU/mL),一段时期内血清 HDV RNA 和 HBsAg 阳性,可见一过性的抗 HDV-IgM、抗 HDV 升高。暴发性 HBsAg 阳性肝炎常见于重叠感染患者,IDUs 的联合感染患者中亦可出现。

急性丁肝表现为重叠感染时,在无症状的 HBsAg 携带者中,往往无明显的病理损伤,一般可以痊愈。然而这一人群也存在发展为重症肝病的可能。在 HBsAg 阳性的乙肝患者中,临床症状明显、进展急剧,ALT 升高超过 1000 mIU/mL,血清 HDV RNA 可持续数月,抗 HDV-IgM 可持续 6 个月及以上;85%以上的病例 HDV 复制活跃,继而发展为严重的慢性丁肝。在乙肝慢性患者或暴发性 HBsAg 阳性肝炎的基础上,丁肝常迅速进展为肝硬化,并导致较高的肝相关疾病的发生率和死亡率。

2.慢性丁肝的病程表现

慢性丁肝的病程表现差异较大。重叠感染的慢性丁肝一经形成,5 年内约 40%的病例形成肝硬化,在此病理基础上,5 年病死率在 20%~70%之间。据统计,约 15%的慢性丁肝患者,在初次暴露 HDV 6~12 个月形成肝功能衰竭,常见于 HDV 联合感染和 HDV 感染的 IDUs 人群。

(二)流行现状

目前公认的 HDV 流行(感染)现状是以 HBsAg 阳性肝病患者为基本人群开展流行病学调查进行估算的，世界范围内大约有 1500 万~2000 万人口遭受着 HBV/HDV 共同感染所造成的肝相关疾病的困扰。近年来,越来越多的研究发现,HDV 存在与 HCV 和 HIV 单独或共同感染的现象,在 IDUs 人群中更常见,防控形势不容乐观。

自 20 世纪 70 年代末至 80 年代初,HDV 被发现并确证以来,其流行现状与 HBV 感染流行分布一致，呈现世界范围内广泛分布。基于早期的调查结果,在 HBV 低流行区域,HDV 流行也较低,因而学术界也存在 HBV 高发区域,HDV 亦高发的观点。伊朗、喀麦隆等 HBV 流行率较高国家的研究数据显示,HDV 的流行率亦较高。土耳其东部地区的一项调查表明,282 例乙肝患者中抗 HDV 阳性率高达 45.5%。此外,在中欧地区如意大利、南美地区如巴西,HDV 的流行率亦处于较高水平。然而 HDV 真实流行情况并非完全如此,韩国尽管存在稳定的 HBsAg 携带者人群这一有利于 HDV 感染的条件，但自 2008—2010 年间收集的来自整个国家 HBsAg 人群信息显示,抗 HDV 仅为 0.32%,即 HDV 在韩国处于较低感染水平。在

HBV 流行率较低的地区,如北欧地区,对其高危人群的 HDV 感染情况调查表明,HDV 流行率已达到 5%左右。结合以上研究数据提示 HDV 与 HBV 的流行分布并非完全一致,存在地区差异。

近年来,IDUs 作为 HDV 高危人群引起欧美国家高度重视。美国的一项研究示警,IDUs 人群在北美及欧洲的再度活跃可能预示着 HDV 存在全球蔓延的风险。此外,由移民 HDV 感染造成的本土 HDV 流行率居高不下的事实增加了各国 HDV 流行的风险。澳大利亚昆士兰的一项研究显示,调查样本中抗 HDV 阳性率为 4.1%,主要是由非洲移民造成。除上述面临的主要困境外,得益于 HBV 疫苗的广泛使用,HDV 防控取得一定成绩。意大利、西班牙、土耳其等国家开展的 HDV 监测结果显示, 抗 HDV 阳性率已出现了显著的下降趋势;然而在巴西亚马孙区域,抗 HDV 阳性率仍高达 41.9%。这种现象可能与各地区 HDV 不同基因型有关。

在中国, 既往对全人群 HDV 流行现状抽样调查结果显示,人群抗 HDV 阳性率为 1.2%,主要集中在中西部地区,东部调查省市并未检出。然而全人群的数据并不能真实反映 HDV 的感染现状及严重程度。广东开展的一项调查收集 2005—2011 年间当地医院所有慢性乙肝病例,发现 6.5%的慢性乙肝患者存在 HDV 感染,提示广东地区慢性乙肝患者存在较高的 HDV 感染率。当前,上述类型研究在中国开展相对较少,数据证据缺乏,亟须开展系统、详尽的流行病学调查以明确 HDV 在中国的真实流行现状。

四、诊断标准

丁肝的诊断依据流行病学资料、临床表现和实验室检查(包括感染标志物和肝功能检查等)进行综合诊断,确诊依据患者血清和

(或)肝组织中 HDV 和 HBV 标志物的检测。

(一)诊断条件

1. 流行病学史

(1)既往无 HBV 感染史。6 个月内接受过血及血制品、或有其他医源性感染 HBV 和 HDV 的可能性、生活中同其他 HBV 感染者有密切接触(尤其是性接触)等。符合该病史者提示急性 HBV 与 HDV 同时感染的可能性。

(2)既往有慢性 HBV 感染史。6 个月内接受过血及血制品、或有其他医源性感染 HBV 和 HDV 的可能性、生活中同其他 HDV 感染者有密切接触(尤其是性接触)等。符合该病史者提示慢性 HBV 感染的基础上重叠急性 HDV 感染的可能性。

2. 临床表现

(1)乏力、食欲不振、恶心、呕吐、腹胀、肝区不适或隐痛、尿黄、眼黄等。急性患者可有肝大、触痛或叩痛;慢性患者可有脾大、肝掌、蜘蛛痣等。

(2)HBV 与 HDV 同时感染: 成年急性 HBV 和 HDV 感染大多数表现为自限性肝炎经过。急性丁肝的症状体征与急性乙肝的症状体征重叠出现,不能区分。如急性乙肝患者有血清 ALT 和胆红素的双相升高,应怀疑为 HBV 与 HDV 的同时感染。

(3)HBV 与 HDV 重叠感染:慢性 HBV 感染者突然出现病情活动或加重,或迅速发展为重型肝炎,应考虑重叠感染 HDV 的可能性。

3. 实验室检测

(1)血清 ALT 升高。

(2)HDV 感染标志物检测

血清 HDAg 阳性、血清 HDV RNA 阳性、血清抗 HDV 阳性、血清抗 HDV-IgM 阳性、肝组织 HDAg 阳性、肝组织 HDV RNA 阳性。

(3)HBsAg 阳性。

(二)诊断

1. 疑似诊断丁型肝炎病例

符合下列任何一项可诊断:

(1)流行病学史、临床表现、血清 ALT 升高和 HBsAg 阳性。

(2)临床表现、血清 ALT 升高和 HBsAg 阳性。

(3)临床表现和 HBsAg 阳性。

2. 确诊丁型肝炎病例

(1)疑似诊断病例和 HDV 感染标志物检测任一阳性。

(2)急性丁肝与急性乙肝同时感染。

符合下列任何一项可诊断:

1)流行病学史(1)、临床表现(1)和(2)、血清 ALT 升高、HBsAg 阳性和 HDV 感染标志物检测任一阳性。

2)流行病学史(1)、血清 ALT 升高、HBsAg 阳性和 HDV 感染标志物检测任一阳性。

3)流行病学史(1)、HBsAg 阳性和 HDV 感染标志物检测任一阳性。

4)临床表现(2)和 HDV 感染标志物检测任一阳性。

(3)急性丁肝与慢性乙肝重叠感染。

符合下列任何一项可诊断:

1)流行病学史(2)、临床表现(1)和(3)、血清 ALT 升高、HBsAg 阳性和 HDV 感染标志物检测任一阳性。

2)流行病学史(2)、血清 ALT 升高、HBsAg 阳性和 HDV 感染标志物检测任一阳性。

3)流行病学史(2)、HBsAg阳性和HDV感染标志物检测任一阳性。

4)临床表现(3)和HDV感染标志物检测任一阳性。

五、疫情报告

丁肝疫情报告方式、方法及标准等参照本书乙肝疫情报告部分。

六、HDV的预防与控制

HDV是HBV的卫星病毒，这一特性决定了HBV的预防控制措施对HDV防控的适用性和有效性。目前,HDV的研究集中在治疗领域,并无预防性疫苗,因而主要依托HBV疫苗降低HBV感染所取得的成果,达到减少HDV感染的目的。当前更为重要的是在HBsAg阳性肝病患者或其他高危人群中积极开展HDV的检测和常规监测工作,了解具体的HDV感染分布情况,明确疾病负担,建立并形成相应的防治和管理体系。

HDV的预防与控制参考本书乙肝相关内容。

第五章
戊型病毒性肝炎

一、病原学

（一）病毒概况

戊型病毒性肝炎（HE，简称戊肝），是由戊型肝炎病毒（HEV）引起的急性传染病，主要经粪-口途径传播，常引起暴发或流行，孕妇戊肝的死亡率高达25%，故通常认为戊肝的危害高于甲肝。

HEV属戊型肝炎病毒科（hepeviridae）戊型肝炎病毒属（hepevirus）。这是一种无囊膜的单股正链RNA病毒，二十面体对称，圆球形状颗粒，无包膜，直径为27~34nm，内部呈现两种不同形态：一种内部致密，为完整的病毒颗粒；另一种内部含电荷透亮区，为不含完整基因组的病毒颗粒。1983年采用免疫电镜在患者粪便中观察到HEV，1989年通过分子克隆技术获得HEV cDNA。现认为HEV是α病毒亚组成员。

HEV在碱性环境下较稳定，对高热、氯仿、氯化铯敏感。

HEV基因组全长7.5kb，全基因组含有3个相互重叠的开放读码框架ORF1、ORF2和ORF3。其中ORF1编码的1693个氨基酸多肽，位于基因组5′端，可识别甲基转移酶、木瓜蛋白酶、解旋酶和RNA依赖的RNA聚合酶。此外，还存在碱基配对的超变区域。ORF2编码的660个氨基酸多肽，为病毒主要结构蛋白，组成病毒衣壳；ORF3编码123个氨基酸小肽，并与ORF1和ORF2重叠。

HEV不稳定，经超速离心、反复冻融易降解，4℃或-20℃下易被破坏。在碱性环境中较稳定，Mg^{2+}和Mn^{2+}对其完整性有一定保护作用。

目前已发现黑猩猩、多种猴类、家养乳猪等对HEV易感，HEV

可在多种猴类中传播，连续传代后毒力无改变。用于实验性感染HEV的动物主要有非人灵长类动物、猪及大鼠，其中最常用的动物模型是非人灵长类动物，如黑猩猩、绒猴和鼠猴等。

戊肝发病机制尚不清楚，可能与甲型肝炎相似。细胞免疫是引起肝细胞损伤的主要原因。HEV经消化道侵入人体后，在肝脏复制，从潜伏期后半段开始，HEV开始在胆汁中出现，随粪便排出体外，并持续至起病后1周左右。同时病毒进入血流导致病毒血症。

（二）传染源及传播途径

1.传染源

戊肝的传染源主要为患者和动物，具体为：

（1）患者。戊肝患者可分为临床型和亚临床型两类。临床型包括急性黄疸、急性无黄疸和重型肝炎，在症状出现前1周就可从患者的粪便中检出HEV，一般在发病后2周传染性消失，这些患者在潜伏期末和急性发病早期传染性最强。亚临床型和隐性感染者也可随粪便排出HEV。戊肝一般不发展为慢性，多数患者于病后4~6周恢复，但若重叠感染其他型肝炎，则病情加重。

（2）动物。戊肝是一种人兽共患性传染病。近几年来的研究资料表明，HEV不仅可侵犯人类，而且可在动物中广泛分布和传播。屠宰场工人和猪肉销售者HEV抗体阳性率明显高于一般人群，提示猪可能是人群感染HEV的传染源。此外，在许多其他的动物（如鸡、猴、猫、狗、牛、羊和啮齿类动物）中也发现抗HEV阳性，且在同一地区分离到的人、猪及其他动物的HEV分离株在基因核苷酸序列上有高度的同源性。HEV的宿主范围、地理分布和动物自然宿主研究均提示，动物自然宿主与人类戊肝有密切的联系。

2.传播途径

戊肝主要通过粪-口途径传播,以饮水污染造成流行居多。

(1)经水传播。戊肝常为水型流行,主要是粪便污染水源所致。戊肝经水传播主要有两种类型:一是暴发流行型,由于水源被一次性污染而引发,可持续几周,流行曲线为单峰型,病例集中在最短和最长潜伏期之间。例如,1955 年 12 月至 1956 年 1 月 20 日,印度新德里由于水源污染引起戊肝暴发流行,约 29 000 人发病,几乎遍及新德里全邦。另一类型是持续流行型,由于水源被持续性污染所致,可持续几个月或更长时间。如 1986 年 9 月至 1988 年 4 月,我国新疆南部地区发生水源持续污染所致的戊肝持续流行,共计发病 119 280 例,死亡 707 例,其中 414 例为孕妇,是迄今世界上最大规模的一次戊肝流行。

(2)经食物传播。食物在生产和加工过程中被 HEV 污染,可导致食物型戊肝暴发。世界各地已有多起食物型戊肝暴发的报道,多为集体聚餐时吃了被污染的食物引起。在日本冲绳两家医院的 32 例散发性戊肝患者中,有 25 例(78%)曾在发病前 2~8 周食用未煮熟的猪肝和猪肠。另有报道,从食用鹿肉后发生戊肝的患者中分离到与残余鹿肉中检测出的相同病毒。食源性传播也是散发型戊肝的主要模式。

(3)日常生活接触传播。戊肝也可通过日常生活接触传播,主要是戊肝患者粪便污染外环境或日常生活用品所致。戊肝有家庭聚集现象,戊肝患者的家庭成员 HEV 阳性率高,家庭接触者的二代发病率显著高于一般人群,但接触传播率明显低于甲肝。

(4)有报道 HEV 感染可通过母婴垂直传播。HEV 感染的母亲其新生儿血样或脐带血中可检测出 HEV RNA。近几年也有报道 HEV 可通过血液传播,献血员中有较高的 HEV 感染率,静脉内注射吸毒者、血液透析患者抗 HEV 阳性率高于一般人群。

戊肝的传染源和传播途径虽与甲型肝炎相似,但有如下特点:①暴发流行均由于粪便污染水源所致,散发多由于不洁食物或饮品所引起;②隐性感染多见,显性感染主要发生于成年;③原有慢性 HBV 感染者或晚期孕妇感染 HEV 后病死率高;④大多流行区有春、冬季高峰;⑤抗 HEV 多在短期内消失,少数可持续 1 年以上。

(三)临床表现

戊肝病毒血症期短暂,主要在潜伏期和急性期早期,黄疸出现前(平均 5 天)粪便可排泄病毒,黄疸出现后 2~3 周逐渐消退。特征性表现如下:无其他原因可解释的持续乏力、食欲减退或其他消化道症状和(或)肝大伴有触痛或叩击痛;尿黄、皮肤巩膜黄疸,并排除其他疾病所致的黄疸;肝衰竭患者表现为乏力、消化道症状、黄疸等临床表现进行性加重,并可出现腹腔积液和(或)神经精神症状(表现为烦躁不安,定向力障碍,甚至神志不清、嗜睡、昏迷)。该病具体临床表现多种多样,大多为急性肝炎(包括急性黄疸型肝炎和急性无黄疸型肝炎),少数可进展严重肝功能损伤,甚至肝衰竭。近年来,也有慢性肝炎和肝外表现的报道。宿主因素(年龄、妊娠、基础肝病、免疫功能等)和病毒因素(基因型、病毒载量、混合感染等)共同决定 HEV 感染的严重程度。

戊肝的主要临床经过呈急性过程与甲肝相似, 但黄疸前期较长,平均 10 天,症状较重,自觉症状至黄疸出现后 4~5 天才开始缓解,病程较长。部分急性 HEV 感染可导致严重的肝损伤,甚至急性肝衰竭(0.5%~4%),多见于中晚期妊娠患者、老年患者及存在基础慢性肝病的患者。如 HBV 慢性感染者重叠戊肝时病情较重,可形成慢加急性肝衰竭,死亡率高。孕妇感染 HEV 的风险较高,尤其妊娠中晚期,容易发生肝衰竭。而老年患者通常病情较重,病程较长,病死率较高。

过去认为戊肝无慢性化过程,也无慢性携带状态。但近年来临床观察、流行病学调查和肝组织学检查均发现,3%~10%的急性戊肝患者可有病程超过6个月的迁延现象。因此,近年来越来越多的学者提出慢性戊肝的概念,即ALT持续升高,血液或粪便中HEV RNA持续存在超过6个月。尤其在实体器官移植、HIV感染和血液系统恶性肿瘤等患者中,由于免疫功能低下,不能彻底清除病毒而形成慢性化。最常见的症状包括乏力、腹泻、关节痛、体重下降、腹痛、黄疸、瘙痒、发热、恶心。慢性戊肝可导致持续的ALT升高和肝组织炎症,与急性戊肝相比,ALT升高通常是轻度的,可自发缓解,约10%的患者可进展至肝硬化。

近年来,HEV感染引起的肝外表现也有报道,包括神经系统疾病、急性胰腺炎、血液系统疾病(血小板减少症、溶血、再生障碍性贫血)、肾脏疾病(膜性肾小球肾炎、膜增生性肾小球肾炎)等。在许多病例报道中,肝外表现常伴随明显的肝损伤。目前尚不清楚肝外表现是由病毒引起,还是免疫复合物介导的肝外损伤,抑或是两者兼有的肝外疾病。

(四)潜伏期

戊肝的潜伏期为10~60天,平均40天,通常比甲肝的潜伏期长。

(五)治疗原则

戊肝一般为自限性,多可完全康复。以一般治疗及对症支持治疗为主,故治疗原则均以足够的休息、合理饮食,辅以适当药物,避免饮酒、过劳和损害肝脏药物。急性期应进行隔离,症状明显及有黄疸者应卧床休息,恢复期可逐渐增加活动量,但要避免过劳。饮食宜清淡易消化,适当补充维生素,热量不足者应静脉补充葡萄糖。避免饮酒和应用损害肝脏药物,辅以药物对症及恢复肝功能,药物不宜太多,以免加重肝脏负担。

1.急性戊肝治疗

急性戊肝参照上述治疗原则,一般不采用抗病毒治疗。但有研究报道,利巴韦林治疗急性戊肝可改善临床症状,缩短症状期。由于急性戊肝一旦进展至急性肝衰竭,病死率较高,对这部分人群或发生肝衰竭的高危人群,利巴韦林治疗可明显获益。此外,免疫功能低下的患者易发展成慢性戊肝,建议早期给予抗病毒治疗。

2.慢性戊肝治疗

实体器官移植的患者,约 60%发展成慢性戊肝,最主要的影响因素是使用他克莫司等免疫抑制剂。免疫抑制药物减量可使 1/3 患者获得 HEV 清除;若不能清除病毒,则需要进一步抗病毒治疗。总之,对慢性戊肝的抗病毒治疗,仍需积累更多的临床经验,以便制定更好的治疗方案。

二、感染标志物解读

(一)戊肝抗原抗体系统

戊肝抗原(HEVAg)主要定位于肝细胞质,血液中检测不到,采用免疫组织化学方法可在约 40%戊肝病例肝组织标本中发现 HEVAg。戊肝抗体(抗 HEV)系统包括抗戊肝病毒抗原 IgM 抗体(抗 HEV-IgM)和抗戊肝病毒抗原 IgG 抗体(抗 HEV-IgG)。

抗 HEV-IgM 在发病初期产生,是近期 HEV 感染的标志,大多数在3个月内阴转。抗HEV-IgG在急性期滴度较高,恢复期则明显下降。如果抗HEV-IgG滴度较高,或由阴性转为阳性,或由低滴度升为高滴度,或由高滴度降至低滴度甚至阴转,均可诊断为HEV感染。抗HEV-IgG持续时间报道不一,较多认为于发病后6~12个月阴转,亦有报道持续几年甚至十多年,不同病例差异较大。少数戊肝患者始终不产生抗HEV-IgM和抗HEV-IgG,两者均阴性时不能完全排除戊肝。

目前国内主要采用EIA试剂盒检测抗HEV-IgG和IgM抗体,试剂盒应获得国家食品药品监督管理局的批准。要求使用符合质控标准的试剂盒,根据各厂家生产的试剂盒详细使用说明操作即可,一般操作步骤如下:

1. EIA试剂盒检测抗HEV-IgG抗体

(1)原理

将化学合成的多肽或基因工程表达的抗原固定于固相微量反应板中,待检血清或血浆经样品稀释液稀释后与包被抗原共同孵育,样品中的特异性抗体与HEV抗原结合形成抗原抗体复合物,洗涤后去除未结合的物质,抗原抗体复合物与加入的酶标记的抗人IgG抗体结合,形成抗原抗体和抗人IgG抗体的复合物,洗涤后去除未结合的酶标记的抗人IgG抗体,加入底物显色,根据颜色深浅判断样品中是否含有抗HEV-IgG抗体。

(2)试剂盒组成

1)固相微量反应板:微孔中包被有适当浓度的化学合成多肽或基因工程表达的HEV抗原,该抗原多为HEV ORF2和ORF3的抗原片段。真空干燥后保存在2℃~8℃。

2)阴性对照:正常人血清或血浆。

3)阳性对照:含有抗 HEV 特异性抗体的血清或血浆。

4)样品稀释液:含有灭活的正常山羊血清、牛白蛋白及稳定剂等的 Tris 缓冲液。

5)浓缩洗涤液:含吐温-20 的磷酸盐缓冲液,使用时按要求的倍数进行稀释。

6)酶结合物:含辣根过氧化物酶标记的抗人-IgG 抗体,使用前按要求进行稀释。

7)底物液缓冲液:为无色澄清液体。

8)底物:TMB 缓冲液或邻苯二胺(OPD)干粉、片剂。若为 OPD,使用前 15 分钟按要求用底物缓冲液将其完全溶解。

9)终止液:0.5~2mol/L 的硫酸。

(3)操作步骤

1)将试剂盒或待测样品在室温平衡 30 分钟。

2)按试剂说明书的要求设置空白、阴性及阳性对照。按要求在微孔加入样品稀释液,然后分别加入待测样品、阴性及阳性对照。轻微震荡使稀释液和样品混匀,在 37℃的温箱中按试剂说明书的要求孵育一定时间。

3)配制洗涤液,按要求进行洗涤,然后再吸干微孔中残留的液体。

4)按要求配制酶结合物,并将一定量的酶结合物加入各微孔中,轻微震荡后封盖。在 37℃的温箱中按试剂说明书的要求孵育一定时间。

5)按进行操作。

6)配制工作浓度的底物液,若为 OPD,使用前 15 分钟按要求进行配制。在微孔中加入配制好底物液,按要求进行避光显色。

7)加入终止液。

8)用酶标读数仪在要求的波长下读取吸光值。

(4)结果判断

1)结果有效性的判断

每次实验必须按试剂说明书的要求设置一定数量的阴性对照和阳性对照,其检测结果必须符合要求,否则实验无效。

2)CUTOFF 值的计算

按试剂说明书的要求计算每次实验的临界值。

3)结果判断

样品吸光值小于临界值者,判为阴性;样品吸光值大于或等于临界值者,判为阳性。

2.EIA 试剂盒检测抗 HEV-IgM 抗体

抗 HEV-IgM 抗体 EIA 试剂盒除酶标记抗体为抗人-IgM 以外,其他均与检测抗 HEV-IgG 抗体的 EIA 试剂盒相同,因此其反应原理、试剂盒的一般组成、操作步骤以及结果判断均可参见抗 HEV-IgG 抗体检测方法。

(二)HEV RNA

人感染 HEV 后,于潜伏期末期或急性期早期血清和粪便中存在 HEV RNA。此外,个别戊肝患者血清抗 HEV IgM 和 IgG 阴性,但粪便或血清中 HEV RNA 阳性。因此 HEV RNA 检测有助于急性戊肝的诊断。在粪便和血液标本中如采用 RT-PCR 法检测到 HEV RNA, 则可明确诊断戊肝。本法的原理是从被检标本中提取 HEV RNA,逆转录成 HEV cDNA,在相应引物存在下进行扩增,其产物经琼脂糖凝胶电泳,溴化乙啶染色后,置紫外灯下观察,经与标准

分子量DNA比较作出判断,在预期大小的分子量处出现扩增产物条带者判断为阳性,否则为阴性。具体如下:

1.裂解液

异硫氰酸胍 4mol;

柠檬酸钠 25mmol;

十二烷基肌氨酸钠 0.5%。

2.巯基乙醇 0.1mol

饱和酚:氯仿:异戊醇(100:49:1)

取重蒸酚200mL, 加0.2g 8-羟基喹啉, 加入200mL DEPC水(已高压灭菌),充分振摇(约10分钟),静置数小时,吸去水相,再加DEPC水200mL,重复上述步骤,约3~4次,即为水饱和酚。然后按饱和酚:氯仿:异戊醇100:49:1配制。

3.DEPC水

取100mL纯水,加0.2mL焦碳酸二乙酯,剧烈振荡1小时,再室温振荡过夜,然后高压灭菌。

4. RNA酶蛋白质抑制剂(Rnasin)

5. dNTPs dATP、dGTP、dCTP、dTTP

6.引物 1对外引物(OP1、OP2),1对内引物(IP1、IP2)。根据需要扩增片段设计引物

7. TaqDNA聚合酶及AMV逆转录酶

8. 10×Taq酶缓冲液

MTris-HCL pH8.3 10mL;

5M KCL20mL;

150mM MgCl21.5mL;

DEPC水68.5mL;

明胶 10mg。

混匀后高压消毒。

9.操作程序

(1)HEV RNA 提取(异硫氰酸胍一步法):待检标本 100μL、加裂解液 500μL,充分混匀,于 60℃水溶 10 分钟,其间翻转混匀 2 次,加600μL 饱和酚,氯仿:异戊醇(49:1),充分混匀,4℃离心 12 000~14 000r/min 10 分钟,取上相(注意:只吸水相,切勿多吸),加 1mL -20℃预冷的无水乙醇,置-20℃过夜,或-70℃60 分钟,4℃离心 12 000~14 000r/min 15 分钟,弃上清,加-20℃预冷的 75%乙醇 500μL,翻转 2次,4℃离心 12 000~14 000r/min 10 分钟,弃上清,室温风干,加含0.5μL RNASIN 的无菌水 40μL,反复吹打使 RNA 溶解。

(2)逆转录及第一轮 PCR:先按标本数配制所需反应液总量(一般每份被检标本所需的各种试剂量如下:10× Taq 酶缓冲液5μL,dNTPs 4μL,OP1、OP2 各 3μL,AMVRT 2μL,Taq DNA 聚合酶2μL,混匀,按每反应管 15μL 分装,然后各反应管加相应的 RNA 提取液 35μL,混匀,石蜡封顶,42℃转录 30 分钟,预变性 94℃ 5 分钟后进行 PCR 循环,循环参数为 94℃ 60 秒,55℃ 60 秒,72℃ 60 秒,共 35 个循环,最后 72℃延伸 5 分钟。

(3)第二轮 PCR:先按标本数配制所需反应液总量(一般每份被检标本所需的各种试剂量如下:10×Taq 酶缓冲液 5μL,dNTPs 4μL、IP1、IP2 各 3μL,Taq DNA 聚合酶 1μL,DEPC 水 30μL,混匀,石蜡封顶,预变性 94℃3 分钟后,进行 PCR 循环,循环参数为 94℃ 60 秒,50℃ 60 秒,72℃ 60 秒,共 35 个循环,最后 72℃延伸 5 分钟。

10.注意事项

(1)据国内外文献报道,HEV 不同的基因片段,其变异率不同。

因此所用引物必须用 PCR 引物智能设计软件包设计和优选，确定最佳的特异性引物。

（2）样品处理方法直接影响本法的灵敏度，因此选择合理的、科学的样品处理方法极为重要。在提取过程中注意待检标本与裂解液充分混匀；用饱和酚氯仿异戊醇提取时也应充分混匀，离心后取上相（即水相），切勿多吸；用于沉淀 RNA 的无水乙醇需置-20℃预冷；用 75%乙醇洗 RNA 时，切勿吹打；在弃上清时勿将 RNA 同时弃去。

（3）引物用量、Taq DNA 聚合酶及 AMV 逆转录酶用量、dNTPs 浓度、循环参数等均需优选，确定最佳的试验条件。

（4）在操作过程中，应将全部试剂置于冰盒内。

（5）操作人员应戴手套，所有器皿需经灭菌处理，在操作过程中应防止交叉污染，以免出现假阳性。

11.结果判定

取扩增产物 10μL，加入 1.5%琼脂糖凝胶（含溴酚乙锭 0.5μg/mL）的样品槽内，电泳后，置紫外灯下观察结果，经与标准分子量DNA及阴、阳性和空白对照比较，在预期大小的分子量处出现扩增条带，与阳性对照一致，但阴性对照和空白对照无条带，则判定为阳性，否则为阴性。

12.临床意义

由于急性戊肝患者于潜伏期末期和急性期早期，在其血清和粪便中存在 HEV，因此 RT-PCR 法可作为急性戊肝的诊断指标之一，但鉴于多数戊肝患者的病毒血症和粪便排出 HEV 时期相对较短，因此，对于 RT-PCR 法检测阴性的病例，应结合血清抗 HEV ELISA 法检测结果进行综合评价。此外，本法可用于 HEV 血症及粪便排毒规律的研究。

三、自然史和流行现状

(一)自然史

戊肝以散发、聚集和暴发的形式发病。散发性急性肝炎病例中年龄占比各地不相同:在东南亚各国的散发性急性肝炎病例,成人中戊肝 18%~88%,儿童中占 3.3%~58.3%。Khuroo 报道了印度发性急性肝炎病例中大部分患者为非甲非乙型肝炎,孟买成人病例中戊肝占 52%,儿童为 24%;新德里成人为 53.8%,儿童为 28%,南部地区成人为 61.2%,儿童为 13.3%。

印度报道急性散发性肝炎中非甲非乙型肝炎占 70%,其中大部分为 HEV 感染,儿童为 42.8%,孕妇为 88.9%,巴基斯坦为 47.3%,埃塞俄比亚 110 名急性散发性肝炎中 33%为 HEV 感染,孕妇中 HEV 感染占 59%,埃及 261 名 1~11 岁儿童散发性急性肝炎病例中 HEV 感染占 22%;我国港台地区急性肝炎中 HEV 感染分别为 16.5%和 16.3%。据北京医科大学在北京、西安、沈阳、长春、青岛、武汉、杭州、深圳、拉萨等 11 个城市的 1819 例急性散发性肝炎病例中发现,HEV 感染占比例从 3.4%到 20%(沈阳),平均为 8.6%,发病年龄 20~59 岁占 86.4%,男女比例 2.3:1,呈秋冬季高峰,病死率为 2.5%,上海市 1993—1994 年的 23 550 例散发性急性肝炎病例中戊型肝炎占 15%~20%,有明显的春冬季高峰。天津市 2004—2013 年戊肝平均发病率为 2.48/10 万,其中 50~59 岁组发病率最高,为 5.67/10 万。

(二)地区分布

戊肝呈世界性分布,主要流行于亚洲、非洲和中美洲发展中国家。在亚洲,主要流行于印度、尼泊尔、巴基斯坦、阿富汗、缅甸、印度尼西亚、泰国、日本、中国、苏联中亚地区和黎巴嫩等;在非洲,主要流行于阿尔及利亚、突尼斯、埃塞俄比亚、苏丹、索马里、赞比亚和尼日利亚等;在中美洲主要流行于墨西哥。在美国、英国、法国等发达国家,大部分病例为输入性的,大多为戊肝流行区的旅游或探亲者,但近年也有非输入性戊肝发生。近10年来,西方发达国家发现大量无疫区旅行史的本土戊肝病例,以及多种与HEV感染相关的严重并发症和肝外症状。世界各地从家畜和野生动物身上先后发现有HEV感染。目前,世界各地的戊肝流行可分为两种明显不同的模式,即人源型HEV流行和人畜共患型HEV流行。

HEV只有一个血清型,其基因主要分为4型,即1、2、3和4型,各基因型在全球的地理分布有明显的差异。基因1型主要分布于亚洲和非洲等发展中国家;主要来自卫生条件较差的中亚、东南亚、中东等地区,包括我国新疆HEV流行株,引起水源性流行,主要感染男性青壮年,孕妇感染后病死率高达20%;基因2型主要分布于墨西哥和非洲;基因3型在世界各地广泛分布,已经在美国、部分欧洲国家和日本散发的急性戊肝患者和家猪中分离出;基因4型主要分布在亚洲一些国家:我国主要为3型和4型,是我国饲养的猪及我国人群散发HEV感染的优势基因型,容易感染老年及免疫力低下人群。1型和和2型通常只感染人,而3型和4型可感染人和动物,尤其是猪,这两型引起的戊肝通常认为是人畜共患病。

具体来说,人源型戊肝流行主要见于公共卫生保障不足的欠发达地区，多由 HEV 基因 1 型引起;HEV 基因 2 型流行仅见于墨西哥和非洲部分地区。在南亚和非洲,每隔几年,在大暴雨和洪水季节后,或在炎热干燥的夏季,因生活用水被粪便污染导致戊肝水型流行,持续时间从几周到超过 1 年不等,常累及逾万人;男性病例数常是女性的 2~5 倍；主要是青壮年发病,15~35 岁年龄组的发病率最高,病死率约为 1%~3%;孕妇病死率高 10%~25%,大多出现于妊娠中晚期,直接死因常为暴发性肝衰竭和分娩并发症(如子痫或大出血)。在 2007 年乌干达发生的戊肝大暴发中,2 岁以下的婴幼儿的病死率高达 13%。

人畜共患型戊肝分布于世界各地，主要表现为散发及食源性小暴发,尚未见大规模暴发的报道。绝大多数发达地区的本土戊肝与 HEV 基因 3 型感染有关。在日本和我国台湾地区,HEV 基因 3 型和 4 型感染均有报道。在欧洲 HEV 基因 3 型感染导致的戊肝已成为急性肝炎最常见的病因。美国全国血清流行病学调查显示,在 1988—1994 年间,一般人群中的抗 HEV 阳性率为 21%,但只有极少戊肝病例报道。欧美学者报告,有相当一部分被诊断为药物性肝损伤的患者存在 HEV 感染的证据。人畜共患型 HEV 感染多为隐性,不足 5%的感染者会出现临床症状,通常为持续 4~6 周的自限性疾病。与人源型戊肝主要发生于青壮年明显不同,人畜共患型戊肝常见于中老年。

我国人源型和人畜共患型戊肝并存,《中国疾病预防控制信息系统》的统计数字显示，我国戊肝的报告病例数上升趋势明显，2012 年后已超过甲肝成为急性病毒性肝炎的第一大病因。近 20 年来，随着我国整体公共卫生状况的明显改善，主要流行株逐渐从 HEV 基因 1 型转变成基因 4 型，以散发病例和偶发的食源性小暴发为主，全年散发，但在冬春季有一发病小高峰，患者多为中老年男性。在江苏的一项研究显示，散发性戊肝病例中，90%以上与HEV基因4型有关，其余由HEV基因1型引起；一般人群中抗HEV-IgG阳性率为40%，每年感染率为1%~2%，其中仅2%出现较明显的急性肝炎症状。上海周边地区曾发现HEV基因3型感染，且在上海部分养猪场中也分离到HEV基因3型；此外，2011年意大利发生一起HEV基因4型的戊肝暴发，提示有必要在猪的进出口检疫环节采取适当监测措施。

我国是戊肝高发区之一。1992年全国病毒性肝炎血清流行病学调查报告，人群抗HEV流行率平均为17.2%。据我国传染病疫情报告，自2003年以来，戊肝发病呈上升趋势。各地报道的HEV感染率有明显的地域差异：南部地区（四川、广西、浙江、江苏等）抗HEV阳性率最高，达40%左右；中部地区（湖南、湖北、江西、安徽和河南）阳性率约30%，而东北三省及华北地区（北京、天津、内蒙古、河北、山西和山东）阳性率约20%，呈现自南向北逐渐下降趋势。

（三）时间分布

戊肝发生有较明显的季节性，多发生在暴雨与洪水灾害后，雨季和夏季常是聚集性戊肝的高发季节。随着近年来我国经济的发展和卫生设施的改善，戊肝流行已基本控制，但散发性戊肝仍时有发生，且发生于秋冬或冬春。

（四）人群分布

戊肝多发生于青壮年，15~35岁病例占70%以上，多表现为临床型感染；儿童和老人发病较少，多表现为亚临床型或隐性感染。

男性发病率高于女性,尤其是戊肝散发性病例。有调查报道,回、汉、藏族人群中抗 HEV-IgG 阳性率有明显差别,可能与接触家畜的机会及肉类(尤其是猪肉)食用量有关。

人对 HEV 普遍易感。感染 HEV 后可产生 HEV 抗体,该抗体具有中和病毒的作用, 感染后可获得一定的免疫力, 但持续时间短,一般仅 1~2 年。因此在 HEV 呈地方性流行地区,虽然多数人在儿童时期曾感染过 HEV,但到青壮年时期,对 HEV 的免疫力已降至低水平,可再感染 HEV,外来人群戊肝发病率较本地人群高。

四、诊断标准

(一)诊断条件

1.流行病学史

发病前 15~75 天内有不洁饮食(水)史、或有接触戊型病毒性肝炎患者史,或到戊肝高发区或流行区出差、旅游史。

2.临床表现

(1)无其他原因可解释的持续乏力、食欲减退或其他消化道症状和(或)肝大伴有触痛或叩击痛。

(2)尿黄、皮肤巩膜黄疸,并排除其他疾病所致的黄疸。

(3)肝衰竭患者表现为乏力、消化道症状、黄疸等临床表现进行性加重,并可出现腹腔积液和(或)神经精神症状(表现为烦躁不安,定向力障碍,甚至神志不清、嗜睡、昏迷)。

3.实验室检测

(1)血清学检测抗 HEV-IgG 和(或)抗 HEV-IgM 阳性。

(2)血清 ALT 明显升高。

(3)血清 TBIL>17.1μmol/L(10mg/L)和(或)尿胆红素阳性。

(4)凝血酶原活动度 肝衰竭患者的凝血酶原活动度进行性降低至 40%以下。

(5)血清学排除急性甲、乙、丙型肝炎。

(二)诊断原则

依据流行病学史、症状、体征及实验室检查进行综合诊断。因为戊肝的临床表现与其他急性肝炎极其相似，确诊依赖于特异性的血清学检查。

(三)诊断

1.临床诊断

(1)急性戊型病毒性肝炎,无黄疸型:有流行病学史、临床表现、ALT 明显升高及血清学排除急性甲、乙、丙型肝炎。

(2)急性戊型病毒性肝炎,黄疸型:满足条件(1),具有黄疸体征,且 TBIL 异常。

(3)戊型病毒性肝炎,急性肝衰竭:在急性黄疸型戊型病毒性肝炎基础上,起病 14 天内出现 ALT 明显升高和凝血酶原活动度降低。

(4)戊型病毒性肝炎,亚急性肝衰竭:在急性黄疸型戊型病毒性肝炎基础上,起病后 14 天以上至 6 个月出现肝衰竭和凝血酶原活动度降低。

2.确定诊断

(1)急性戊型病毒性肝炎,无黄疸型:符合急性无黄疸型戊型病毒性肝炎临床诊断且 HEV 抗体检测阳性。

(2)急性戊型病毒性肝炎,黄疸型:符合急性黄疸型戊型病毒性肝炎临床诊断且 HEV 抗体检测阳性。

(3)戊型病毒性肝炎,急性肝衰竭:急性肝衰竭型戊型病毒性肝炎临床诊断且 HEV 抗体检测阳性。

(4)戊型病毒性肝炎,亚急性肝衰竭:亚急性肝衰竭型戊型病毒性肝炎临床诊断且 HEV 抗体检测阳性。

五、疫情报告

(一)法定疫情报告

参考本书甲肝部分。

(二)突发公共卫生事件报告

参考本书甲肝部分。

六、聚集性疫情处置

参考本书甲肝部分。

七、戊肝疫苗使用指导

(一)疫苗品种

目前使用的戊型肝炎疫苗是由基因工程大肠埃希菌中表达的戊型肝炎病毒结构蛋白经纯化、复性并加铝佐剂混合制成。每支0.5mL,含纯化重组戊型肝炎病毒抗原30μg。

戊肝疫苗属第二类疫苗,按照“知情同意、自费自愿”的原则进行接种,接种前应签署知情同意书(见附表5-1)。

（二）接种对象

1.推荐对象

适用于16岁及以上易感人群。

2.建议重点人群

用于戊型肝炎病毒感染的重点高风险人群，如畜牧养殖者、餐饮业人员、学生或部队官兵、育龄期妇女、疫区旅行者等。

（三）免疫程序

1.常规接种

按照0、1、6月接种方案进行三次肌内注射，即当天接种第一剂；第一剂接种后1个月接种第二剂；第一剂接种后6个月接种第三剂。

2.应急接种

发生戊肝暴发疫情后，戊肝患者周围的易感者应开展应急接种，建议3天内完成。

（四）接种方法

每人次剂量0.5 mL，于上臂三角肌肌内注射。

（五）接种禁忌

（1）对疫苗任何成分过敏者。

（2）有接种其他疫苗过敏史者。

（3）患血小板减少症或其他凝血障碍者。

（4）对卡那霉素或其他氨基糖甙类药物有过敏史者。

（5）患急性疾病、严重慢性疾病、慢性疾病的急性发作期和发热者。

(6)未控制的癫痫和患其他进行性神经系统疾病者。

(六)与其他疫苗的相互作用

戊肝疫苗不能与其他疫苗在同一注射器内混合。目前没有数据可以评估戊肝疫苗与其他疫苗同时接种的影响。

(七)注意事项

(1)严禁静脉注射。

(2)以下情况者慎用:家族和个人有惊厥史者、患慢性疾病者、有癫痫史者、过敏体质者。

(3)注射现场应备有肾上腺素等药物和其他抢救措施,以备偶有发生严重过敏反应时急救使用。接受疫苗注射者在注射后应在现场观察至少30分钟。

(4)注射器有裂纹、标签不清或失效者、疫苗外观出现异常者均不得使用。

(5)注射前充分摇匀,开启后应立即使用。

(6)注射免疫球蛋白者应至少间隔1个月以上接种本疫苗,以免影响免疫效果。

(7)疫苗中含有硫柳汞成分,极少数过敏体质者接种后可能发生对硫柳汞的过敏反应。

(8)疫苗严禁冻结。

(9)孕妇和哺乳期妇女等特殊人群尚无相关研究数据,应充分权衡利弊后决定是否使用。

(10)药物相互作用:免疫抑制药物可能会降低机体对疫苗的免疫应答。

(11)其他注意事项

使用时除上述提及事项外,可参照所接种疫苗说明书。各项操作规程和疫苗使用原则应严格遵守《预防接种工作规范》的要求。

(八)接种率、不良反应监测与评估

接种戊肝疫苗后,接种单位应按照《预防接种工作规范》的要求,记录疫苗的品种、生产企业、批号、有效期、接种时间、实施接种的人员、受种者等内容,保存时间不得少于5年。

接种戊肝疫苗后,应按照《疑似预防接种异常反应监测方案》的要求,开展疑似预防接种异常反应的监测报告、调查诊断和处置等工作。

附表5–1 戊肝疫苗接种知情同意书

戊肝是由戊型肝炎病毒(HEV)感染所导致的急性病毒性肝炎,是一种严重威胁人类健康的法定传染病。戊肝死亡率1%~5%,而甲肝的死亡率仅为0.01%。我国为戊肝高发区,发病人数及死亡人数已连续两年超过甲肝。成人急性病毒性肝炎中,戊肝发病已居首位,且病死率居各型病毒性肝炎之首。戊肝病毒主要通过消化道途径传播,如通过被污染的日常饮用水源、食物、未煮熟的猪肉、猪肝、海产品等传播,还可通过母婴、血液、接触传播。接种戊肝疫苗可有效预防戊肝的感染和传播,接种对象为16岁以上人群,接种程序为0、1、6月,即当天接种第一针,第一针后1个月接种第二针,第一针后6个月接种第三针。戊肝疫苗每针剂A元,三针合计B元。

以上内容我已阅知,本人及家庭成员同意接种。

签字:

以上内容我已阅知,本人及家庭成员放弃接种。

签字

询问诊医生签字:　　　　　　　　　　接种医生签字:

询问日期:　　　　　　　　　　接种日期:

八、戊型肝炎消毒

参考本书甲肝部分。

九、戊型病毒性肝炎监测相关方案

(一)戊型肝炎常规监测方案

参考本书甲肝部分。

(二)戊型肝炎病例对照调查方案

戊肝是由 HEV 引发的一种急性病毒性肝炎,主要通过消化道感染传播,HEV 无论对养殖业还是人类的健康与生命安全都造成极大的威胁。目前 HEV 已被 WHO 认定是发展中国家的一个重要公共卫生问题。为了提高戊肝监测质量,了解发病情况和探讨发病的危险因素,特制定戊肝病例对照调查工作实施方案。

1.工作目标

(1)提高戊肝监测水平。

(2)探讨戊肝发病的危险因素及强度。

(3)为制定戊肝防控措施提供科学依据。

2.工作范围

全市各区。

3.工作内容

(1)监测对象

1 月至 12 月通过信息报告系统上报的所有戊肝病例。

(2)调查和随访

戊肝：对现住址为本辖区和辖区肝炎监测点医院报告的戊肝病例开展流行病学个案调查，填写《戊肝病例个案调查表》见附表 5-2。

戊肝对照：对现住址为本地戊肝病例匹配 3 例普通健康人群进行调查。

对照人群选择标准：按照本辖区应负责调查的每个戊肝病例选择 3 名对照人群开展调查，即病例对照按 1:3 的匹配比例开展。对照人群选择要求在戊肝病例报告后 2 个月内完成对照人群调查工作，对照选择需同时满足以下条件：

1)与配对病例性别相同，年龄±3 岁以内，现住址本辖区；

2)对照人群既往无明确诊断的肝脏疾病；

3)戊肝疫苗接种史相同。

问卷调查方法：对照人群确定后问卷调查个人基本信息、既往患病、戊肝疫苗免疫史、9 周内的感染危险因素情况等，填写《戊肝病例对照人群个案调查表》)并录入对应数据库见附件。

(3)标本采集与运送

戊肝对照人群：个案问卷调查后，采集对照人群 2mL 静脉血(非抗凝)，由区 CDC 分离 1mL 血清冻存于血清管中，统一送检市 CDC 实验室检测。要求现场采血管及血清管上应标明编号，编号原则：区首字母缩写+WG+序号，同时填写《戊肝对照人群标本采样登记表》的相应内容，在对应病例报告 2 个月内完成送检市 CDC。

(4)实验室检测

戊肝对照人群：市 CDC 定期对区送检的对照人群血标本开展检测，检测指标为抗 HEV-IgG，检测完毕后将结果反馈各区 CDC。

(5)反馈

送检 CDC 在收到戊肝对照人群监测结果根据情况进行反馈，

并注意保护被调查者隐私。

4.质量控制

(1)培训:为保证此工作及时、有效,保质保量开展,拟对全市各区疾控相关工作人员开展培训。

(2)督导:根据工作进度选取区 CDC 进行现场指导,督导覆盖率 100%。

(3)血清采集和送检:血清管编码与送检表编码,调查表编码要一致;收样时审核血量、溶血、冷链运送等情况;市 CDC 统一进行试剂采购,严格按照说明书,固定人员检测。

(4)戊肝对照人群个案流行病学调查率≥95%。戊肝病例对照人群个血清采集和送检率≥90%;

(5)病例及对照人群随访:问卷调查等要查看完整性,逻辑性,并抽取 10%回访其准确性等。

(6)签订工作协议:与区 CDC 签订工作协议,明确责任分工,时间进度、合理使用监测经费等。

5.工作组织实施

(1)市 CDC:负责工作方案的制定、具体实施、工作进程控制和总结报告。

(2)区 CDC:负责具体工作的实施,负责戊肝对照人群血清标本的采集、收集、管理、送检、问卷及输机按要求、时限上报资料等工作。

6.工作执行时间

1 月~12 月。

附表 5-2 戊型病毒性肝炎流行病学调查表

报告医院____________________　　　　报告时间______年____月____日

一.基本情况

1.患者姓名:________________家长姓名:________________(14 岁以下)

2.年龄__________岁

3.联系电话:__________________________

4.性别:①男;②女

5.职业:①幼托儿童;②散居儿童;③学生;④教师;⑤餐饮业;⑥商业服务;
　　⑦工人;⑧农民;⑨医务人员;⑩公务员;⑪离退休人员;
　　⑫民工;⑬渔民;⑭海员及长途驾驶员;⑮家务及待业;
　　⑯保育员及保姆;⑰畜牧养殖人员;⑱其他

6. 现住址:_______________________,学习/工作单位:______________________

7.文化程度:①文盲;②小学;③初中;④高中;⑤中专;⑥大专;⑦大学及以上:

8.户籍:①本市;②其他省市自治区;③港澳台;④外籍

9.若是其他地区户籍,来现住址时间:< 75 天(年月日),≥ 75 天

10.患者目前状态:①痊愈;②病程中;③死亡

二.发病及就诊情况

1.发病日期:________年_____月_____日 首发主要症状:___________________

2.是否具有以下症状和体征:

(1)发热:	①有	②无	(2)乏力:	①有	②无
(3)食欲不振:	①有	②无	(4)厌油:	①有	②无
(5)恶心:	①有	②无	(6)呕吐:	①有	②无
(7)上腹不适:	①有	②无	(8)腹胀:	①有	②无
(9)腹泻:	①有	②无	(10)右上腹疼痛:	①有	②无
(11)深色样尿:	①有	②无	(12)巩膜黄染:	①有	②无
(13)肝大:	①有	②无	(14)脾肿大:	①有	②无
(15)肝脾触压痛:	①有	②无			

3.初诊日期:_______年_______月_______日 初诊医院:_________________

4.诊断日期:_______年_______月_______日 诊断医院:_________________

三.实验室检测(填确诊时的结果)

监测项目	检测日期	结 果	备 注
抗 HEV IgM 抗体检测		①阳性;②阴性	
ALT 最高值			

四.控制措施

1.患病期间:①在家;②住院:医院名称:_____________;③正常学习或工作

(待续)

（续表）

2.如果是在家治疗，是否消毒？（1）是：消毒药品：________，
消毒对象（多选）：①餐具；②病人排泄物；③病家周围环境；④其他________，
（2）否

3.主要接触者登记：

姓名	性别	年龄	与患者关系	预防措施		是否发病	发病日期
				方法	日期		

五.流行病学调查（以下均为发病前2个半月内的情况）

（一）接触史

1.外出史：①有：地点________起止日期________；②无

2.周围是否有戊肝病例？①有；②无；③不清楚

若有，与病例的关系：①家庭成员；②同事；③其他________

接触日期：< 75天（____年____月____日至____月____日），≥ 75天，病例姓名：________

接触方式：①共同进餐；②饮用同一水源；③其他________

3.职业是否涉及猪有关？①是；②否

若是，具体职业为①养殖；②屠宰分割；③销售；④制作肉制品

（二）饮水习惯：（可多选）①煮开的水；②桶装水；③生水；④其他：________

（三）饮食

1.是否进食过凉拌菜：①是；②否

2.是否进食过猪肝/猪肝制品：①是；②否

3.是否进食过海产品：①是；②否

如食用以上食物，请写出名称：

菜品名称	食用日期	食用地点	烹饪方式	加工程度（生、半熟、熟透）	备注

（四）卫生习惯和周围环境

1.饭前洗手：①不洗；②偶尔；③经常；④几乎每次都洗

2.便后洗手：①不洗；②偶尔；③经常；④几乎每次都洗

3.家庭内苍蝇密度：①0个/视野；②1~5个/视野；③5个以上/视野

（待续）

（续表）

六、疾病负担
就诊、治疗总费用(包括医保负担部分)：______元；住院时间：______天，住院费用：______元
七、最终诊断：①确诊戊肝；②排除治疗
八、判断有无疑似聚集或暴发：①有；②无
九、备注：______
调查者：______**调查者单位：**______**调查日期：**____**年**___**月**___**日**

附表 5-3 戊肝对照流行病学调查表

对照人群用表

对照对应病例姓名 ________________ 血标本编码:□□WG□□

一.基本情况

1.患者姓名:________________ 家长姓名:______________(14 岁以下)

2.年龄________岁

3.联系电话:________________________

4.性别:①男;②女

5.职业:①幼托儿童;②散居儿童;③学生;④教师;⑤餐饮业;⑥商业服务;
⑦工人;⑧农民;⑨医务人员;⑩公务员;⑪离退休人员;
⑫民工;⑬渔民;⑭海员及长途驾驶员;⑮家务及待业;
⑯保育员及保姆;⑰畜牧养殖人员⑱其他

6. 现住址:_______________,学习/工作单位:_________________

7.文化程度:①文盲;②小学;③初中;④高中;⑤中专;⑥大专;⑦大学及以上:

8.户籍:①本市;②其它省市自治区:______________;③港澳台;④外籍

9.若是其它地区户籍,来现住址时间:< 75 天(____年___月___日),≥ 75 天

10.是否接种过戊肝疫苗①是;②否

11.您是否曾经被明确诊断过以下“肝病”? ①否;②是 则结束本次调查。

二.流行病学调查(以下均为 2 个月内的情况)

(一)接触史

1.外出史:①有:地点________________起止日期________________;②无

2.周围是否有戊肝病例? ①有;②无;③不清楚

若有,与病例的关系:①家庭成员;②同事;③其他________________

接触日期:<75 天(_____年_____月_____日至_____月_____日),≥75 天,病例姓名:____________

接触方式:①共同进餐;②饮用同一水源;③其他__________________

3.职业是否涉及猪有关? ①是;②否

若是,具体职业为①养殖;②屠宰分割;③销售;④制作肉制品

(二)饮水习惯:(可多选)①煮开的水;②桶装水;③生水;④其他:

(三)饮食

1.是否进食过凉拌菜:①是;②否

2.是否进食过猪肝/猪肝制品:①是;②否

3.是否进食过海产品:①是;②否

(待续)

（续表）

如食用以上食物,请写出名称:

菜品名称	食用日期	食用地点	烹饪方式	加工程度（生、半熟、熟透）	备注

(四)卫生习惯和周围环境

1.饭前洗手:①不洗;②偶尔;③经常;④几乎每次都洗

2.便后洗手:①不洗;②偶尔;③经常;④几乎每次都洗

3.家庭内苍蝇密度:①0 个/视野;②1~5 个/视野;③5 个以上/视野

调查者:____________调查者单位:_________调查日期:_____年___月___日

(三)家畜戊型肝炎感染监测方案

戊型肝炎是由 HEV 引起的一种急性自限性病毒性肝炎,是一种重要的人畜共患病。大量文献报到猪体内携带 HEV,通过粪-口途径造成外环境 HEV 污染。我市家畜 HEV 感染水平信息尚属空白,本研究旨在了解我市 HEV 在动物的感染情况,故对我市家畜(猪)感染水平进行监测。

1.调查目的

(1)掌握我市家畜(猪类)HEV 感染现状;

(2)探讨我市外环境中动物 HEV 感染情况与人戊肝感染、发病的相关性。

2.调查对象

(1)调查目标。选取所在区健康成年活猪采样对象。

(2)调查区。根据地域分布特点选取 4 区为监测点开展监测工作,每区采集猪血标本 70 份。

3.感染状况调查方法

(1)收集血清标本:采集猪静脉全血 2mL(血清 1mL),并填写采样登记表(附表5-4)。

(2)样品编号及采血登记表填写:规则为"WG-区简称-数字编号",每个区的样品要统一编号,禁止出现编号重复。填写相应采血登记表,包括采样地点,采样点卫生状况,猪月龄等。

(3)标本运送。全血标本应及时分离血清,冷藏条件下送市CDC检测。如果不能及时送检,应该在-20℃冷冻保存。采血登记表随血清标本一起送市CDC。各区按采样量要求采集全部血清标本后,报市CDC统一送检。

4.时间进度安排

(1)2月,制定监测方案;

(2)3月~4月,市CDC召集监测区开展方案培训,统一调查内容及进度部署;

(3)5月~9月,正式开展调查监测,采集血标本及送检,填写采血表并录入数据库,报市CDC;

(4)10月~11月,完成血标本的检测;

(5)12月,监测数据的分析、总结及反馈。

5.质量控制

(1)培训。方案实施前市CDC负责对4个区CDC进行统一调查前培训,明确调查目的、方法及内容等;完善监测方案和调查表格,保证方案可行性和可操作性。

(2)采血及登记。区CDC确保采样登记表信息填写真实、准确、完整,无空项和逻辑错误,市CDC抽查10%采血登记表进行质量控制。标本运送要在冷藏条件下,附采血登记表应认真填写,不得有空项及漏项。登记编号同时要与标本管上编号(要使用防水笔标记)一致;血量达标且符合运送和保存条件。

(3)实验室检测。试验检测采用统一的试剂和方法进行检测，检测方法均严格按照检测试剂盒说明书操作流程进行，专人负责检测,正式检测前,调试各项设备稳定运转。

(4)要求本次采血登记表填写完整率 100%;送样及时率应达 100%,四区采血现场督导覆盖率 100%。

(5)签订工作协议。与区 CDC 签订工作协议,明确责任分工,时间进度、合理使用监测经费等。

附表 5-4　家畜(猪)戊肝感染监测采血登记表

采样区:__________　采样日期:__________
采样地点具体名称:________村/单位　猪舍卫生状况:①良好;②一般;③差

序号	采血编号 * (WG-区简称-数字编号)	猪月龄(月)	备注
1			
2			
3			
4			
5			
6			
7			
8			
9			
10			

注:血样送检请同时将此表格电子版上报。
填表人 __________

(四)戊型肝炎高危人群血清学监测方案

HEV 感染是我国引起急性戊肝的直接原因，也容易引起聚集和暴发。研究表明猪及家禽类 HEV 跨种传播的可能,对同一地区人和猪 HEV 核酸序列分析表明,人群和猪中流行的 HEV 存在较高的同源性。本工作首次在我市开展戊肝高危人群血清学监测,旨在了解我市猪类及家禽(鸡、鸭、鸽子)从业相关人群 HEV 感染状况,探讨家畜及家禽接触危险因素。对研究 HEV 感染的影响,制定预防控制措施提供参考依据,也为进一步监测和防控工作奠定基础。

1.调查目的

(1)掌握家畜及家禽从业人群 HEV 感染现状;

(2)探讨戊肝感染的主要危险因素。

2.调查对象

(1)调查人群及样本量。选取与猪及家禽类相关的三类从业人员,分饲养、屠宰、加工及销售人员。家禽相关人群指接触鸡、鸭、鸽子等家禽的人群。根据测算,抽取饲养猪和家禽类人员各 64 人;从事生猪和家禽屠宰的人员各 64 人;与生猪肉和禽肉直接接触的从业人员包括分割销售和加工人员各 84 人。在选取调查对象时注意年龄段分布,尽量包含各年龄段人群。

(2)调查范围。根据地域分布特点,选择 5 个监测点开展工作。根据行业在各区分布情况测算样本量,共采集 424 份血标本。分区分人群及职业采血任务及样本量分配详见附表 5-5 及附表 5-6。

3.调查内容及方法

(1)感染状况调查

1)收集血清标本:按年龄分组选方案要求人群进行采血,采静脉血 2mL(血清 1mL),填写采样登记表(附件 5–7)。采血器材及血清管由市 CDC 提供。

2)样品编号:规则为“WG–区简称–数字编号”,每个区的样品要统一编号,禁止出现编号重复。

3)标本运送:全血标本应及时分离血清,冷藏条件下送市 CDC 检测。如果不能及时送检,应该在–20℃冷冻保存。采血登记表随血清标本一起送市 CDC。各区按采样量要求采集全部血清标本后,报市 CDC 统一送检。

4)检测项目:抗 HEV–IgG 及抗 HEV–IgM。

(2)感染因素调查

1)采集血标本的同时询问被采血对象的基本信息,包括年龄、性别等,并询问从业类型、从业时间、从业地点,从业场所的卫生状况,与猪(禽)接触时是否采取防护措施、接触后洗手情况等,根据检测结果分析戊肝抗体阳性者与阴性者的因素差异,探讨危险因素。

2)从业场所卫生状况评价依据如下

有正规作业场所并保持清洁,除操作台外的地方无生肉,污血污染,操作间无蚊蝇为良好;

作业场所清洁度一般,操作台外其余地方存在生肉,污血不能及时清理,操作间偶有蚊蝇为一般;

无正规作业场所,或作业场所环境清洁度差,屠宰及动物粪便污染普遍,操作间经常有蚊蝇。

4.时间进度安排

(1)2 月,制定监测方案;

(2)3 月~4 月,市 CDC 召集监测区开展方案培训,统一调查内容及进度部署;

(3)5 月~9 月,正式开展调查监测,采集血标本及送检,填写采血表并录入数据库,报市 CDC;

(4)10 月~11 月,完成血标本的检测;

(5)12 月,监测数据的分析、总结及反馈。

5.质量控制

(1)培训与预调查:方案实施前市 CDC 负责对五个区 CDC 进行统一调查前培训,明确调查目的、方法及内容等;进行预调查,完善监测方案和调查表格,保证方案的可行性和可操作性。

(2)质量控制:区 CDC 确保采样登记表信息填写真实、准确、完整,无空项和逻辑错误,市 CDC 现场调查或抽查 10%进行质量控制。标本运送要在冷藏条件下,附采血登记表应认真填写,不得有空项及漏项,并及时录入 excel 数据库。登记编号同时要与标本管上编号(要使用防水笔标记)一致;注意采血表中"暴露危险因素的时间"填写从事此工作或开始此行为持续的时间;采血管编号与采血登记表编号及流调表编号一致,血量达标且符合运送和保存条件。

(3)区 CDC 采集标本要严格符合采血对象职业与年龄条件要求。

(4)实验室质量控制:由市 CDC 统一检测。试验检测采用统一的试剂和方法进行检测,检测方法均严格按照检测试剂盒说明书操作流程进行,专人负责检测,正式检测前,调试各项设备稳定运转。

(5)要求本次采血登记表填写完整率 100%;送样及时率应达 100%,每类采血对象现场督导覆盖率 100%。

(6)签订工作协议:与区 CDC 签订工作协议,明确责任分工,时间进度、合理使用监测经费等。

附表 5–5　戊肝高危人群血清学监测分区样本量分配表

地区	猪类相关			家禽相关			合计
	猪养殖	猪屠宰	猪肉加工贩售	家禽养殖	家禽屠宰	家禽加工贩售	
市内 1 区	0	0	20	0	0	20	40
滨海 1 区	16	16	16	16	16	16	96
环城 2 区	32	32	32	32	32	32	192
远郊 1 区	16	16	16	16	16	16	96
合计	64	64	80	64	64	84	424

附表 5–6　戊肝高危人群血清学监测年龄分配表

地区	年龄分组			合计
	<35 岁	35~50 岁	>50 岁	
市内 1 区	12	16	12	40
滨海 1 区	32	32	32	96
环城 2 区	64	64	64	192
远郊 1 区	32	32	32	96
合计	140	144	140	424

附表 5-7 戊肝高危人群血清学监测采血登记表

区：＿＿＿＿＿＿＿＿采血日期：＿＿＿＿＿＿＿＿
采血地点：A 养殖场所(散养/集中养殖)；B 屠宰场；C 加工及销售点　具体名称：＿＿＿＿＿＿＿＿
从业场所卫生状况：A 良好；B 一般；C 差

序号	采血编号 *（WG－区简称–数字编号）	姓名	性别	年龄	联系方式	接触动物种类（A 猪；B 鸡；C 鸭；D 鸽子）	职业（A 养殖；B 屠宰；C 加工及销售）	暴露危险因素时间（年）**	作业时是否戴手套（是/否）	每次作业后是否彻底清洁手部(是/否)
1										
2										
3										
4										
5										
6										
7										
8										

* 样品编号规则为“WG–区简称–数字编号”，例如河北区第 5 号血样，编号为“WG–HB –05”，每区样品要统一编号。** “暴露危险因素的时间”填写从事此工作或开始此行为持续的时间。

报告医院＿＿＿＿＿＿＿＿　　报告时间＿＿＿年＿＿＿月＿＿＿日

十、防控成效

(一)天津市2004—2013年戊型肝炎流行趋势和特征分析

戊肝是由戊型肝炎病毒引起的以肝脏急性损伤为主的消化道传播传染病,属于自限性疾病,其症状与甲型肝炎相似,但病死率更高,尤其对孕妇、老年人和慢性肝病患者危害更大。本文拟对天津近10年的流行强度、特征、趋势和2013年感染因素进行汇总分析,为制定戊肝的下一步防控策略提供依据,结果报告如下。

1.数据资料

资料来源与统计2004—2013年戊肝发病和死亡数据来自《中国疾病预防控制信息系统》报告的病例信息;天津市人口资料来源于天津市统计年鉴。分型率(%)=(报告甲、乙、丙、戊型肝炎病例数)/报告病毒性肝炎病例总数×100%;感染因素数据来自2013年报告戊肝病例的随访调查,调查内容包括基本信息、潜伏期内公认的感染危险因素,未进行病例对照研究。疫情数据采取描述性流行病学方法分析流行特征和趋势;并采用SPSS预测模块中的专家建模器时间序列Winters加法进行建模和预测;率和趋势比较采用χ^2检验;使用Microsoft Excel 2007和SPSS19.0进行数据统计和分析。

2.疫情概况

2004—2013年天津市累计报告戊肝2898例,年报告数124~665例(年均报告290例),平均发病率为2.48/10万,其中2004年最高为7.16/10万,2013年报告发病率最低为0.88/10万(χ^2趋势=1120.44,$P<0.01$),见表5-1。

表 5-1 天津市 2004—2013 年戊肝发病及肝炎分型情况

年份	报告发病数	报告发病率(1/10 万)	分型率(%)
2004	665	7.16	79.61
2005	417	4.00	86.53
2006	367	3.52	90.33
2007	392	3.65	95.52
2008	232	2.08	94.94
2009	161	1.37	94.24
2010	201	1.64	95.33
2011	179	1.38	94.80
2012	160	1.18	95.88
2013	124	0.88	96.33
合计	2 898	2.48	91.18

3.人群分布

<20 岁年龄组累计报告 25 例，平均发病率为 0.11/10 万，20 岁发病率为 3.01/10 万(2873 例)(χ^2=618.71，P<0.01)，其中 50~59 岁组发病率最高，为 5.67/10 万。累计报告男性病例 2332 例，女性566 例，其发病率分别为 3.84/10 万和 1.00/10 万(χ^2=962.84，P<0.01)。见表 5-2。职业构成主要以农民(926 例，占 31.95%)、工人(495 例，占 17.08%)、离退休人员(482 例，16.63%)为主；幼托和散居儿童仅在 2004 年报告 1 例。

表 5-2 2004—2013 年戊肝发病年龄性别分布

年龄组	男性发病		女性发病		合计发病	
	数	率(1/10 万)	数	率(1/10 万)	数	率(1/10 万)
0~9	0	0.00	1	0.02	1	0.01
10~19	18	0.28	6	0.10	24	0.19
20~29	114	1.02	29	0.29	143	0.68
30~39	239	2.40	57	0.65	296	1.58

(待续)

（续表）

年龄组	男性发病		女性发病		合计发病	
	数	率（1/10 万）	数	率（1/10 万）	数	率（1/10 万）
40~49	565	5.16	129	1.28	694	3.30
50~59	844	9.13	193	2.13	1 037	5.67
=60	552	7.14	151	1.79	703	4.35
合计	2 332	3.84	566	1.00	2 898	2.48

4.时间分布

3 月份和 4 月份累计报告病例数最多，分别为 329 例和 331 例，发病率均约为 0.28/10 万；报告数最少为 12 月份，为 152 例，发病率为 0.13/10 万。分月报告发病趋势显示 1~5 月报告发病率（1.37/10万）高于 6~12 月（1.11/10 万）（χ^2=24.137，P<0.01），见图5-1。

5.地区分布

天津市近十年报告发病率前 4 位地区分别为宝坻区、河东区和河北区，报告发病率均值分别为 4.94/10 万、3.72/10 万和3.28/10 万；最低为静海区，为 1.11/10 万。2013 年全市报告发病率为 0.88/10 万。

6.死亡病例

2004—2013 年累计报告死亡 6 例，病死率为 2.07‰，死亡率为 1/1000 万。40~49 岁组 2 例，50~59 岁组 1 例，60 岁组 3 例；男性4 例，女性 2 例；农民 2 例，工人、离退人员、家务及待业和医务人员各 1 例。

7.聚集性发病

近十年未有戊肝突发公共卫生事件和暴发疫情报告。仅在 2013 年初主动监测发现一起聚集性疫情（2 例），首例为某郊区某镇某村村民，主动调查发现其周围有 1 例症状类似病例出现，追踪其在 3 天后确诊。病例均为男性,年龄为 55 岁和 45 岁。对其二人饮食、饮水、外出、卫生习惯、环境及密切人群进行戊肝抗体检测,确认此次聚集为潜伏期内仅一次共同就餐引起的聚集疫情。

8.发病趋势拟合和预测

对 2004—2013 年份月报告戊型肝炎发病率进行建模,时间序列 Winters 加法模型,平稳 R^2=0.69,Ljung-Box Q=14.59,P=0.48,拟合适当,此模型预测 2014 年报告发病率为 0.90/10 万,见图 1。

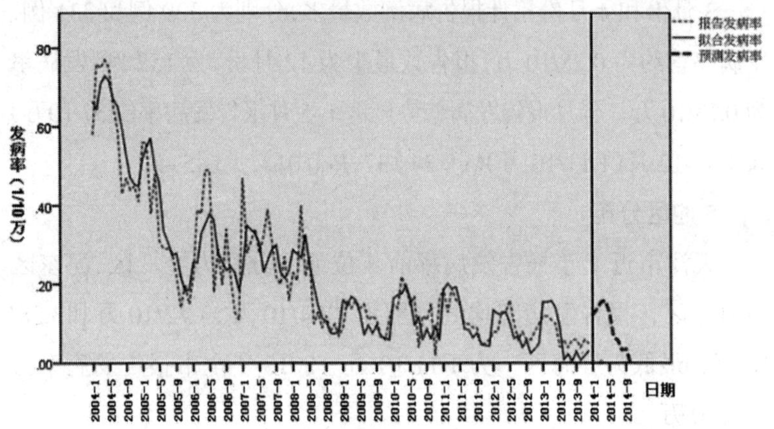

图 5-1 天津市 2004—2014 年戊肝发病率趋势拟合及预测曲线

9.感染因素

2013 年完成急性戊肝病例随访调查 122 例,合格随访比例为 98.39%。调查潜伏期内(15~75 天)暴露的可疑危险因素,发现食用海产品占 50%,猪养殖屠宰加工销售相关职业占 4.10%,而饭前洗手习惯中经常及以上占 86.07%,见表 5-3。

表 5-3　戊肝病例可疑感染危险因素分布情况

因素	病例数	率(%)
食用海产品	61	50.00
食用凉拌菜	31	25.41
猪养殖屠宰加工销售相关职业	5	4.10
外省市自治区及国外旅行史	14	11.48
饭前洗手习惯		
不洗	4	3.28
偶尔	13	10.66
经常	39	31.97
几乎每次都洗	66	54.10

10.讨论与小结

戊型肝炎病毒发现于 1983 年，中国于 1997 年开始对戊肝疫情进行分型诊断和报告。天津市近十年戊肝报告发病率呈下降趋势,2013 年全国大陆地区报告发病率为 2.07/10 万，按发病率降序排序天津市居第 25 位,为 0.88/10 万,首次低于十万分之一,属于天津历史最低。低于文献报道的浙江省杭州市 8.10/10 万(2011 年)、福建省的 2.26/10 万(2010 年)和辽宁省大连市的 3.21/10 万(2010 年),高于内蒙古自治区的 0.46/10 万(2010 年)。下降的原因可能为天津近年来改水改厕、卫生条件的改善和个人卫生习惯认知的提高等。天津市近十年医疗机构传染病质量控制调查发现漏报和错报率极低,同时戊肝均为急性,年度内自动查重订正,故天津市疫情监测数据比较可靠。目前厦门大学已经研究出戊肝疫苗,已于 2012 年上市,但天津目前还未正式应用,疫苗的研制成功和上市应用将对戊肝的防控发挥重要作用。

戊肝主要侵犯青壮年和大年龄者，在多数地区居急性肝炎首位,在天津占第二位(首位为急性乙型肝炎),报告数均在 200 例以下,也是以成年人为主,男性报告发病率高于女性,与其他省市报道基本一致；报告发病主要为春季高峰，与大部分地区季节性一致,有报道与人口频繁流动或集中宴请期有关,高流行区一般为水源性传播为主。天津市宝坻区报告发病率相对较高,主要为2004—2007年报告,发病率在6.22/10万~18.23/10万之间,农民发病为主(83%),高于其农业人口的构成比例(约55%),可能与当时其卫生条件、卫生意识及职业有关,有待进一步研究,但至2013年已降至1.55/10万。而天津报告较低病死率和死亡率也是整体医疗救治水平提高的体现。

本次对于戊肝病例感染因素分析未能够采用病例对照研究,仅为对病例的可疑感染因素现况调查,分析危险性存在一定局限,但调查的因素均为公认的可能导致传播的因素，和其他省市比较的分析有一定参考意义。研究显示，戊肝可能为动物传播传染病(例如,猪、羊等),天津市戊肝病例卫生习惯和猪养殖加工销售相关职业的比例较低,可能此因素在天津影响较小,与江苏不同,而食用海产品(包括贝类、鱼、虾、海蟹等)比例较高,可能为天津急性戊肝传播的主要感染因素和来源,与江苏、烟台报道一致。由于天津发病率较低，天津市2009—2010年1~59岁普通人群抗戊型肝炎抗体IgG阳性率仅为12.56%，高于1992年的9.26%(99/1068)，自然感染免疫屏障水平低，外省市自治区或国外高发地区旅行也可能成为天津市戊肝感染发病和暴发的主要危险因素之一。

(二)天津市全人群戊肝血清学监测报告

本次共采集1~59岁人群血样2181份,HEV感染者274人,感染率为12.56%。

1.性别分布

本次调查结果显示,天津市戊肝感染率男性略高于女性,其阳性率分别为 13.39%和 12.56%,详见表 5-4。

表 5-4 天津市戊肝感染现状性别分布

年龄组	检测人数	抗 HEV	
		阳性数	阳性率
男	1128	151	13.39
女	1053	123	11.68
合计	2181	274	12.56

2.年龄分布

本次调查分 6 个年龄组(1~,10~,20~,30~,40~,50~59)进行,其中以 50~59 岁年龄组戊肝感染率最高,其感染率为 23.40%,感染率最低的是 1~岁年龄组,其感染率为 2.29%,其余各年龄组戊肝感染状况见表 5-5。

表 5-5 天津市戊肝感染状况年龄分布

年龄组	检测人数	抗 HEV	
		阳性数	阳性率
1~	262	6	2.29
10~	410	15	3.66
20~	343	24	7.00
30~	383	59	15.40
40~	360	71	19.72
50~59	423	99	23.40
合计	2181	274	12.56

3.地区分布

天津市根据区域位置分为市区、环城四区、滨海新区和五县共 4 个区域,其中滨海新区的戊肝感染率最高,其感染率为 20.00%,

最低的是环城四区，感染率为 10.16，其余各区域戊肝感染状况见表 5–6。

表 5–6 天津市戊型肝炎感染状况地区分布

地区	检测人数	抗 HEV	
		阳性数	阳性率
市区	716	85	11.87
环城四区	443	45	10.16
滨海新区	140	28	20.00
老五县	882	116	13.15
合计	2181	274	12.56

4.职业分布

各职业间，戊肝感染率最高的是农民，其率为 17.74%，最低的是学生，其感染率为 3.14%，详见表 5–7。

表 5–7 天津市戊肝感染状况职业分布

职业	检测人数	抗 HEV	
		阳性数	阳性率
儿童	137	5	3.65
学生	541	17	3.14
农民	682	121	17.74
工人	346	50	14.45
干部	86	15	17.44
公共场所服务人员	70	10	14.29
其他	319	56	17.55
合计	2181	274	12.56

第六章
病毒性肝炎健康教育

一、世界肝炎日

（一）世界肝炎日的由来

第一届世界肝炎认知日主题是“与你同行（You Have Company）”，宣传活动于2004年10月1日在比利时的布鲁塞尔举行，其主要目的是向公众、医务工作以及政府人员宣传有关丙型肝炎的预防、筛查和治疗等知识。

第二届世界肝炎认知日活动是由波兰、奥地利、西班牙、孟加拉国、比利时、希腊、埃及、克罗地亚、塞尔维亚、黑山共和国、瑞典和泰国等肝病患者联合会发起，主题是“丙型肝炎：今日焦点（Hepatitis C：A Priority Today）”，宣传活动于2005年10月1日在比利时布鲁塞尔举行，其主要目的是让政府人员认识到丙型肝炎的严重性，并采取全国性卫生保健计划。

第三届世界肝炎认知日新闻发布会由世界卫生组织欧洲区办事处、欧盟和欧洲肝病学会、欧洲肝病患者联合会，于2006年9月26日，在丹麦的首都哥本哈根联合召开，其主题是“现在就检查（Get Tested）”。

第四届世界肝炎认知日新闻发布会由世界卫生组织欧洲区办事处、欧盟和欧洲肝病学会、欧洲肝病患者联合会，于2007年10月1日，在比利时的首都布鲁塞尔联合召开，其主题是“肝炎?现在就检查!（Hepatitis Get Tested! ）”。

连续四届“世界肝炎认知日”活动之后，越来越多的国家开始重视肝炎，特别是丙型肝炎的防治。世界肝炎联盟于2007年11月正式成立，并决定延续原世界肝炎认知日活动，每年的10月1日为世界肝炎认知日。但10月1日为中国国庆日,中国代表提议更改活动日期。

最终，世界肝炎联盟决定在2008年5月19日举行第五个世界肝炎日活动，来自多个国家的200余家患者团体参加了此次活动,其活动主题为“我是第12个吗(Am I Number 12)”大概意思是说全球大约12个人中就有一个是慢性病毒性肝炎患者(包括乙肝和丙肝),这些人很可能就在我们身边,有些患者虽然被病毒性肝炎感染或者已处于患病状态,但是由于没有接受过检测,很多人并不知道自己已被感染，等发现症状再去检查或治疗却已是为时已晚,悔之莫及。

2010年5月21日,在中国、巴西、哥伦比亚、印尼等政府的大力支持下,关于世界肝炎日的“WHA63.R18号决议”获得通过,决议指定每年的7月28日为世界卫生组织的世界肝炎日。因为7月28日是第一个发现乙肝表面抗原的美国医生Baruch Blumberg的生日。

2011年7月28日是被世界卫生组织官方认可的第一个世界肝炎日,同时也是世界卫生组织认可的第四个疾病宣传日,其主题为“这就是肝炎……(This is hepatitis…)”。我国世界肝炎日的宣传主题是“认识肝炎,科学防治”,旨在让更多人认识到肝炎的危害,并引起重视。

2012年7月28日,第二届世界肝炎日的主题是“肝炎不像你想象的那么遥远(It´s closer than you think)”。我国“世界肝炎日“的宣传主题是“积极行动,共抗肝炎”。

2013年7月28日,第三届世界肝炎日的主题是“这就是肝炎,了解它,面对它(This is hepatitis… know it. Confront it.)”。我国世界肝炎日的宣传主题是“肝炎早预防,健康更主动”。

2014 年 7 月 28 日,第四届世界肝炎日主题“重新思考,肝炎这一沉默的杀手(Think again about this silent killer)”。我国的宣传主题为“战胜肝炎,从我做起”。号召大家关注自身健康,通过接种疫苗、早期筛查和规范治疗等措施,战胜病毒性肝炎。

2015 年 7 月 28 日,第五届世界肝炎日的宣传主题是“战胜肝炎,从我做起(Prevent hepatitis. Act now)”。我国的宣传主题为“抗击肝炎,预防先行”,副标题为“疫苗接种好,铸就健康路”。

2016 年 7 月 28 日,第六届世界肝炎日的宣传主题是“了解肝炎,立刻行动(Know hepatitia. Act now)”。我国的宣传主题为“爱肝护肝,享受健康”。

2017 年 7 月 28 日,第七届世界肝炎日的宣传主题是“消除肝炎(Eliminate hepatitis)”。我国肝炎日宣传主题为“规范检测治疗,遏制肝炎危害”。

2018 年 7 月 28 日,第八届世界肝炎日的宣传主题是“检测治疗肝炎(Test and treat hepatitis)”。我国的主题为“积极预防,主动检测,规范治疗,全面遏制肝炎危害”,旨在倡导社会各界力量积极行动起来,扩大对病毒性肝炎的预防、检测、治疗及护理服务,完善诊疗过程,遏制病毒性肝炎流行,终极目标为消除病毒性肝炎造成的主要危害。

(二)世界肝炎日在天津

2011 年

天津市政府积极响应《卫生部办公厅关于组织开展 2011 年世界肝炎日宣传活动的通知》,市卫生局组织开展了广播、电视、大型现场等多种形式的宣传。世界肝炎日当天，由天津市疾控中心和天津市健康教育所承办的大型现场宣传活动，在天津市最繁华的和平区和平路商业街隆重举办。

天津市卫生局、天津市疾控中心部分领导出席了该次活动现场，天津市疾控中心的多位专家和专业人员参加了该次宣传。天津电视台、天津日报、城市快报、每日新报、渤海早报、北方网、天津人民广播电台、交通电台等主流媒体对此次活动进行了跟踪报道和现场采访。

该次的现场布置以宣传主题"认识肝炎，科学防治"为背景墙，前方矗立带有7月28日首个世界肝炎日字样的巨型彩虹门，摆放整齐的世界肝炎日专题展板向公众宣传肝炎防治知识，宣传场面醒目、壮观、内容丰富，吸引着过往群众、游客观望和参与活动。来自市疾控中心的专家们通过发放宣传折页、手册、无纺布宣传袋、现场咨询等方式向现场群众普及肝炎防治知识和政策，广泛受到大家的欢迎。现场发放肝炎宣传折页、手册1000余份，无纺布宣传袋纪念品600余份。

该次活动宣传了预防病毒性肝炎的知识，并倡导公众关爱肝病患者、消除对乙肝患者的歧视，达到了预期良好效果。

2012年

7月31日，由天津市卫生局主办，天津市疾控中心、天津市健康教育所和天津港保税区社会发展局承办的大型宣传活动，在天津港保税区隆重举办。

天津市卫生局、天津市疾控中心部分、天津港保税区社会发展局、天津港保税区卫生监督管理服务中心部分领导出席了该次活动，天津市疾控中心的多位专家和专业人员参加了该次宣传。天津日报、每日新报、渤海早报、北方网、城市快报、天津广播电台新闻台、老年时报等主流媒体对此次活动进行了跟踪报道和现场采访。

该次活动以现场和入厂两种宣传形式为主。现场宣传地点设置在天津港保税区青年公寓活动中心，现场竖立印有今年肝炎日主题“积极行动,共抗肝炎”的背景墙,公寓活动中心前方矗立带有7月28日世界肝炎日字样的巨型彩虹门，现场摆放整齐的世界肝炎日专题展板向公众宣传肝炎防治知识,宣传场面醒目、壮观、内容丰富,吸引着居住在青年公寓中的各厂员工和过往群众的目光。

在宣传启动仪式上，卫生局领导向大家介绍了肝炎的危害和防控的重要性,为保障人民群众的健康,市政府已采取一些的防控措施,使全市的肝炎疫情呈现逐年下降的趋势。接着,天津市疾病预防中心专家与现场观众积极互动，通过问答形式以通俗的语言为大家灌输了肝炎知识,提倡大家接种乙肝疫苗,这是预防乙型肝炎的最有效措施。

来自市疾控中心的专家们通过发放宣传折页、手册、现场咨询等方式向现场群众普及肝炎防治知识和政策，广泛受到大家的欢迎。现场发放肝炎宣传折页、手册1000余份,卫生纸巾等宣传纪念品400余份。

现场宣传过后，天津市疾控中心的专家又赶赴坐落在保税区西南方的伊利乳业集团，通过集中培训及现场调查的方式向企业员工推广相关知识。

2013年

天津市卫生局、天津市疾控中心和天津市健康教育所在宣传前积极筹备,制定了详细的活动方案,撰写了新闻通稿,在各大报纸、电台发布“肝炎日”的新闻信息,于2013年7月26日,与河东区疾控中心在天津河东区桥园公园共同举办了现场大型宣传活动。

迎着夏日的晨曦，工作人员即在公园广场上摆起了宣传设施，在正中央竖立印有今年“肝炎早预防，健康更主动”的肝炎日主题和宣传大使照片的背景墙，前方矗立带有7月28日世界肝炎日字样的巨型彩虹门，侧面整齐地摆放了世界肝炎日专题展板向公众宣传肝炎防治知识，宣传场面醒目、壮观、内容丰富，吸引着公园晨练市民和过往群众的目光。

天津市疾控中心和河东区疾控中心的多位专家和专业人员参加了本次宣传。天津日报、今晚报、每日新报、天津广播电台新闻台及天津广播电台滨海广播等主流媒体对此次活动进行了跟踪报道和现场采访。

在宣传启动仪式上，市疾控中心专家向大家介绍了肝炎的危害和防控的重要性，并与现场观众积极互动，通过问答形式以通俗的语言为大家灌输了肝炎知识，提倡大家接种乙肝疫苗，这是预防乙型肝炎的最有效措施。

专家们耐心地解答了群众的疑问，告诉群众病毒性肝炎的传播途径、如何预防，来咨询的观众也踊跃地回答问题，领取宣传手册和折页，并认真阅读了宣传展板。为鼓励大家参与活动的积极性，主办方还准备了印有宣传知识的宣传扇赠送给观众，小扇子给炎炎夏日带来了一丝清凉，又能使大家快速了解知识，民众非常喜欢，高兴地将健康知识带回家。现场发放肝炎宣传折页、手册1000余份，宣传扇纪念品500余份。

2014年

天津市疾控中心于5月份起举办了肝炎知识“进学校、进社区”的宣传活动，选择一个小学和一个社区作为肝炎知识宣传教育基地，让知识在孩子心中播种，由孩子将知识传播到家庭和社区中,让战胜肝炎的信念遍地开花。

肝炎宣传活动是从走进南开区汾水道小学拉开序幕的。5月23日，天津市南开区疾控中心的工作人员带着肝炎知识手册和幻灯片走进了小学生的课堂，老师结合多媒体播放给孩子们进行讲解,生动的图片和亲切的话语给孩子们留下了深刻的印象,使他们懂得了如何正确预防肝炎。孩子们通过手中的画笔将自己对肝炎知识的理解转化成216幅美丽的画卷,立志要"从小做起,健康成长,预防肝炎"。

在7月25日,市、区两级卫生行政部门及疾控中心的相关领导、肝炎防控专家以及16个区县CDC肝炎防控工作者,来到了南开区阳光100社区,共同启动了天津市社区肝炎宣传教育基地。为了将孩子们预防肝炎的理念长期保存下来，市疾控中心遴选出20幅优秀作品制作成海报,上墙张贴在社区肝炎宣传教育基地,以孩子的视角向大家宣传如何预防肝炎。启动仪式邀请了其中的5名学生代表及家长和辅导老师参加，孩子们用稚嫩的话语为社区居民代表讲解了自己将如何预防肝炎,得到了现场来宾的热烈响应。天津日报及视觉中心、每日新报、城市快报、天津广播电台新闻台、滨海台等主流媒体对此次活动进行了跟踪报道和现场采访。

同时,市疾控中心以免疫规划科官方微博(@天津疫苗接种)为平台,在7.28世界肝炎日宣传前的一个月内,发表了27篇微博,向公众介绍各型病毒性肝炎的防治知识及各区疾控中心走进课堂对肝炎防治进行宣传的新闻，有效地利用新兴媒体将本次宣传活动进行推广。

为开展好天津市"世界肝炎日"宣传活动,普及肝炎防治知识,天津市卫计委在6月9日向全市卫生系统下发了《关于组织开展2014年世界肝炎日宣传活动的通知》(津卫疾〔2014〕25号),要求围绕重点场所重点人群开展宣传工作。

各区疾控部门积极行动，在6~7月份将肝炎知识送进学校和家庭,给孩子上一堂肝炎知识课,引导学生“从小做起,健康成长,预防肝炎”,让学生将防治知识带回家庭,“小手拉大手”,学生、家长共同学习,树立“从我做起,战胜肝炎”的防治理念。为鼓励孩子学习肝炎知识的积极性，市疾控中心及各区县疾控中心还开展了绘画预防肝炎作品的评比活动,优秀作品予以奖励。目前评比活动已经结束,市疾控中心将优秀作品制作成海报进行展示,以孩子的视角向大家宣传如何预防肝炎。鉴于南开区汾水道小学积极配合疾控部门开展知识宣传工作,取得了非常好的宣传效果,市疾控中心决定授予该校为“天津市肝炎防治宣传教育基地”,将肝炎防治知识在小学生中长期宣讲下去。

为普及肝炎防治知识,提升社区居民肝炎防治意识,在世界肝炎日前夕,以社区服务中心为教育基地,邀请卫生部门各级领导、肝炎方面的专家、小学生和社区居民代表一起对肝炎防治进行宣传,举办宣传活动,发放宣传礼品和提供免费咨询,各区疾控中心肝炎宣传人员到现场观摩。

2015年

由国家卫计委疾控局和宣传司、中国疾控中心主办,天津市卫计委、天津市疾控中心承办的世界肝炎日现场主题宣传活动于7月28日上午在南开区南翠屏公园举行。国家卫计委宣传司、中国疾控中心免疫规划中心、世界卫生组织驻华代表处、联合国儿童基金会驻华办事处、中华预防医学会、中国肝炎防治基金会,以及天津市南开区政府的有关领导和专家出席现场活动启动仪式，天津市各区县卫生部门和市民参加了现场活动。

天津市卫计委、中国疾控中心免疫规划中心、WHO驻华处代表分别致辞，介绍我国病毒性肝炎危害，我国政府采取有关策略和措施，乙肝和甲肝防控方面所取得的成就。国家卫计委宣传司宣传处、联合国儿童基金会（UNICEF）驻华办代表与上述嘉宾各手持一块拼图组成世界地图图案，代表着世界各国共同应对肝炎防控工作，接着翻转拼图，呈现中国2015年世界肝炎日主题海报，展现“抗击肝炎，预防先行”的宣传理念，正式启动宣传日活动。本次宣传日海报是肝脏形象，详细标注了不同病毒性肝炎的传播途径，引导公众关注感染肝炎病毒的危险因素并做好科学预防。

活动现场播放了“我是公益大明星”宣传口号大声讲网络征集活动获奖作品视频，并为获奖者颁发了奖杯及奖品。相声演员罗峰现场表演了快板作品“病毒性肝炎防治知识”快板（见附件6-1）。同时，活动现场还启动了嘉年华游戏活动环节，到场群众通过参与“肝炎防治对对碰”“肝炎危害知多少”“肝炎知识传帮带”“强身健体防肝炎”等嘉年华游戏，在娱乐中学习了预防肝炎的知识。

启动仪式结束后，各位嘉宾和媒体记者在南开区政府代表陪同下参观水上公园社区卫生服务中心预防接种门诊，了解天津市免疫规划工作开展情况，对接种门诊现代化设施和精细化的管理工作给予好评。随后又到天津市中心妇产科医院进入产科病房，查看新生儿乙肝疫苗第一针接种工作。

天津市疾控中心承办了国家级世界肝炎日的现场宣传活动，并牵头策划创作全国用宣传海报、明星宣传视频、宣传主题、宣传网页等一系列宣传材料。

附件 6–1

“我是公益宣传员”快板

打竹板听我言

我是预防肝炎宣传员

肝炎分甲乙丙丁戊五类型

传播途径细说明

乙型肝炎最危险

它是多种途径受感染

母婴传染病例多

医源性传染也把病毒来传播

输血传播都知道

性接触传播不用说

亲密接触体液传染很常见

不安全注射有隐患

丁型肝炎靠乙肝病毒做复制

输血安全要重视

甲丙戊三种肝炎

也能通过输血受传染

甲型戊型有共同点

可以通过饮水食物受传染

肝炎危害特别大

容易病变肝硬化

传染性特别强

不可轻视多提防

预防措施很简单

点滴做起不算难
输血安全要把关
筛查肝炎传染源
饮水食物多注意
皮下注射多警惕
青年男女尽量减少性伴侣
糜烂生活不可取
静脉吸毒要远离
危害更大悔不及
新生婴儿一降生
接种疫苗不放松
预防肝炎有高招
接种疫苗有成效
感染肝炎危害大
接种疫苗就不怕
危险虽然在身边
接种疫苗道路宽
预防肝炎有招数
铸就人生健康路

2016 年

市卫计委和疾控中心对 2016 年肝炎日活动进行了精心策划，以两个基地为依托，丰富宣传活动，评估宣传效果，高质量地完成计划安排。

(1)肝炎知识进校园，绘制肝炎主题儿童画

按照市卫计委的统一部署，各区按照市疾控中心要求开展了

2016年世界肝炎日宣传活动。5~7月各区于全市18所肝炎防治学校基地三至五年级组织开展肝炎知识知晓率调查,共调查4335名学生。随后由区疾控中心工作人员在课堂对学生讲解肝炎预防小知识并进行培训效果评估，结果显示小学生肝炎预防核心知识知晓率为67%,比课堂培训前提升约80%。最后由学校教师向学生讲解绘画主题:“预防肝炎,从小做起”,向学生征集图画,全市共征集图画1800余幅,同时评选出优秀作品50余幅。评选后,市疾控中心向获奖者颁发了优秀奖。

(2)肝炎知识进社区,展示肝炎主题儿童画优秀作品

世界肝炎日活动期间，各区还在肝炎防治社区基地开展了肝炎防控知识科普活动,现场摆放了宣传展板、张贴了宣传海报,同时向群众发放宣传材料及宣传礼品,宣讲肝炎知识,将学校征集的优秀绘画作品活动中展出，并对2100余人开展了知晓率调查,评估显示社区人群肝炎预防核心知识知晓率为85%。除此之外,各区均在辖区社区医疗机构张贴了今年世界肝炎日的主题海报，部分区还开展了义诊活动,并借此契机扩大肝炎防控知识宣传。

2017年

市卫计委和市疾控中心对2017年肝炎日活动进行了精心策划,以市、区两级基地为依托,在进行学校宣传的同时,深入津南区社区一线,进行了丰富多彩的现场宣传活动,高质量地完成了计划安排。

2017年7月28日上午，天津市2017年世界肝炎日宣传活动在津南区辛庄镇鑫旺里社区服务中心举行。该次活动由天津市卫计委、天津市疾控中心主办,津南区疾控中心承办。市卫计委疾控处、津南区卫计委疾控处、市疾控中心病毒性肝炎科、津南区疾控中心传染病科、辛庄镇卫生院相关人员出席本次活动。鑫旺里社区

居民约150人参加了现场活动。现场活动首先由津南区疾控中心和鑫旺里社区服务中心领导分别进行了讲话，号召大家关注健康，如出现肝炎症状，一定要规范检测治疗，一起共同遏制肝炎危害。

接着市疾控中心专家向到场群众介绍了世界肝炎日的背景，在社区开展宣传的意义及本次活动内容。组织群众进行了肝炎防治相关知识的问卷调查后，津南区疾控中心的专家向群众讲授日常生活中肝炎防治的知识，消除民众对于病毒性肝炎的误解，提升了大众肝炎认知能力。

伴随着欢快的锣鼓声，市疾控中心和津南区疾控中心的专家对到场民众进行肝炎相关知识义诊咨询，并发放宣传材料和小礼品，吸引了大批群众驻足参与，达到良好宣传效果。鑫旺里健身队的群众又以"科学了解肝炎，展示美好生活"为主题，开展了秧歌、舞蹈、太极、舞剑等丰富多彩的文体活动，为宣传活动助力。

本次现场活动参与活动人数达180余人，发放宣传材料1100份、宣传礼品700份，邀请天津日报（津南时讯）及津南电视台两家媒体对活动进行报道，填写调查问卷100份，预计受众2000人。近年来我市病毒性肝炎整体防控水平较高，各型肝炎发病水平均在全国处于低流行水平，借助此次活动契机，我市再次掀起一股科学诊疗、共抗肝炎的热潮。

通过该次活动，进一步增强了市、区两级疾控部门的联动配合，同时为我市未来疾病知识科普、健康知识宣传和群众健康素养的提高奠定了基础。

2018年

7月27日上午，我市"7.28世界肝炎日"大型主题现场宣传活动在天津市河东区第四十五中学举办。该次活动由市卫计委、市教委主办，市疾控中心、市健教中心、河东区卫计委、河东区教育局和河东区疾控中心承办。参加该次活动的主要人员除主承办单位外，还包括各区卫计委、市卫计委直属医疗机构、医学院校附属医院、中央驻津医院病毒性肝炎防治工作有关负责同志、各社区和学校肝炎科普基地负责人员及小学生代表和新闻媒体等约 130 人参加活动；天津电视台、广播电台、每日新报、天津日报、网易、健康月报、河东有线电视台等 7 家媒体对现场活动进行报道。

活动现场市卫计委领导致辞，主要介绍本市病毒性肝炎防治成效并对下一步全市重点工作提出要求和部署，同时号召社会大众积极参与肝炎知识普及工作，关注肝炎防治，共同抗击肝炎；受市卫计委委托，市疾控中心对 14 个委办局联合下发的《天津市病毒性肝炎防治规划（2018—2020 年）》进行了简要介绍，希望相关部门和社会各界共同关注防治规划中提出的总体要求、防控措施、保障措施等关键内容。天津市第二人民医院专家也对《开展基本医疗保险丙型肝炎门诊医疗费用按人头付费试点工作》进行介绍。

现场展示了 16 个区疾控中心征集病毒性肝炎科普宣讲比赛精彩视频剪辑，优秀小学生肝炎小宣传员代表也进行精彩演讲。市卫计委和市教委领导为科普宣讲比赛获奖者和及优秀小学生代表颁发了荣誉证书；18 个学校和 18 个社区卫生服务中心获得市级“病毒性肝炎科普宣教基地”。

活动最后，市疾控中心领导对河东区疾控中心颁发天津市 2018 年 7.28 世界肝炎日主题宣传活动“优秀组织奖”。

本次主题活动促进了医疗卫生行政和专业人员加深对肝炎防治政策精神理解，为今后做好工作落实奠定基础；同时科普基地将成为疾控部门、学生、社区居民的纽带，今后将联合媒体等多部门加强宣传,将病毒性肝炎防治知识不断传播到广大群众中去。

二、重点人群病毒性肝炎宣传教育方案

(一)天津市丙型肝炎患者及重点人群健康促进方案

1.背景

丙肝呈全球性流行，已成为重要的公众健康问题。中国约有1000万人感染过丙肝病毒,多于其他国家,其中约50%~80%的患者会发展为慢性肝炎。丙肝的传播途径基本同于乙肝，通过输血(血制品)、母婴垂直和性传播,但丙肝更侧重于经血传播,如:输血、静脉注射毒品、针刺伤(采血、针灸、文身、美容美体等)。目前尚未研制出有效的预防丙肝的疫苗,公众对丙肝的认识也不足,所以我国在丙肝的预防控制方面存在较多的待开拓问题。为加强我市丙肝的防控工作,拟率先开展对重点人群的健康教育,完善丙肝监测系统,以实现丙肝的早发现、早诊断、早治疗,减少丙肝患者的发生和丙肝患者慢性化的比例。

2.目的

使重点人群了解丙肝的危害、传播途径和防治措施等知识,通过对开展宣教前后知晓情况的比较，对宣教工作的干预效果进行评价。

3.对象与方法

(1)干预对象

1)医生:二级综合医院重点科室(内、外、妇、化验室)医生400人。前后调查各1次,800人次。

2)监狱服刑人员:500人。前后调查各1次,1000人次。

3)丙肝患者及接触者:100人。前后调查各1次,200人次。

(2)调查与干预方法

1)丙肝知晓率基线调查

a.医生:采取自填式问卷方法,请医生填写《丙肝防治行为、知识调查问卷》(附表1)。

b.丙肝患者及接触者:由调查员填写,以面对面访谈的形式开展调查,填写《丙肝防治知识及健康相关行为调查问卷》(附表2)。

c.监狱服刑人员:采取自填式问卷方法,填写附表6-2。

2)健教宣传及干预

a.专题讲座及现场咨询:由市、区疾控中心专业人员为医生、监狱服刑人员开展防治丙肝专题讲座,加深这几类高危人群对疾病知识的掌握程度,现场张贴宣传海报,并发放由市疾控中心统一提供的宣传折页,并有专业防控人员现场解答相关防控知识。

b.制作宣传视频及光盘:由市疾控中心设计制作宣讲防治丙肝知识的宣传视频并刻录光盘,在监狱及医院的电子屏定期循环播放,连续播放10天。从而向医务人员、丙肝患者及家属,监狱内的服刑人员宣传有关丙肝的知识;向丙肝患者病家发放宣传光盘,起到健康教育及健康促进作用。

c.宣传小物品和折页:由市疾控中心设计印刷印有预防知识的小物品(如台历、折扇)和折页,由市、区CDC入户或在医院病房对丙肝患者或家庭密切接触者进行面对面讲解并发放宣传品。

3)干预后调查

a.医生:开展完讲座后10~15天,采用同一份调查问卷对同一个人再次进行丙肝防治知识调查。

b.监狱服刑人员:在开展讲座和定期播放视频后15~20天,选择同一个人进行调查，了解干预后知识及行为的改变情况。

c.丙肝患者及家庭密切接触者：在讲解和发放宣传材料后 20~30 天再对同一个病家及其成员进行调查。

(3)调查内容

包括一般信息，丙肝疾病认知情况，防治方法及卫生知识来源等，见附表 1、2。

4.组织实施

(1)市疾控中心：负责调查方案制定，设计宣传折页、宣传海报、宣传视频、讲座幻灯片及问卷调查表，对调查员进行培训和质控，数据的汇总、分析。

(2)区疾控中心：负责协调、开展现场调查，收集问卷和调查表输机。

5.质量控制

市疾控中心与区疾控中心负责对调查员的培训，参与现场调查，并定期对干预对象进行观察和随访。

6.数据录入、分析

(1)对收集的流调表信息统一录入 Epidata 数据库，采用双录入方式。

(2)结果采用 SPSS 软件进行统计分析。

7.时间进度

(1)8 月 调查方案撰写和设计调查表

(2)9 月 开展初次基线调查并下发宣传材料

(3)10 月~12 月 干预、随访阶段

(4)次年 1 月 开展干预后调查

(5)次年 2 月 数据库录入、数据分析、撰写报告

附表 6-1 丙肝防治知识调查问卷(医生版)

一、一般情况

姓名:____________性别:①男;②女　　　　　年龄:________岁

工作单位:　　　　医院　　　　科室　　　　联系电话:

从医年限:　　　　年　　所学专业:__________________

职称:①医士;②医师/技师;③主治医师/技师;④副主任医师及以上

二、知识知晓情况

1. 您知道丙肝最主要的传播途径吗?(　　)

A 粪口传播　　B 血液传播　　C 性接触　　D 母婴垂直

2. 目前预防丙肝最有效并能实现的措施?(　　)

A 疫苗　　B 切断传播途径　　C 隔离患者

3. 丙肝,可以治愈吗?(　　)

A 可以,但需早期　　B 早期治疗也不可以　　C 不可以

4. 以下哪项行为是易感染丙肝病毒的危险因素?(　　)

A 美容美体(吸脂、文身、打耳洞等)

B 共用剃须刀和牙刷

C 给患者采血或手术时被针(刀)刺伤

D 给患者握手、拥抱和触摸检查

5. 丙肝的高危人群有哪些?(　　)

A 职业供血者　　B 静脉吸毒者

C 同性恋人群　　D 做血透析患者

F 医护人员　　G 无创吸氧者

6. 丙肝患者,若不治疗,其病情发展为?(　　)

A.多数患者可自行好转　　B.多数患者逐渐加重

C.有很大比例的患者可能形成肝硬化、肝癌

D.多数维持现状,既不好转也不恶化

7.目前,慢型丙肝临床治疗的“金标准”是什么?(　　)

A.中医保肝治疗　　B.与乙肝治疗方法相同

C.聚乙二醇干扰素+利巴韦林联合治疗　　D.单用干扰素即可

8.丙肝病毒感染的标志物是什么?(　　)

A 肝功能异常　　B HCV RNA 阳性　　C 抗 HCV 阳性　　D 不清楚

9.对于丙肝的诊断,必须满足以下条件:(　　)

A 肝功能异常　　B HCV RNA 阳性　　C 抗 HCV 阳性　　D 不清楚

10. 对抗-HCV 阳性者,你建议他(她)进一步查:

A 肝功能　　B HCV RNA　　C 抗-HCV　　D B 超

填表日期:　　　年　　月　　日

收表人:　　　　　　　　　　收表日期:　　　年　　月　　日

附表 6-2 丙型肝炎防治知识及健康相关行为调查问卷

编号□□□□

目标人群 ①丙肝患者;②丙肝患者家属;③监狱服刑者

一、一般情况

姓名:______________2、性别:①男;②女　　3、年龄:________岁

联系电话:____________________

二、健康相关行为调查

1. 您是否有过手术史或输血史以及接受过文身、文眉、穿耳洞等美容史?(　　)
　A 有 B 没有

2. 您是否与其他人共用过牙刷或剃须刀?(　　)
　A 有 B 没有

3. 您是否与他人共用注射器史(如注射胰岛素、阿片类药物等)?(　　)
　A 有 B 没有

三、知识知晓情况调查

1.您知道丙肝这种病?(　　)
　A 知道 B 不知道(直接介绍宣传内容)

2. 您想了解或进一步了解丙肝这种病?(　　)
　A 想 B 不想 C 勉强想

3.您是通过何种渠道了解丙肝相关知识的?(　　)
　A.医护人员　B.传统媒体(报纸、杂志、电视、广播)
　C.病友　D.亲戚朋友　E.医药广告　F.网络

4.据您了解,以下哪些行为可能感染丙肝?(　　)
　A. 输血 B.共用注射器 C.拔牙、文眉、文身等美容美体
　D.微小伤口或皮肤、黏膜破损(美甲、修脚、针灸、拔罐)
　G.共用剃须刀、牙刷等个人卫生用品 H. 握手、拥抱、接吻和共餐

5. 据您了解,当前以下哪项措施可以预防丙肝?(　　)
　A. 远离丙肝患者或感染者
　B. 不共用针具静脉注射胰岛素或阿片类药物
　C. 吃自助餐或到外面吃饭
　D. 有病尽可能不到医院就诊
　E. 洁身自好

6. 据您所知,目前一旦患丙肝,可以治愈吗?(　　)
　A 可以,但需早期 B 早期治疗也不可以 C 不可以

7.若不及时治疗,慢型丙肝患者病情将如何发展?(　　)
　A.多数可自行好转 B.多数逐渐严重
　C.可能形成肝硬化、肝癌 D.多数维持现状,既不好转也不恶化

8.据您了解,目前有可以预防丙肝的疫苗吗?(　　)
　A 有 B 没有 C 不清楚

9.在居民中,是丙肝病毒感染率高还是乙肝病毒感染率高?(　　)
　A 丙肝 B 乙肝 C 丙肝和乙肝同样高

10.在同一人体中,若丙肝病毒和乙肝病毒重叠或同时感染,后果如何?(　　)
A 严重 B 致病力会抵消或减弱 C 不清楚

填表日期:填表日期:　　年　　月　　日

收表人:　　收表日期:填表日期:　　年　　月　　日

(二)公共场所从业人员及顾客乙、丙型肝炎健康促进方案

1.背景

乙、丙型病毒性肝炎极易形成慢性化,是世界上最常见的慢性疾病之一,危害较大,例如肝硬化病例中有57%是由乙、丙型肝炎引起,肝细胞癌中有78%是由乙、丙型肝炎引起。据2011年天津市病毒性肝炎监测结果显示,全市乙、丙型肝炎现患率分别为129.90/10万和17.80/10万,分别约是同期报告发病率(乙肝17.93/10万、丙肝3.52/10万)7倍和5倍,即乙、丙型肝炎传染源广泛存在,主要通过血源性传播;目前,天津仍有HBsAg携带者约34万人,因丙肝90%未有明显症状而不易发现,被称为“沉默的杀手”,所以,乙、丙型肝炎的防治工作仍面临严峻挑战。

文献报道中国创伤性美容感染乙肝病毒的OR为2.22,共用剃刀OR值达3.58,不容忽视。天津市私人和一级医院灭菌后的口腔医疗器械曾检出乙肝病毒(1.75%),由此推断,这些私人经营的美容美体或保健场所,往往器具消毒不规范或疏于管理,例如修脚、刮痧、刮脸、文身、文眉、针灸等等,都是传播乙(丙)肝的危险因素;2011年天津市传染病医院报告急性乙肝病例潜伏期内有刮痧、修脚高危行为占近30%,另外抽样监测发现性服务者人群中HBsAg流行率为6.34%,远高于普通人群(2.63%),而既往调查饮食服务人员乙肝知识知晓率仅为53.61%,侧面反映出天津市公共场所服务人员肝炎认知水平仍相对较低,所以加强对美容美发服务人员、足浴保健服务人员和顾客的健康干预都十分必要。

2.工作目的

(1)了解现阶段公共场所从业人员对乙、丙肝防治知识知晓及使用工具消毒情况。

(2)了解光临公共场所顾客对乙、丙型肝炎知识掌握情况以及相关危险因素了解情况。

(3) 为制定公共场所从业人员使用工具消毒规范提供科学依据,降低经血传播疾病的传播风险。

3.研究对象及样本量

选择3个区开展此干预;要求每区每类人群选择在≥2个单位(场所)内开展调查,具体单位由各区负责选定。

(1)美容、美体人员。选择美容、美体场所集中的区域,对200名直接与顾客接触的从事美容、美体工作的人员进行调查与干预。

(2)美发师。选择在美发店从事剪发、剃头、刮胡须等工作的人员200名进行调查与干预。

(3)洗浴、足疗保健人员。选择在足疗、洗浴中心从事足疗、修脚等工作的服务人员100名进行调查与干预。

(4)顾客。选择社区居民进行调查与干预,共选500名。

4.研究内容及干预方法

(1)基线调查

根据分类人群要求,干预前对公共场所从业人员使用《病毒性肝炎防治知识知晓率调查(从业人员版)》(附表6-3)进行基线调查;顾客使用病毒性肝炎防治知识知晓率调查 (顾客版)》(附表6-4)进行基线调查。调查完毕分析两类人群干预前知晓情况及掌握存在知晓薄弱点,为后期干预确定重点提供依据。

(2)干预措施

1)专题讲座及现场咨询。由市、区疾控中心、区监督所执法人员共同组织召集公共场所从业人员开展乙、丙肝防治专题讲座，加深目标人群对疾病知识的掌握程度，现场张贴宣传材料，并有专业防控人员现场解答相关防控知识。

2)自行学习宣传手册。由市疾控中心设计印刷印有预防知识的手册，为公共场所从业人员和顾客发放，达到长期干预目的。

3)贴海报。在公共场所从业人员休息室或者更衣室张贴乙、丙肝防治知识，便于从业人员随时阅读和学习。

(3)干预后问卷调查

从首次干预措施实施始，完成一系列的干预，包括讲座、发放宣传材料、现场宣传等形式，干预过程持续时间≥4个月，干预措施完成后可开展干预后问卷调查，调查表同干预前用表，见附表6-3、6-4，以利于评价干预实施效果。

5.职责分工

(1)市疾控中心

1)负责工作总体设计、协调和部署、制定实施《方案》，同时对工作进行监督和技术指导。

2)负责对区有关工作人员进行指导、培训。

3)负责设计、印制宣传材料或调查问卷等。

4)提供协助经费，按工作量及完成情况进行拨付辖区疾控中心。

(2)区疾控中心

1)负责工作具体的组织、协调、管理和实施，接受市疾控中心的督导和指导。

2)组织开展分类人群问卷调查、数据录入、质量控制等。

3)分析本底知晓率调查情况,有针对组织开展系列干预活动。

4)合理使用或分配监测工作经费,专款专用。

5)工作数据或资料要求准确、完整,按要求整理完毕存档备查或上报市疾控中心。

6.质量控制

(1)开展预调查,对宣传方案和调查表逐步完善,保证方案的科学性和可操作性。

(2)对调查与宣传人员进行相关内容培训,使用统一的宣传材料和调查问卷,确保干预方法统一、技术规范和协调有序。

(3)建立 Epidata 电子数据库,对收集的问卷调查信息采用双录入方式录入数据库,问卷数据运用 SPSS 软件进行统计分析。

7.时间进度

(1)1 月 制定并完善实施方案,设计调查表,确定调查区县;

(2)2 月 工作培训,材料设计、准备及发放;

(3)3 月 开展基线调查,数据录入;

(4)4 月~8 月 干预实施阶段;

(5)9 月 干预后问卷调查,数据录入;

(6)10 月 工作补充,数据整理和分析。

附表 6-3 病毒性肝炎防治知识知晓率调查(从业人员版)

单位:

一、一般情况

姓名:________;性别:□男;□女;年龄:_____岁;文化程度_________

工种_________;从业年限年_____________;户籍地______省/市

二、认知、行为情况(如有,请打"√")

1.你知道病毒性肝炎有以下哪几种?(可多选)

□甲肝□乙肝□丙肝□戊肝□不知道

2.您知道乙肝的主要传播途径吗?

□接触血液 □消化道 □怀孕分娩 □性接触 □呼吸道 □不知道

3.乙肝的危害有哪些?(可多选)

□易转成慢性肝炎 □易发展成肝硬化 □易发展成肝癌 □易出现脑猝死

□易发生心脏病 □不知道

4.您认为下列哪些行为方式能传播乙肝病毒?(可多选)

□美体(□文身 □文眉 □抽脂 □打耳洞)□修脚 □刮痧 □针灸

□拔(修)牙 □共用注射器□与乙肝病毒携带者共同进餐

5.您既往是否有过以下行为?(可多选)

□手术史 □输血史 □文身 □文眉 □文眼线 □温唇线 □穿耳洞

□私人诊/场所(□口腔处理 □针灸 □修脚 □刮痧)□与他人共用注射器史

6.丙肝与乙肝的传播途径相同吗? □ 相同 □不相同 □不知道

7.丙肝可以治愈吗? □可以,但需早期 □早期治疗也不可以 □不可以

8.您从事工种有可能造成创伤的工具?(可多选)

□刀(□剃头/须 □修脚刀 □修眉 □刮脸)

□针(□文眉 □拔罐 □针灸 □穿耳洞)□刮痧板 □其他 □没有

9.您使用的非一次用具或器械消毒吗?

□消毒 □不消毒 □不知道

如果消毒,使用消毒方法一般为:□消毒剂浸泡 □消毒柜 □蒸汽

□煮沸 □紫外线灯 □其他

消毒频次:□一人一次 □一天一次□ 一周一次

10.您是否接种过乙肝疫苗? □是,□否。

填表日期:　　年　　月　　日　　　　收表/审核人:　　　　　　。

附表 6-4 病毒性肝炎防治知识知晓率调查(居民版)

一、一般情况

姓名:__________;性别:□男;□女;年龄:________岁

职业___________;文化程度_____________

二、认知、行为情况(如有,请打"√")

1.你知道病毒性肝炎有以下哪几种?(可多选)

□甲肝□乙肝□丙肝□戊肝□不知道

2.您知道乙肝的主要传播途径吗?

□接触血液 □消化道 □怀孕分娩 □性接触 □呼吸道 □不知道

3.乙肝的危害有哪些?(可多选)

□易转成慢性肝炎 □易发展成肝硬化 □易发展成肝癌 □易出现脑猝死

□易发生心脏病 □不知道

4.您认为下列哪些行为方式能传播乙肝病毒?(可多选)

□美体(□文身 □文眉 □抽脂 □打耳洞)□修脚 □刮痧 □针灸

□拔(修)牙 □共用注射器□与乙肝病毒携带者共同进餐

5.您既往是否有过以下行为?(可多选)

□修脚 □刮痧 □修眉 □拔罐针刺 □刮脸 □文身 □文眉 □文眼线

□文唇线 □穿耳洞 □剃头

6.丙肝与乙肝的传播途径相同吗? □ 相同 □不相同 □不知道

7.丙肝可以治愈吗?

□可以,但需早期 □早期治疗也不可以 □不可以

三、疫苗接种

1.您知道目前使用的肝炎疫苗有哪几种吗?(可多选)

□甲肝□乙肝□丙肝□戊肝□不知道

2.您是否接种过乙肝疫苗? □是 □否。

如否,未接种原因(可多选)

□不知道有乙肝疫苗 □认为没必要 □怕疼 □不知道接种地点

□没时间接种□收费太贵.

备注:

填表日期: 年 月 日 收表/审核人:

三、重点人群病毒性肝炎宣传教育效果

（一）天津市医务与监狱服刑人员丙型肝炎认知及干预效果

丙型肝炎病毒感染后80%未有明显症状而不易发现，慢性感染者中约20%最终会发展成肝硬化，被称为“隐匿杀手”。目前尚未有疫苗预防，其防治关键是切断传播途径和对感染者早发现和早治疗。本研究针对天津市部分医务人员和监狱服刑人员开展了丙肝防治知识知晓情况调查和健康干预工作，现将结果报告如下。

1.方法

本次调查选择在天津市2家监狱和5家二级医疗机构开展，对象为服刑人员和医务人员。其中医疗机构选择当地门诊量或接诊肝炎病例较多的医院，对象为非传染科医务人员。本次实际调查和干预医务人员403人、监狱服刑人员500人，合计调查和干预目标人群903人。

本次调查/干预持续时间为2011年9月至2012年2月。采用统一编制《丙肝防治知识问卷（医生版）》和《丙肝防治知识及健康相关行为调查问卷（服刑人员版）》进行调查。其中对医生主要调查和干预丙肝传播途径/感染方式、危害、治疗方法及效果、诊断和检测指标等专业知识；而对服刑人员主要调查和干预既往危险行为、感染方式、危害、预防措施、治疗时机等方面知识点。干预方法主要为专题讲座、现场咨询、发放防治手册、宣传台历和播放宣传视频。干预前、后使用相同问卷调查，以利评估干预效果。

2. 医务人员干预前后知晓率

调查和干预医务人员403人，其中男性177人，女性226人，年龄均值（38±9）岁。干预前医务人员总体知晓率为 74.96%，干预后达 97.83%（χ^2=986.80，P<0.01）。调查显示，干预前医生对其他危险因素中的美容美体、共用剃刀（牙刷），危害、早期治愈率高、感染标记物等知识点的知晓率分别为 71.71%、71.46%、65.51%、66.50%、59.81%。见表 6–1。

表 6–1 医务人员干预前后丙肝防治知识知晓情况

知识点	干预前		干预后	
	知晓人数（次）	率（%）	知晓人数（次）	率（%）
主要经血液传播	389	96.53	402	99.75
其他感染危险因素				
美容美体	289	71.71	399	99.01
共用剃刀和牙刷	288	71.46	394	97.77
医疗操作意外针刺	381	94.54	397	98.51
主要预防措施是切断传播	359	89.08	402	99.75
丙肝危害				
多数发展为慢性	193	47.89	380	94.29
可发展为肝硬化和肝癌	343	85.11	395	98.01
治疗				
丙肝早期治愈率高	264	65.51	389	96.53
金标准为干扰素+利巴韦林	335	83.13	394	97.77
病毒感染标记物包括				
Anti–HCV	223	55.33	403	100.00
HCV RNA	259	64.27	382	94.79
合计	3323	74.96	4337	97.83

3. 监狱服刑人员

（1）既往危险行为。干预监狱服刑人员 500 人，均为男性，年龄均值为（30±9）岁。通过对其既往行为调查发现，其中有输血、美容美体（文身、穿耳洞）史的占 32.80%、共用过牙刷和剃刀的占34.40%，共用过注射器的占 33.20%；72%的人表达愿意继续了解丙肝知识。

见表 6–2。

表 6–2　服刑人员既往危险行为及了解丙肝知识意愿

类别	人数	率(%)
愿意了解丙肝知识	360	72.00
输血、美容美体史	164	32.80
共用牙刷或剃刀史	172	34.40
共用注射器史	166	33.20

(2)干预前后知晓率。干预前服刑人员总体知晓率为 28.65%，干预后增至 99.91%，差别具有统计学意义(χ^2=6081.08，P<0.01)。其中干预前对感染行为、预防措施、危害、疫苗知识点的知晓率分别为 23.16%、20.40%、28.10%和 30.60%。见表 6–3。

表 6–3　服刑人员对丙肝防治知识知晓情况

知识点	干预前		干预后	
	知晓人数(次)	率(%)	知晓人数(次)	率(%)
感染危险行为				
输血及血制品	213	42.60	498	99.60
共用注射器	109	21.80	500	100.00
美容美体	95	19.00	500	100.00
微小创口或黏膜破损	99	19.80	500	100.00
共用剃须刀(牙刷)	63	12.60	500	100.00
预防措施				
不共用针具注射吸毒	84	16.80	498	99.60
洁身自好 单一性伴	120	24.00	499	99.80
无疫苗预防	153	30.60	500	100.00
感染危害				
多数发展为慢性	111	22.20	500	100.00
可发展为肝硬化肝癌	170	34.00	500	100.00
丙肝早期治愈率高	359	71.80	500	100.00
合计	1576	28.65	5495	99.91

4.讨论与小结

文献报道对于无症状的丙肝病毒感染者早期规范治疗，治愈率高达80%,而医务人员是发挥丙肝早发现、早诊断、规范治疗和宣传知识的重要执行人群,所以选择对其干预尤为重要。本次研究干预前医务人员总体知晓率为75.45%，存在部分知识点掌握不全面和不准确的问题:主要表现在对具体的感染危险因素认知不高,例如共用剃刀和牙刷(71.71%),全国其他省市也存在同样的问题,例如文献报道上海医护人员知晓共用剃须刀可传染丙肝的也仅占49.20%；对于丙肝诊断能力上也有待提高，例如抗HCV和HCV RNA感染标志物的认知，特别是国家在2009年6月颁布实施“WS213-2008丙型病毒性肝炎诊断标准”后,要求HCV RNA为确诊丙肝的唯一现症感染标志物,删除旧标准中抗HCV抗体阳性作为确诊病例的标记物依据,目前抗HCV抗体仅作为初步筛查或临床诊断依据;对丙肝早期治愈率高的认知率也不高,仅为65.51%,与上海(36.01%)存在问题一致 。本次选择干预对象为非传染科医务人员:一是此类医务人员对丙肝防治认知存在薄弱点,对此类疾病不够重视,急需增强意识和诊断能力;其二,丙肝感染者症状多不明显,多数病例可能因其他疾病就诊,提高医生意识,更利于早检测、早发现,进而提高治愈率,减少传染源;另外医务人员对丙肝宣教也十分重要;其三、医务人员防治能力的提高也对丙肝疫情监测和防制起到积极作用。

服刑人员既往高危行为较多,例如共用注射器(33.20%),明显高于文献报道的一般城市居民的10.2%，还存在共用刷牙和剃刀史(34.40%)等行为,这些均是感染丙肝等血源性传染病的危险因素,天津市静脉吸毒人群抗HCV抗体阳性率达23.94%,进一步证实服刑人群是丙肝病毒感染高危人群，且干预前总体认知率仅为28.65%，需重点干预。监狱是人群密集居住场所，提高感染方式和危害认知率，减少或避免危险行为、可达到切断传播途径目的；另外对于既往存在危险行为的人群可建议其进行早期筛查、诊断和治疗，提高治愈率，进而减少传染源；调查干预过程中，通过对监狱医务管理人员沟通，能够提高其丙肝防治意识，促进其日常对服刑人员宣传和防控。本次干预形式多样、宣传材料丰富，干预工作取得非常好的效果（$P<0.01$），这与监狱系统管理人员有效组织和服刑人员的配合非常密切相关。

故建议加强对丙肝高危、重点人群宣传和干预，特别对既往发生过感染危险行为的人群尽快检测；同时也要加强对公众防治知识的普及，减少或避免危险因素的接触，例如有文献报道居民错误认为有疫苗可预防丙肝占到65.9%，但其生活中确有不同危险因素暴露（文身、穿耳洞、多性伴、受血等）。另外还要加强对所有医疗机构医务人员的培训，提高其对此类疾病重视、及时筛查高危人群、提高发现和诊断率，并进行规范治疗和健康宣传。

（二）公共场所从业人员乙型肝炎预防知识知晓及危险行为调查

尽管我国已经将乙型肝炎（乙肝）防治工作列入重点多年，乙肝疫苗接种工作也初见成效，但乙肝的防控工作仍是一项长期的、不懈的重大工程，尤其是健康宣传更要持之以恒。基于天津市部分小规模医疗机构和不正规的私人诊所仍存在乙肝病毒院内污染的情况（如从口腔医疗器械检出乙肝病毒），因此，本研究针对私人经营的美发、美容美体、足疗洗浴等公共场所的从业人员和当地居民开展乙型肝炎知晓率和行为调查，同时给予宣传教育，结果报告如下。

1.方法

文献报道天津市普通人群乙肝知识知晓率约为50%(P),按允许误差为ε=0.1,Z=1.96估算,样本量为 $N=\frac{Z_{a/2}^{2}(1-p)}{\varepsilon^{2}P}=\frac{1.96^{2}\times(1-0.5)}{0.1^{2}\times0.5}\approx$ 385人,考虑失访等原因增加15%样本量即443人,即天津市公共场所从业人员和普通居民两类人群各调查不少于443人,其中公共场所包括美发、美容美体和洗浴足疗场所。按照经济地理分层选择在中心城区、滨海新区和郊县3层中分别随机抽签法各抽取一个区县开展;辖区内相关公共场所和居委会按区县地图由中心及周边、顺时针分别依次编号,然后单纯随机数字法抽取单位和社区,整群调查至完成样本量。质量控制方面采用统一的问卷,正式调查前均经过预调查修改完善问卷,并对参与调查的工作人员统一培训;现场讲解填写方法和监督填写,填写后立即收回和对问卷质量控制,本次调查共发放问卷1050张,回收合格问卷1001张,回收率为95.33%;完成现场调查后对参与者或场所发放宣传材料(如印有相关文字的礼品、手册、海报等),使其继续学习。

2.调查内容

调查内容包括人口学资料,姓名、性别、年龄、教育程度等,乙肝知晓情况包括传播途径(行为)、危害等15个知识点,满分100分;乙肝疫苗接种情况及既往危险行为(文身、修脚等)。乙肝预防知识知晓率=题目回答正确人数(次)/调查人数(次)×100%;个人乙肝预防知识知晓率评分=个人答对题数/15×100%。

3.统计学处理

EPidata3.1录入问卷,使用Micro Excel 2007和SPSS19.0进行

统计学描述和处理。因素分析采用 logistic 回归，计算比值比（OR）及 95%可信区间（95%CI）；回归分析赋值分别为：性别中男=0，女=1；教育程度中小学=0，初中=1，高中及中专=2，大专=3，本科及以上=4；评分中<60 分=0，≥60 分=1；两组均值比较正态分布的采用 t 检验、非正态分布采用非参数 Mann-Whitney 检验；多组均值比较采用非参数 Kruskal-Wallis 检验；率的比较使用 χ^2 检验；检验水准a=0.05。

4.调查基本情况

调查公共场所从业人员 500 人，其中包括美发 205 人、美容美体 168 人、洗浴足疗 127 人；其中本地户籍 103 人，外省户籍 397 人；男 194 人、女 306 人；年龄分布范围为 18~63 岁。调查居民 501 人，其中男 255 人、女 246 人，年龄分布在 18~84 岁；合计调查 1001 人。

5.乙肝预防知识知晓率

美发人群总体知晓率为 35.42%，美容美体人群为 53.48%，洗浴足疗人员知晓率为 38.10%，普通居民为 39.15%。美容美体人群的知晓率最高，显著高于普通居民，差异有统计学意义（χ^2=142.34，P<0.01）。4 类人群知道乙肝的知晓率分布范围为 76%~95%，知道接触血液感染的分布在 51%~73%间，知道怀孕分娩传播乙肝分布在 17%~39%之间，了解传播（感染）行为的知晓率的范围为 2%~75%。了解性接触可以感染的知晓率分布范围为 23%~41%。4 类人群对知识点的了解情况见表 6-4。

表 6-4 乙肝防治知识知晓人数(次)及知晓率(%)

知识点	美发(n=205)		美容美体(n=168)		洗浴足疗(n=127)		居民(n=501)	
	人数	知晓率(%)	人数	知晓率(%)	人数	知晓率(%)	人数	知晓率(%)
听说过乙肝	156	76.10	159	94.64	100	78.74	420	83.83
传播途径								
接触血液	113	55.12	121	72.02	65	51.18	305	60.88
怀孕分娩	36	17.56	64	38.10	33	25.98	125	24.95
性接触	48	23.41	68	40.48	31	24.41	145	28.94
传播行为								
文身	60	29.27	61	36.31	28	22.05	145	28.94
文眉	17	8.29	44	26.19	15	11.81	66	13.17
抽脂	50	24.39	58	34.52	17	13.39	82	16.37
打耳洞	18	8.78	48	28.57	19	14.96	86	17.17
修脚	6	2.93	27	16.07	16	12.60	81	16.17
针灸	26	12.68	36	21.43	23	18.11	107	21.36
拔(修)牙	22	10.73	60	35.71	20	15.75	186	37.13
共用注射器	132	64.39	124	73.81	92	72.44	371	74.05
危害								
易慢性	74	36.10	98	58.33	55	43.31	256	51.10
易肝硬化	79	38.54	89	52.98	54	42.52	312	62.28
易肝癌	107	52.20	111	66.07	61	48.03	255	50.90
合计	944	35.42	1168	53.48	629	38.10	2942	39.15
χ^2 值 a		11.57		142.34		0.63		–
P 值		0.00		0.00		0.43		–

注:a:与居民比较。

6.知晓评分

居民男性知晓评分均值为(39.29±23.52)分,与女性的(39.00±24.79)分基本一致(t=0.14,*P*>0.05);大专和本科及以上学历分别为(49.19±20.28)分和(49.08±20.19)分;最低为初中组为(28.76±23.24)

分，不同教育程度间知晓率评分差异存在统计学意义（χ^2=80.52，P<0.01）；年龄分组评分最低为 50~岁组为（35.36±24.00）分，30~岁组评分最高为（43.17±22.98）分。公共场所从业人员男性评分均值（34.19±21.98）分，女性为（38.04±23.64）分（t=-1.82，P>0.05）；大专学历评分最高为（63.73±23.96）分、最低为初中为（29.49±20.79）分，不同教育程度间分数差异有统计学意义（χ^2=75.42，P<0.01）。见表 6-5。

表 6-5 人群乙肝知识知晓评分情况

类别	居民（±S）	公共场所从业（±S）
年龄（岁）		
18~	42.92±24.06	34.72±22.07
30~	43.17±22.98	43.13±24.30
40~	41.07±24.46	37.92±28.46
50~	35.36±24.00	38.18±28.77
教育程度		
小学	35.45±32.42	35.00±28.65
初中	28.76±23.24	29.49±20.79
高中及中专	35.61±23.34	41.05±20.34
大专	49.19±20.28	63.73±23.96
本科及以上	49.08±20.19	49.33±20.59

7.知晓评分影响因素

单因素 logistic 回归分析发现居民和公共场所从业人员教育程度、年龄与评分有关，控制可能的混杂因素作用后，logistic 回归分析结果仍然显示教育程度高和乙肝知识知晓评分较高有关：居民 OR=1.363，95%CI：1.128~1.646；公共场所服务人群 OR=1.860，95% CI：1.412~2.451。见表 6-6。

表 6–6 影响知晓评分因素的 logistic 分析

因素	β	SE	χ^2	P	OR	95%CI
居民						
年龄	–0.020	0.007	8.894	0.003	0.980	0.967~0.993
	(–0.011	0.007	2.404	0.121	0.989	0.974~1.003)[a]
教育程度	0.351	0.088	15.914	0.000	1.420	1.195~1.687
	(0.310	0.096	10.316	0.001	1.363	1.128~1.646)[b]
公共场所从业						
年龄	0.045	0.014	9.891	0.002	1.046	1.017~1.077
	(0.040	0.015	7.048	0.008	1.041	1.011~1.072)[a]
教育程度	0.647	0.140	21.429	0.000	1.909	1.452~2.510
	(0.621	0.141	19.462	0.000	1.860	1.412~2.451)[b]

注:a:经性别,教育程度调整后;b:经年龄、性别调整后。

8.乙肝疫苗接种情况

美发、美容美体、洗浴足疗和居民 4 类人群乙肝疫苗接种率分别为 51.22%(105/205)、47.02%(79/168)、48.82%(62/127)和 38.12%(191/501),年龄分析发现居民年龄均值为(47±16)岁,高于公共场所从业人员的(26±7)岁(Z=–20.41,P<0.01),分年龄调整 18~29 岁居民接种率明 显高于从业人群(P<0.01)。见表 6–7。

表 6–7 乙肝疫苗接种率(%)

年龄组(岁)	公共场所从业			居民			χ^2值	P 值[a]
	调查人数	接种人数	接种率(%)	调查人数	接种人数	接种率(%)		
18~	375	182	48.53	96	64	66.67	10.07	0.00
30~	98	52	53.06	82	47	57.32	0.33	0.57
40~	16	7	43.75	93	42	45.16	0.01	0.92
50~	11	5	45.45	230	38	16.52	4.18	0.04
合计	500	246	49.20	501	191	38.12	12.48	0.00

9.危险行为

调查发现居民既往有私人场所修脚、针刺针灸、文身、文眼线、穿耳洞、刮面、口腔处理等危险行为的比例分别为 14.57%、17.56%、1.20%、2.00%、14.97%、11.78%和 5.99%，与公共场所从业人员的危险行为比例(6.60%、3.60%、8.20%、4.60%、48.20%、2.40%、10.60%)比较，差异有统计学意义(均 $P<0.05$)，见表 6–8。

表 6–8　既往危险行为发生率(%)

私人服务场所行为	居民(n=501)		公共场所从业(n=500)		χ^2 值	P 值
	人数	发生率(%)	人数	发生率(%)		
修脚	73	14.57	33	6.60	16.79	0.00
修眉文眉	62	12.38	62	12.40	0.00	0.99
针刺针灸	88	17.56	18	3.60	51.55	0.00
文身	6	1.20	41	8.20	27.42	0.00
文眼线	10	2.00	23	4.60	5.32	0.02
文唇线	6	1.20	4	0.80	0.40	0.53
穿耳洞	75	14.97	241	48.20	127.92	0.00
刮面	59	11.78	12	2.40	33.39	0.00
口腔处理	30	5.99	53	10.60	7.00	0.01
共用注射器	1	0.20	4	0.80	0.81	0.37

10.讨论与小结

乙肝防治知识知晓率不高，故还应继续多途径、形式和大范围加强宣传和教育。公共场所从业人员和居民(顾客)都听说过乙肝，但是对传播途径的知识中，只对直接接触血液传播有一定认知，对接触血液的具体传播行为认知率很低，而这些途径是当前传播乙肝的重要方式，例如美体、修脚、针灸、拔修牙等都是传播乙、丙肝的危险行为，有文献报道中国创伤性美容感染乙肝病毒的 OR 为 2.22，共用剃刀 OR 值达 3.58，不容忽视，各地卫生行政部门应积极贯彻落实好《公共场所消毒技术规范》,减少公共服务场所和医源性传播。另外对怀孕分娩、性传播认知均较低,而目前天津市(2009年调查)育龄期(20~49岁)妇女乙型肝炎病毒表面抗原(HBsAg)流行率为1.51%,仍有一定比例和数量存在母婴传播的可能性,如新生儿发生感染90%以上会成为慢性,长期发展成为肝硬化、肝癌的危险性均增加。分析未发现性别间知晓情况存在差异,而教育程度是知晓情况的影响因素,教育程度较高者知晓较好,反之较差,与谈逸云报道的上海调查结果类似,由此可见教育对个人的影响是多方面的,在做好乙肝健康宣传的情况下,而确实存在客观的、短时间内难以改变的因素影响知晓率和行为时(例如教育程度),归根结底最好的控制措施还是提高乙肝疫苗接种率,同时加强对存在医源性感染因素部门和场所的监管,而对于没有疫苗可预防或没有特异性控制措施的血源性传染病,提高认知更是防病的重中之重,所以健康教育、宣传、干预、促进仍是目前乃至今后控制传染病的一个重要方面和措施。在完成基线调查后也顺便对调查参与者均进行了宣传干预,其中居民干预后单个知识点提高至84%以上,公共场所从业人员提高至93%以上,但覆盖人群数较少,如何能够经济高效的提高全人群的认知的方式方法还是一个重要的不断探索和研究方向。

近年成人乙肝疫苗接种取得一定效果,作为目前急性乙肝主要发病群体,应继续合理有效推动疫苗接种。到目前为止,乙肝仍然被认为是无法治愈的疾病,接种疫苗是控制乙肝感染流行的主要措施,例如天津市计划免疫覆盖人群的乙肝疫苗接种率至少为90%,HBsAg流行率仅为0.91%,而全人群此率为2.63%,接种疫苗可以有效降低HBsAg流行率。本次调查居民年龄(47±16)岁高于

2008年的(36±15)岁,而接种率(37.80%)仍有提高(32.82%),可见近年来天津市成人乙肝疫苗接种取得一定成效，特别是青年人群接种率相对较高,本次调查接种率高于王怀报道的北京市的18~59岁人群的10.26%。公共场所服务工作人员这个相对年轻,特定职业群体,明显低于天津同年龄段居民,也一定程度上说明天津在推动成人和儿童乙肝疫苗接种等工作方面优于其他部分省市。陈园生调查发现洗脚店、美容院、理发店器械HBsAg检出率分别为3.42%、2.97%、0.61%，而公共服务场所器械的主要通过酒精擦拭(39%~60%)和紫外线照射消毒,简单酒精擦拭和短暂紫外线消毒不能杀灭乙肝病毒,也不会影响其传染性和感染性,加之乙肝病毒在外环境存活时间相对较长，使用工具均有可能造成工作人员和顾客损伤和感染传播；另外此类人群发生感染血源性传播传染病(乙肝病毒)的危险行为比例也较高,例如穿耳洞、文身、文眉等,故应该加强此类人员的乙肝疫苗接种和卫生监督准入等，减少自身被感染的可能性,是对从业人员和顾客双向保护,符合《中国成人乙型肝炎免疫预防技术指南》对高危人群接种乙肝疫苗的建议。

四、病毒性肝炎常见问题解答

1.什么是病毒性肝炎?

答：病毒性肝炎是由肝炎病毒引起的以肝脏损害为主的一组全身传染病,属于《中华人民共和国传染病防治法》规定报告乙类传染病。

2.病毒性肝炎主要分为哪几种类型?

答:主要包括甲型、乙型、丙型、丁型、戊型五种类型肝炎。

3.病毒性肝炎一般都有什么临床表现?

答:典型症状主要包括全身乏力、厌食、腹部不适、恶心、呕吐、皮肤巩膜黄疸、深色尿,检查可发现肝大、脾大、肝区疼痛等;慢性病毒性肝炎还包括腹腔积液、肝掌、蜘蛛痣等表现。部分慢性乙(丙)肝病毒感染者没有症状或表现轻微。

4.甲肝是怎么传播的?

答:甲肝病毒主要经粪-口途径传播,食用了被病毒污染的食物和水都可能感染甲肝。

5.哪些人容易得甲肝?

答:甲肝疫苗广泛使用之前,发病以儿童为主;疫苗大范围使用后,青壮年病例多见。

6.得了甲肝,是不是要被隔离?要隔离多久?

答:需要隔离,隔离时间为自发病日起3周。

7.甲肝怎么预防?

答:(1)最有效的预防措施是接种甲肝疫苗。

(2)养成良好的生活卫生习惯,饮用清洁水,饭前便后要洗手,食物需清洗干净并彻底煮熟,炊具生、熟分开,尤其是海鲜,不要购买路边摊点的食物等。

8.甲肝疫苗有几种?

答:灭活疫苗和减毒活疫苗两种。

9.这两种疫苗接种方法一样吗?

答:不一样。灭活疫苗接种2针,间隔半年;减毒活疫苗只接种1针。

10.食用哪些食物可能感染甲肝?

答:食用了被甲肝病毒污染的食物和水都可能感染甲肝。一般海产类食物是最主要的感染来源,尤其是贝类、虾、蟹等海鲜。

甲肝病毒经由快炒、醉腌等烹调方式很难被杀死，从而威胁我们的健康。

11.在哪种情况下可能感染甲肝？

答：甲肝主要通过消化道途径传播，且在潜伏期末期、发病早期就有病毒排出，故在上述时间段内与甲肝患者共同生活，或在甲肝高流行地区旅行或工作就有可能感染。

12.家里有人得了甲肝或戊肝，家里需要定期消毒吗？

答：如患者居家治疗，需定期消毒至隔离期末；如发病后患者入院治疗，建议对居家场所进行一次终末消毒。

13.乙肝有哪些危害？

答：乙肝病毒在人体的肝脏内进行复制繁殖，导致肝脏细胞炎症、坏死，如果不及时治疗容易出现肝纤维化，久而久之导致肝硬化的发生，甚至发展为肝癌。

14.哪些人会传播乙肝病毒？

答：急、慢性乙肝患者和乙肝病毒携带者都会传播乙肝病毒。

15.怎么区分急性和慢性乙肝？

答：急性乙肝病毒感染超过 6 个月乙肝病毒表面抗原仍阳性，或发现乙肝病毒表面抗原阳性超过 6 个月的是慢性乙肝，6 个月以内的是急性乙肝。

16.什么是乙肝病毒携带者？

答：乙肝病毒携带者是指血清乙肝病毒表面抗原阳性，一年随访检测 3 次肝功能正常，肝内无炎症活动或仅有轻微炎症的人群。

17.乙肝病毒携带者和乙肝患者都有传染性吗？

答：都具有传染性。乙肝病毒携带者和乙肝患者一样，都能够传播乙肝病毒，且更为隐蔽，作为传染源的意义更大。

18.乙肝是怎样传播的?

答:乙肝主要通过血液、性接触以及母婴传播。

19.听说乙肝主要通过血液传播,是不是只要不手术输血,就不会被传染?

答:血液传播除了直接输入被乙肝病毒污染的血液、血液制品以外,还包括经破损的皮肤和黏膜的方式传播,主要发生于不安全注射、侵入性诊疗操作和手术,以及静脉内滥用毒品等;日常生活中修脚、文身、扎耳环孔、共用剃须刀和牙刷等也可传播。

20.什么是乙肝的母婴传播?

答:携带乙肝病毒的母亲可将病毒传染给胎儿或新生儿,多发生在分娩时。

21.乙肝会通过性传播吗?

答:会。除了血液中含有乙肝病毒外,精液、阴道分泌物等液体中均含有病毒,所以与乙肝病毒阳性者发生非保护性性接触,特别是有多个性伴侣,其感染乙肝病毒的危险性明显增高。

22.和乙肝患者一起吃饭,会被传染吗?

答:乙肝病毒不会通过食品或水传播。

23.我有一个同事是乙肝患者,办公用品都是公用的,他会不会把病毒传给我?

答:乙肝病毒主要通过血液传播,因此日常学习、工作、生活接触,如共用办公室、握手、拥抱、共同进餐等无血液暴露的接触,一般不会传染。

24.我听说有人去修脚然后得了乙肝,这可能吗?

答:有这个可能。乙肝病毒主要通过血液传播,所以文身、文眉、修脚、共用牙具、剃须刀等都有可能通过破损的皮肤接触到血液，如果工具没有经过彻底的消毒，就有传播疾病的风险。

25.家里有人得了乙肝或有乙肝携带者，应该怎么办？

答：患者或携带者的家庭密切接触成员，若无保护性抗体并未感染乙肝病毒，应及时接种乙肝疫苗；同时避免存在或减少接触血液的危险行为，或采取相应的保护措施，如夫妻间性生活应带安全套。

26.哪些人需要打乙肝疫苗？

答：乙肝疫苗的接种对象主要是新生儿，其次为婴幼儿，15 岁以下未免疫人群和高危人群。

27.都说乙肝的高危人群需要打乙肝疫苗，哪些人才是高危人群？

答：乙肝的高危人群包括医务人员、经常接触血液的人员、托幼机构工作人员、器官移植患者、经常接受输血或血液制品者、免疫功能低下者、HBsAg 阳性者的家庭成员、男男同性、有多个性伴侣者和静脉内注射毒品者等。

28.乙肝患者有必要接种乙肝疫苗吗？

答：乙肝患者及乙肝病毒携带者都不需要接种乙肝疫苗。

29.在哪里能接种乙肝疫苗？

答：乙肝疫苗需到具有接种疫苗资质的医疗单位接种，住院分娩新生儿在医院产科接种首剂乙肝疫苗。

30.乙肝疫苗常规接种几次？

答：乙肝疫苗全程免疫共需三剂次，按照 0、1、6 月免疫程序接种。即接种首剂乙肝疫苗后，1 个月和 6 个月时接种第 2 及第 3 剂乙肝疫苗。

31.新生儿如何接种乙肝疫苗？

答:新生儿需要出生后24小时内(尽早)接种首剂乙肝疫苗,1月龄和6月龄时接种第2及第3剂乙肝疫苗。

32.为什么新生儿要尽早接种乙肝疫苗?

答:研究数据显示乙肝病毒表面抗原和E抗原双阳性母亲所生的婴儿在24小时内接种乙肝疫苗者,仅4%的不能阻断母婴传播,但在24小时之后接种者20%不能阻断,新生儿出生24小时内接种乙肝疫苗越早,阻断母婴传播的效果越好。

33.完成乙肝疫苗免疫接种后,保护效果如何?

答:世界卫生组织认为全程接种三剂次乙肝疫苗产生保护性抗体后,乙肝疫苗具有很好的长期保护效果。

34.接种乙肝疫苗后可能出现哪些不良反应?如何处理?

答:接种乙肝疫苗后,少数受种者在24小时内可能出现注射部位疼痛、红肿,72小时内可能出现一过性发热反应,一般可在2~3日内自行缓解,不需处理;接种部位可出现硬结,一般1~2个月可自行吸收。在极罕见情况下可能发生过敏反应、局部无菌性化脓等,需及时就医。

35.目前我国用于儿童常规免疫的乙肝疫苗有哪几类?

答:目前我国用于儿童常规免疫的乙肝疫苗包括:重组乙型肝炎疫苗(酿酒酵母)、重组乙型肝炎疫苗(汉逊酵母)和重组乙型肝炎疫苗(CHO细胞)3种。

36.是否可以先后接种不同厂家生产的乙肝疫苗?

答:我国多种类型的乙肝疫苗,在常规免疫中可替代使用。

37.错过乙肝疫苗接种程序的规定时间,怎么办?

答:如未能按程序接种,后续接种只需补种未完成剂次,第二剂次与第一剂次之间间隔≥28天,第三剂次与第二剂之间间隔≥60天。

38.我是 HBsAg 阳性的孕妇,怎样才能不把乙肝病毒传给我的孩子?

答:对 HBsAg 阳性母亲的新生儿,应在出生后 24 小时内尽早(最好在出生后 12 小时)注射乙型肝炎免疫球蛋白(HBIG),剂量应≥100IU,同时在不同部位接种 10μg 重组酵母或 20μg 中国仓鼠卵母细胞(CHO)乙型肝炎疫苗,在 1 个月和 6 个月时分别接种第 2 和第 3 针乙型肝炎疫苗,可显著提高阻断母婴传播的效果。

39.除了打疫苗外,日常生活中还要注意哪些,才能不被传染乙肝?

答:(1)避免不必要的输血和使用血制品。

(2)避免使用消毒不彻底的工具文身、文眉、穿耳洞、针灸、修脚等。

(3)避免和他人共用容易被血液污染的卫生用品、牙刷、剃须刀等。

(4)遵守性道德,保持单一性伴侣,正确使用安全套。

(5)拒绝毒品,不共用针具静脉注射毒品。

40.被查出有 HBsAg 阳性母亲可以给新生儿哺乳吗?

答:《慢性乙型肝炎防治指南(2019 年版)》和《中国乙型肝炎病毒母婴传播防治指南(2019 年版)》均指出新生儿在出生及时注射乙肝免疫球蛋白和乙型肝炎疫苗后，一般可接受乙肝病毒表面抗原阳性母亲的哺乳，但如母亲产后需药物治疗乙型肝炎期间的需咨询医生确定。

41.生活中意外暴露乙肝病毒后应该采取什么措施?

答:在意外接触乙肝病毒感染者的血液和体液后,应立即咨询专业医疗机构或医生进行处理。一般发生血源性暴露的要进行包括伤口处理、定期检测、疫苗和免疫球蛋白接种等处理。

42.我是一名外科大夫，给一名 HBsAg 阳性的患者做手术时划伤了手，我之前接种过乙肝疫苗，现在还需要打乙肝疫苗吗？

答：接种过乙肝疫苗，如已知抗 HBs≥10 mIU/mL，可无须再次接种；如抗 HBs<10 mIU/mL 或抗 HBs 水平不详，应立即注射乙肝免疫球蛋白（HBIG）200~400IU，并同时在不同部位接种一针乙肝疫苗（20μg），于 1 和 6 个月后分别接种第 2 和第 3 针乙肝疫苗（各 20μg）。

43.我是一名乙肝病毒携带者，需要治疗吗？

答：目前单纯的病毒携带者是不需要治疗的，但是病毒携带也可能是动态变化的，建议对于病毒携带者应每 3~6 月随访检测，及时掌握病情发展或适时治疗。

44.乙肝病毒携带者随访检查，需检测哪些项目？

答：肝功能、乙肝五项、HBV DNA、腹部 B 超等。

45.乙肝“大三阳”是什么意思？

答：是指 HBsAg、HBeAg 和抗 HBc 阳性，提示病毒复制活跃，传染性强。

46.乙肝“小三阳”是什么意思？

答：是指 HBsAg、抗 HBe 和抗 HBc 阳性，一般提示病毒复制降低，传染性降低。

47.乙肝两对半检测，只有抗 HBs 阳性是什么意思？

答：抗 HBs 阳性，提示乙肝疫苗注射或感染并清除乙肝病毒后，获得保护性抗体。

48.目前有清除乙肝病毒的特效药吗？

答：没有。

49.我看网上有医院宣传可以乙肝表面抗原转阴，可信吗？

答:不可信,目前全世界没有可以使乙肝表面抗原转阴的特效治疗方法和药物。

50.我是一名慢性乙肝患者,需要治疗吗?

答:慢性乙肝患者需要到正规的医疗机构和专科医院进行诊断和治疗。只要有适应证,就应该进行规范的抗病毒治疗。

51.既然慢性乙肝不能完全治愈,为什么还要治疗?

答:正规治疗能够最大限度地抑制乙肝病毒复制,减轻肝细胞炎症坏死及肝纤维化,延缓和减少肝脏失代偿、肝硬化和肝细胞癌及其并发症的发生,从而改善生活质量和延长存活时间。

52.乙肝病毒携带者会遭遇求职歧视、求学歧视等问题。我们应该如何保障乙肝病毒携带者权益?

答:日常工作、学习或生活接触不会导致乙肝病毒传播,不能歧视。人社部发[2010]12号《关于进一步规范入学和就业体检项目维护乙肝表面抗原携带者入学和就业权利的通知》要求各级各类教育机构、用人单位在公民入学、就业体检中,不得要求开展乙肝项目检测,各级各类教育机构不得以学生携带乙肝表面抗原为理由拒绝招收或要求退学。除卫生部门核准并予以公布的特殊职业外,健康体检非因受检者要求不得检测乙肝项目,用人单位不得以劳动者携带乙肝表面抗原为由予以拒绝招(聘)用或辞退、解聘。

53.丙肝的传染源是什么?

答:丙肝患者。

54.丙肝有携带者吗?

答:没有。

55.为什么说丙肝对患者的危害比乙肝的还要大?

答:与乙肝相比,丙肝发病隐匿且更容易发展为慢性,更易转变成肝硬化和肝癌。

56.丙肝病毒通过哪些途径传播?

答:丙肝病毒的传播途径跟乙肝病毒类似,主要通过血液、性接触和母婴等方式传播,其中血液传播是丙肝最主要的传播方式。

57.丙肝所谓的血液传播包括哪些方面?

答:

(1)医源性:不安全注射、消毒不严的侵入性医学检查(透析、胃镜、肠镜等)、牙科、输血/血制品等。

(2)非医源性:消毒不严的穿耳孔、文身、美容、修脚等。

(3)家庭:共用牙刷、剃须刀等。

(4)吸毒:共用针具注射吸毒。

58.丙肝病毒是怎么通过性接触传播的?

答:丙肝病毒除了存在于血液中以外,精液、阴道分泌物等体液中也存在丙肝病毒,因此与丙肝患者发生无保护的性行为,有可能被传染。如有艾滋病、性病、生殖器破损或者肛交时造成肛门黏膜破损,则感染概率更大。有多性伴性行为者感染丙肝病毒的危险性更高。

59.有可以预防丙肝的疫苗吗?

答:目前还没有针对丙肝的有效保护性疫苗。

60.如何降低丙肝带来的伤害?

答:目前虽然没有针对丙肝的有效保护性疫苗,但丙肝的治愈率较高。主动定期检测丙肝抗体,做到早检查、早诊断、早治疗,能够预防可能因感染带来的健康问题并防止病毒传播。

61.体检时发现丙肝抗体(抗 HCV)阳性,那我是丙肝患者吗,该怎么办?

答:单纯的抗 HCV 阳性,不是丙肝患者。对于抗-HCV 阳者,需进一步检测 HCV RNA。

62.HCV RNA 阳性,是什么意思?

答:HCV RNA 阳性表示体内有丙肝病毒复制,是丙肝患者,要尽快治疗。

63.丙肝病毒感染高危人群有哪些?

答:丙肝病毒感染高危人群,包括:①有静脉药瘾史者;②有职业或其他原因(文身、穿孔、针灸等)所致的针刺伤史者;③有医源性暴露史,包括手术、透析、不洁口腔诊疗操作、器官或组织移植者;④有高危性行为史,如多个性伴、男男同性恋者;⑤丙肝病毒感染者的性伴及家庭成员;⑥HIV 感染者及其性伴;⑦丙肝病毒感染母亲所生的子女;⑧破损皮肤和黏膜被丙肝病毒感染者血液污染者;⑨有输血或应用血液制品史者(主要是 1993 年前有过输血或应用血制品者);⑩1996 年前的供血浆者。

64.生活中意外暴露丙肝病毒后应该采取什么措施?

答:在意外接触丙肝病毒感染者的血液和体液后,应立即咨询专业医疗机构或医生进行处理。一般发生血源性暴露的要进行包括伤口处理、定期检测、早诊断、早治疗。

65.备孕期间发现得了丙肝,该怎么办?

答:应停止备孕,尽快到专业医疗机构进行治疗,在治愈前,应避免生育。

66.母乳喂养会造成丙肝传播吗?

答:目前没有证据证实母乳喂养可以传播丙肝,但乳头有破损时,要尽量避免母乳喂养。

67.工作和日常生活接触会不会传染丙肝?

答:工作和日常生活接触,如握手、拥抱、礼节性接吻、共用餐具和水杯、共用劳动工具、办公用品、钱币和其他无皮肤破损和血液暴露的接触一般不会传播丙肝病毒。

68.和丙肝患者一起吃饭会不会传染丙肝?

答:不会,因为丙肝病毒不通过消化道传播。

69.咳嗽、打喷嚏会不会传染丙肝?

答:不会,因为丙肝病毒不通过呼吸道传播。

70.蚊虫叮咬会不会传播丙肝?

答:目前没有在证据证实丙肝可以通过蚊虫叮咬传播,也没有发现因蚊虫叮咬感染丙肝的病例。

71.应该到哪里去做丙肝检查?

答:一般各地传染病医院、综合性医院肝病专科门诊都可以做丙肝检测。

72.丙肝的检查包括哪些?

答:检查丙肝主要通过抽血化验,主要检测肝功能、抗 HCV 和 HCV RNA。

73.检查出得了丙肝该怎么办?

答:一旦确诊丙肝,应立即到正规医院,听从专科医生的指导,进行规范治疗。

74.丙肝能治愈吗?

答:丙肝患者只要在正规医疗机构的专业医师指导下,及早进行治疗,规范用药,大部分丙肝是可以治愈的。

75.丙肝如果不及时治疗,会有什么后果?

答:如不及时治疗,大部分丙肝病毒感染者会发展成慢性丙肝,进而导致肝硬化,甚至有可能发展为肝癌。

76.丙肝患者在日常生活中需注意哪些问题?

答:戒烟忌酒;除了治疗丙肝的药物外,应尽量减少服用其他药物;适当休息,避免重体力劳动;注意营养,食物宜清淡少油腻;保持心情舒畅;适当增加户外活动;定期复查,出现身体不适或病情变化及时与医生沟通,遵医嘱服药。

77.戊肝的主要传播途径是什么?

答:戊肝主要经消化道传播和日常生活接触传播。

78.食用哪些食物易感染戊肝?

答:食用了被戊肝病毒污染的食物和水都可能感染戊肝。一般海产类食物是最主要的感染来源,尤其是贝类、虾、蟹等海鲜。研究表明猪体内普遍存在戊肝病毒,人们食用未烧熟煮透的猪肉,尤其是猪肝及猪肝制品易感染戊肝病毒。

79.哪些人需要接种戊肝疫苗?

答:戊肝疫苗的接种对象为16岁及以上易感人群,并推荐用于HEV感染的重点高风险人群,如慢肝患者、育龄期妇女、老年人、学生或部队官兵、餐饮业人员、畜牧养殖者、疫区旅行者等。

80.戊肝疫苗的接种程序是怎样的?

答:戊肝疫苗的接种程序按0、1、6月接种3针,即接种第1针戊肝疫苗后,间隔1及6个月注射第2及第3针疫苗。

附录　病毒性肝炎防治知识要点

一、基本知识

病毒性肝炎是由多种肝炎病毒引起的常见传染病。

肝炎病毒可分为甲、乙、丙、丁、戊型。

甲肝和戊肝多为急性发病，一般预后良好；乙肝和丙肝病程复杂，迁延成慢性后可发展为肝硬化或肝癌。

各型病毒性肝炎临床表现相似，急性期以疲乏、食欲减退、肝大、肝功能异常为主，部分病例出现黄疸；慢性感染者可症状轻微甚至无任何临床症状。

二、病毒性肝炎的传播途径和预防

1.甲肝和戊肝经消化道传播，乙肝和丙肝经血液、母婴和性传播

甲肝和戊肝主要经消化道传播，水源或食物被污染可引起暴发流行。乙肝和丙肝主要经血液、母婴和性传播。例如，输入被病毒污染的血液及血液制品，使用未经严格消毒的注射器和针头（如注射毒品等）、侵入性医疗或美容器具（如文身、穿耳孔等），共用剃须刀和牙刷；与感染者进行无保护性行为；携带病毒的孕产妇可将病毒传染给新生儿。

丁肝的传播途径与乙肝相似，与乙肝病毒同时或在乙肝病毒感染的基础上才能感染。

2.接种乙肝疫苗是预防乙肝最安全、有效的措施

我国实施新生儿免费接种乙肝疫苗，全程免疫需按“0、1、6月”免疫程序接种3针，其中第1针应在出生后24小时内尽早接种。

除新生儿外，成年高风险人群如医务人员、经常接触血液及血液制品人员、托幼机构工作人员、经常接受输血及血液制品者、免疫功能低下者、职业易发生外伤者、乙肝病毒表面抗原阳性者的家庭成员、男性同性性行为者、有多个性伴者或注射吸毒者等也应该接种乙肝疫苗。

3.乙肝母婴阻断措施可有效预防乙肝母婴传播

乙肝病毒表面抗原阳性的孕产妇在妊娠或分娩的过程中，有可能将乙肝病毒传染给胎儿或新生儿。感染时年龄越小，转化为慢性病毒性肝炎的风险越高，因此开展乙肝母婴阻断的意义重大。

乙肝表面抗原阳性孕产妇应确保住院分娩，尽量减少新生儿暴露于母血的机会。

乙肝病毒表面抗原阳性孕产妇所生新生儿，应在出生后24小时内尽早接种首针乙肝疫苗，同时注射乙肝免疫球蛋白，并按照乙肝疫苗免疫程序完成后续剂次接种。

高乙肝病毒载量孕妇，可在专业医师指导下接受规范的抗病毒治疗。

4.注意饮食、饮水卫生和接种疫苗，可有效预防甲肝和戊肝

搞好环境卫生，加强水源和粪便管理，改善供水条件；养成良好的个人卫生习惯，饭前便后洗手，不吃生食，不饮生水，可有效预防甲肝和戊肝。

接种疫苗可有效预防甲肝和戊肝。甲肝疫苗已纳入扩大国家免疫规划，对18月龄儿童给予免费接种。食品生产经营从业人员、托幼机构工作人员、集体生活人员等重点人群也应接种甲肝疫苗。我国已有戊肝疫苗，可自费自愿接种。

5.切断传播途径，可有效预防丙肝

目前尚无丙肝疫苗，但采取有效措施切断传播途径，丙肝是可以预防的。

拒绝毒品,不共用针具注射毒品;杜绝非法采、供血;避免不必要的注射、输血和使用血液制品;到正规的医疗卫生机构进行注射、输血和使用血液制品,可大幅减少感染丙肝病毒的风险。

以下行为也可有效预防丙肝:不与他人共用针具或其他文身、穿刺等工具,不与他人共用剃须刀、牙刷等可能引起出血的个人用品;正确使用安全套,避免不安全性行为。

感染丙肝病毒的妇女如有生育意愿,最好在丙肝治愈后怀孕。

6.日常工作、生活接触不传播乙肝和丙肝

乙肝和丙肝病毒不经呼吸道和消化道传播。因此,日常工作、学习和生活接触,如握手、拥抱、在同一办公室工作、共用办公用品、住同一宿舍、在同一餐厅用餐和共用厕所等无血液暴露的接触不会感染乙肝或丙肝病毒。研究未发现乙肝和丙肝病毒经吸血昆虫(蚊和臭虫等)传播。

三、病毒性肝炎的检测

有疑似病毒性肝炎症状或易感染人群,应主动到医疗机构检查。

甲肝和戊肝多为急性发病,如有不洁饮食史或患者密切接触史,并伴有疑似病毒性肝炎症状,如全身乏力、食欲减退、恶心呕吐、腹胀、肝区不适、尿色加深等,应尽快到医疗机构就诊检查。

建议易感染人群(如有输血、创伤性治疗、共用注射器、多性伴、器官移植、使用消毒情况不明的器具文身、文眉、修脚等行为的人员,艾滋病病毒感染者、乙肝和丙肝患者配偶或所生子女)和肝脏生化检查不明原因异常者主动到正规医疗机构进行乙肝和丙肝检查,了解自身感染状况,做到早发现、早诊断和早治疗。

四、病毒性肝炎的治疗

病毒性肝炎患者应遵从医嘱，进行规范化治疗，切忌自行停药或轻信虚假广告。

甲肝和戊肝绝大多数是急性病毒性肝炎，经及时规范治疗，多数患者半年内可完全康复。少数重症患者有肝衰竭危险，应予以重视。

乙肝容易转为慢性，目前尚无有效药物可完全清除乙肝病毒，但经规范的抗病毒治疗，可最大限度抑制病毒复制，延缓和减轻肝脏损害，阻止肝硬化、肝癌及其并发症的发生，改善生活质量和延长生命。患者应树立信心、保持耐心，遵从医嘱、积极配合治疗，并坚持定期检查，以确保治疗效果。相反，任意选药、随意换药、自行停药，以及不按时复诊检查，均可能会引起病毒耐药、病情反弹或复发。在诊断和治疗过程中切勿轻信过度宣传和虚假广告，以免造成病情延误和经济损失。

丙肝也容易转为慢性，经过规范全疗程的抗病毒治疗，绝大多数患者可治愈。

所有病毒性肝炎患者应避免酗酒、吸烟、不合理用药等加重肝脏损害的行为。

五、权利与义务

1.防治病毒性肝炎是全社会的共同责任

目前我国病毒性肝炎防控形势严峻，长期积累的慢性病毒性肝炎患者基数较大，急性病毒性肝炎时有发生，传播风险依然存在。防治病毒性肝炎，需要部门密切协作和社会公众的理解、参与及支持。

2.应努力消除对乙肝感染者的社会歧视

《关于进一步规范入学和就业体检项目 维护乙肝表面抗原携带者入学和就业权利的通知》要求，各级各类教育机构、用人单位在公民入学、就业体检中，不得要求开展乙肝项目检测，不得要求提供乙肝项目检测报告，也不得询问是否为乙肝表面抗原携带者。各级医疗卫生机构不得在入学、就业体检中提供乙肝项目检测服务。各级各类教育机构不得以学生携带乙肝表面抗原为理由拒绝招收或要求退学。除国家卫生健康委员会核准并予以公布的特殊职业外，健康体检非因受检者要求不得检测乙肝项目，用人单位不得以劳动者携带乙肝表面抗原为由予以拒绝招(聘)用或辞退、解聘。

3.病毒性肝炎感染者在享有权利的同时，也应该承担对他人和社会的义务

病毒性肝炎感染者应遵守《中华人民共和国传染病防治法》有关规定，依法接受疾病预防控制机构、医疗机构有关传染病预防、控制措施，并如实提供有关情况；在治愈前或者在排除传染病嫌疑前，不得从事法律、行政法规和国务院卫生行政部门规定禁止从事的易使该传染病扩散的工作。

根据《公共场所卫生管理条例实施细则》规定，公共场所经营者应当组织从业人员每年进行健康检查，从业人员在取得有效健康合格证明后方可上岗。患有甲肝、戊肝的人员，治愈前不得从事直接为顾客服务的工作。

参考文献

[1]全国人民代表大会常务委员会.中华人民共和国传染病防治法[Z].2004-8-28.

[2]杨绍基.传染病学[M].8 版.北京:人民卫生出版社,2013.

[3]David L.Heymann,MD.传染病控制手册[M].冯子健,译.北京:中国协和医科大学出版社,2008.

[4]WS 298-2018,甲型病毒性肝炎诊断[S].

[5]国家卫生和计划生育委员会.关于印发《传染病信息报告管理规范(2015 年版)》的通知[Z].2015-10-29.

[6]霍飞,许婕,夏卫东,等.2004—2012 年天津市医疗机构法定传染病漏报情况分析[J].疾病监测,2013,28(11):943-946.

[7]李超,赵莹,何海艳,等. 天津市散发性甲型病毒性肝炎发病危险因素病例对照研究[J]. 中国病毒病杂志,2012,2(6):79-80.

[8]马衍辉,李金星.传染病应急与处置[M]. 济南:山东大学出版社,2007.

[9]天津市卫生和计划生育委员会.市卫生计生委关于调整天津市免疫规划疫苗免疫程序的通知[Z].2017-08-31.

[10]天津市市卫生计生委.关于印发天津市较大一般级别突发公共卫生事件分级标准(2018 版)的通知[Z].2018-01-12.

[11]国家卫生和计划生育委员会.突发公共卫生事件与传染病疫情监测信息报告管理办法[Z].2003-11-07.

[12]徐向田.病毒性肝炎综合防治(第一版)[M].天津:天津科学技术出版社,1992:25.

[13]薛广波.公共场所消毒技术规范 [M]. 2 版.北京:中国标准出版社,2010:1-191.

[14]詹思廷.流行病学[M].7 版.北京:人民卫生出版社,2012.

[15]赵莹,吴伟慎,陈静,等.天津市 2005-2014 年甲型病毒性肝炎流行趋势和特征分析[J].中国病毒病杂志,2015,5(5):377-381.

[16]中国疾病预防控制中心.关于印发《全国传染病信息报告管理工作技术指南(2016 年版)》的通知[Z].2016-09-18.

[17]王雷,胡樱.湖北省 2004-2010 年病毒性肝炎报告发病分析[J].公共卫

生与预防医学,2013,23(1):23–26.

[18]刘锡光.病毒性肝炎实验诊断学[M].北京:人民卫生出版社,1999.

[19]国家卫生和计划生育委员会. 预防接种工作规范(2016 年版)[Z].2016–12–06.

[20]冯子健.传染病突发事件处置[M].北京:人民卫生出版社,2013.

[21]卫生部.消毒技术规范(2002 版)[Z].2002–11–15.

[22]国家卫生和计划生育委员会.医疗机构消毒技术规范[Z].2012–04–17.

[23]卫生部办公厅.关于印发《国家突发公共卫生事件相关信息报告管理工作规范(试行)》的通知[Z].2005–12–27.

[24]WHO.Worldwide implementation of hepatitis B vaccination of newborns, 2006[R].WER,2008,83(48):429–434.

[25]Ahn SH,Park YN,Park JY,et al. Long–term clinical and histological out comes in patients with spontaneous hepatitis B surface antigen seroclearance[J]. J Hepatol,2005,42(2):188–94.

[26]Alavian SM,Miri SM,Jazayeri SM. Hepatitis B vaccine:prophylactic,therapeutic, and diagnostic dilemma[J]. Minerva Gastroenterol Dietol,2012,58(2):167–178.

[27]WS 299–2008,乙型病毒性肝炎诊断标准[S].

[28]An Advisory Committee Statement (ACS)National Advisory Committee on Immunization (NACI).Update on the recommended use of Hepatitis B vaccine [EB/OL].https://www.canada.ca/en/public–health/services/publications/healthy–living/update–recommended–use–hepatitis–b–vaccine.html.2017–02–28/2018–09–10

[29]Beasley RP. Rocks along the road to the control of HBV and HCC[J]. Ann Epidemiol,2009,19:231–4.

[30]单爱兰,解晓华,吴伟慎,等.乙型病毒性肝炎诊断报告标准及集中报告管理模式效果评价[J].中华预防医学,2009,43(7):619–621.

[31]Buti M,Homs M,Rodriguez–Frias F,et al. Clinical outcome of acute and chronic hepatitis delta over time:A long–term follow–up study[J]. J Viral Hepat,2011,18:434 – 442.

[32]单爱兰,宋桂芝,冯秀兰,等.天津市病毒性肝炎血清流行病学调查分析[J].疾病监测,1997,12(10):373–375.

[33]Centers for disease control and prevention. Hepatitis B Information for Health Professionals[EB/OL].(2008-04-01)[2014-03-21]http://www.cdc.gov/hepatitis/HBV/HBVfaq.htm.

[34]Chu CM,Liaw YF. HBsAg seroclearance in asymptomatic carriers of high endemic areas:appreciably high rates during a long-term follow-up[J]. Hepatology, 2007,45(5):1187-92.

[35]Coursaget P,Yvonnet B,Chotard J,et al. Age-and sex-related study of hepatitis B virus chronic carrier state in infants from an endemic area(Senegal)[J]. J Med Virol,1987,22(1):1-5.

[36]D.B.Rein,S.B.Lesesne,P.J.Leese,etal.Community-based hepatitis B screen ing programs in the United States in 2008[J]. Journal of Viral Hepatitis,2010,17: 28-33.

[37]Daniel Lavanch,Mark Kane. Global Epidemiology of Hepatitis B Virus In fection[M]. Hepatitis B Virus in Human Diseases,Springer International Publishing, 2016,9:187-203.

[38]DaSilvaJAP. Sexhormones,glucocorticoids and autoimmunity Facts and hypotheses[J].AnnRheumDis,1995,54:6.

[39]单爱兰,吴伟慎,何海艳.天津市乙型病毒性肝炎报告发病率上升原因分析[J].中国慢性病预防与控制,2007,15(3):223-4.

[40]Eleni Gigi,Thalia Lalla,Eleni Orphanou,et al. Long Term Follow-Up of a Large Cohort of Inactive HBsAg(+)/HBeAg(-)/ anti-HBe(+)Carriers in Greece[J]. J Gastrointestin Liver Dis,2007,16(1):19-22.

[41]European Consensus Group on Hepatitis B. Immunity.Are boosters needed for lifelong hepatitis B immunity?[J].Lancet,2000,355:561-5.

[42]FQ Cui,XJ Wang,L Cao,et al. Progress in Prevention Hepatitis B through universal infant vaccination:China,1997-2006[J]. CDCMMWR,2007,56(18): 441-5.

[43]Garber AM,Phelps CE. Economic foundations of cost-effectiveness analysis [J]. J Health Econ,1997,16(1):1-31.

[44]单爱兰,吴伟慎,何海艳,等.天津市慢性乙型病毒性肝炎跨年度重复报告情况分析[J].疾病监测,2008,23(3):167-169.

[45]Garber AM,Phelps CE. Future costs and the future of cost-effectiveness analysis[J]. J Health Econ,2008,27(4):819-21.

[46]Goldstein ST,Zhou F,Hadler SC,et al. A mathematical model to estimate global hepatitis Bdisease burden and vaccination impact[J]. Int J Epidemiol,2005,34:1329-39.

[47]Heinzen RR,Bridges JF. Comparison of four contingent valuation methods to estimate the economic value of a pneumococcal vaccine in Bangladesh[J].Int J Technol Assess Health Care,2008,24(4):481-7.

[48]Hoofnagle JH,Doo E,Liang TJ,et al. Management of hepatitis B:summary a clinical research workshop[J]. Hepatology,2007,45(4):1056-75.

[49]Hsu YS,Chien RN,Yeh CT,et al. Long-term outcome after spontaneous HBeAg seroconversion in patients with chronic hepatitis B[J]. Hepatol,2002,35:1522-1527.

[50]韩悦,孙静,石有昌,等.辽宁省乙型病毒性肝炎血清流行病学分析[J].中国公共卫生,2010,26(9):1189-1190.

[51]Hui CK,Leung N,Yuen ST,et al.Natural history and disease progression in Chinese Chronic hepatitis B patients in immune tolerant phase[J].Hepatology,2007,46(2):395-401.

[52]何海艳,赵莹,吴伟慎,等.2010 年天津市健康人群乙型病毒性肝炎病毒血清流行病学分析[J].疾病监测,2012,26(12):940-943.

[53]黄正京,周脉耕,王黎君.中国肝癌死亡率和乙肝病毒表面抗原携带率的地理分布研究[J].疾病监测,2007,22(4):242-5.

[54]姜永晓,马臣,全培良,等.河南省居民 1984—2009 年肝癌死亡率趋势分析及预测[J].肿瘤,2012,32(7):522-5.

[55]JIN-DE CHEN,HWAI-I YANG,UCHENNA H. Carriers of Inactive Hepatitis B Virus Are Still at Risk for Hepatocellular Carcinoma and Liver-Related Death[J].Gastroenterology,2010,138:1747-1754.

[56]Klaus-Peter Maier. Hepatitis-Hepatitisfolgen:Praxis der Diagnostik,Therapie und Prophylaxe akuter und chronischer Lebererkrankungen[M]. Leipzig:Georg Thieme Verlag,2000:44-50,201.

[57]Krause Andreas,Haberkorn Uwe,Mier Walter. Strategies for the treatment of

HBV/HDV[J]. Eur J Pharmacol, 2018, 833: 379–91.

[58]Kuan RK, Janssen R, Heyward W, et al. Cost-effectiveness of hepatitis B vaccination using HEPLISAV? in selected adult populations compared to Engerix-B? vaccine[J]. Vaccine, 2013, 31(37): 4024–32.

[59]戴志澄，祁国明.中国病毒性肝炎血清流行病学调查上卷[M].1 版.北京：科学技术文献出版社，1997，39–58.

[60]何海艳，吴伟慎，单爱兰，等.天津市 2–13 岁儿童乙肝疫苗查漏补种项目实施及效果评价[J].中国预防医学杂志，2014，15(3)：235–237.

[61]Lavanchy D. Hepatitis B virus epidemiology, disease burden, treatment, and current and emerging prevention and control measures[J]. J Viral Hepat, 2004, 11(2): 97–107.

[62]陈彩粼，黄文龙，洪荣涛，等. 福建省 2000–2008 年乙型肝炎流行特征分析海峡[J].预防医学杂志，2010，16(1)：46–48.

[63]Leung KC, McGrath CP. Willingness to pay for implant therapy: a study of patient preference[J]. Clin Oral Implants Res, 2010, 21(8): 789–93.

[64]卫生部.卫生部关于印发《2006—2010 年全国乙型病毒性肝炎防治规划》的通知[Z].2006-01-28.

[65]Liang XF, Bi SL, Yang WZ, et al. Epidemiological serosurvey of hepatitis B in China—Declining HBV prevalence due to hepatitis B vaccination[J]. Vaccine, 2009, (27): 6550–6557.

[66]Livingston SE, Simonetti JP, Bulkow LR, et al. Clearance of hepatitis B e antigen inpatients with chronic hepatitis B and genotypes A, B, C, D, and F[J]. Gastroenterology, 2007, 133: 1452–7.

[67]Lok AS, McMahon BJ. Chronic hepatitis B[J]. Hepatology, 2007, 45: 507–39.

[68]Luo Z, Li L, Ruan B. Impact of the implementation of a vaccination strategy on hepatitis B virus infections in China over a 20-year period[J]. Int J Infect Dis, 2012, 16(2): e82–e88.

[69]Mahoney FJ, Kane M. Hepatitis B vaccine. In: Plotkin SA and Orenstein WA, eds. Vaccines, 3rd ed. Philadelphia, W.B. Saunders Company, 1999: 158–82.

[70]Mast EE, Margolis HS, Fiore AE, et al. A comprehensive immunization strat-

egy to eliminate transmission of hepatitis B virus infection in the United States: recommendations of the Advisory Committee on Immunization Practices (ACIP)part 1: immunization of infants, children, and adolescents[J].MMWR Recomm Rep, 2005, 54 (RR-16): 1-31.

[71]McKnight, KL, Lemon, et al.Hepatitis A Virus Genome Organization and Replication Strategy[J]. Cold Spring Harb Perspect.Med, 2018, 8(12): 2336-2341.

[72]McMahon BJ, Alward WL, Hall DB, et al. Acute hepatitis B virus infection: relation of age to the clinical expression of disease and subsequent development of the carrier state[J]. J Infect Dis, 1985, 151(4): 599-603.

[73]McMahon BJ, Holck P, Bulkow L, et al. Serologic and clinical outcomes 1536 Alaska Natives chronically infected with hepatitis B virus[J]. Ann Intern Med, 2001, 135: 759-68.

[74]Murray CJ, Lopez AD. Measuring the global burden of disease[J]. N Engl J Med, 2013, 369(5): 448-57.

[75]Murray CJ, Lopez AD. Quantifying the burden of diseases: the technical basis for disability-adjusted life years[R]. Switzerland: Bulletin of WHO, 1994, 72: 429-45.

[76]Nassim K, Harry R, Florence A, et al. Hepatitis E Virus Infection[J]. Clin. Microbiol. Rev, 2014, 27(1): 116-138.

[77]吴伟慎,何海艳,李超,等.天津市 2005-2014 年不同类别乙型病毒性肝炎流行特征分析[J].公共卫生与预防医学,2015,26(4):7-9.

[78]Olinger CM, Jutavijittum P, Hubschen JM, et al.Possible newhep atitis B virus genotype, southeast Asia[J].Emerg InfectDis, 2008, 14(11): 1777-80.

[79]Ott JJ, Stevens GA, Groeger J, Wiersma ST. Global epidemiology of hepatitis B virus infection: new estimates of age-specific HBsAg seroprevalence and endemicity[J]. Vaccine, 2012, 30(12): 2212-2219.

[80]Peabody JW, Shimkhada R, Tan C, et al. The burden of disease, economic costs and clinical consequences of tuberculosis in the Philippines[J]. Health Poliey Plan, 2005, 20(6): 347-53.

[81]Perz JF, Armstrong GL, Farrington LA, et al. The contributions of hepatitis B virus and hepatitis c virus infections to cirrhosis and primary liver cancer worldwide

[J]. J Hepatol,2006,45:529-38.

[82]林伯杰.口腔治疗感染乙肝病毒 25 例临床观察[J].2010,16(12):1476-1477.

[83]PoovorawanY,ChongsrisawatV,TheamboonlersA,etal. Long-term anti-HBs antibody persistence following infant vaccination against hepatitisB and evaluation of anamnestic response:A 20-year follow-up study in Thailand[J]. Hum Vaccin Immunother,2013,9(8):1679-81.

[84]Rizzetto M,Canese MG,Arico` S,et al. Immunofluorescence detection of new antigen-antibody system (delta/anti-delta)associated to hepatitis B virus in liver and in serum of HBsAg carriers[J]. Gut,1977,18:997-1003.

[85]Seeger C1,Mason WS.Hepatitis B virus biology[J]. Microbiol Mol Biol Rev,2000,64(1)51-68.

[86]Servant-Delmas A,Le Gal F,Gallian P,et al. Increasing prevalence of HDV/HBV infection over 15 years in France[J]. J Clin Virol,2014,59:126-8.

[87]Shen L,Wang F,Wang F,et al. Efficacy of yeast-derived recombinant hepatitis B vaccine after being used for 12 years in highly endemic areas in China[J]. Vaccine,2012,30(47):6623-27.

[88]Siddiqui MR,Gay N,Edmunds WJ,et al. Economic evaluation of infant and adolescent hepatitis B vaccination in the UK[J]. Vaccine,2011,29(3):466-75.

[89]Simonetti J,Bulkow L,McMahon BJ,et al.Clearance of hepatitis B surface antigen and risk of hepatocellular carcinoma in a cohort chronically infected with hepatitis B virus[J]. Hepatology,2010,51:1531-7.

[90]吴伟慎,李超,王文权,等.天津不同人群乙肝知识知晓及疫苗接种率分析[J].中国公共卫生,2011,27(4):482-4

[91]Sorrell MF,Belongia EA,Costa J,et al. National Institutes of Health consensus development conference statement:management of hepatitis B[J]. Hepatology,2009,49(5):S4-12.

[92]陈园生,贺雄,王骏,等. 中国乙型肝炎疫苗预防效果分析[J].中国计划免疫,2005,11(6):465-9.

[93]人力资源和社会保障部,教育部,卫生部.关于进一步规范入学和就业体检项目维护乙肝表面抗原携带者入学和就业权利的通知[Z].2010-02-10.

[94]单爱兰,李超,吴伟慎,等.天津市初一学生乙型肝炎疫苗免疫现状及加强免疫后记忆反应研究[J],中华预防医学杂志,2010,44(6):531-4.

[95]中华医学会肝病学分会,中华医学会感染病学分会.慢性乙型肝炎防治指南(2010 年版)[J].中国预防医学杂志,2011,2(1):1-15.

[96]吴伟慎,李超,何海艳,等.乙型肝炎卡式病例管理模式探讨及效果评价[J].中国慢性病预防与控制,2013,21(2):253-254.

[97] 全国人民代表大会常务委员会. 中华人民共和国献血法[Z]. 1997-12-29.

[98]Stephanie R. Bialek,William A. Bower,Karen Mottram,et al. Risk Factors for Hepatitis B in an Outbreak of Hepatitis B and D Among Injection Drug Users[J]. J Urban Health,2005,82(3):468-78.

[99]王富珍,齐亚莉,龚晓红,等.北京市乙型肝炎病毒感染相关疾病个人负担研究[J].疾病控制杂志,2014,8(5):389-392.

[100]Stroffolini T,Guadagnino V,Caroleo B,et al.Long- term immunogenicity of hepatitis B vaccination in children and adolescents in a southern Italian town[J].Infection,2012,40(3):299-302.

[101]Vaage J,Agarwal S. Estimations of worldwide prevalence of chronic hepatitis B virus infection:a systematic review of data published between 1965 and 2013[J]. Lancet,2015,386(10003):1546-55.

[102]关旭静,杨超美,王进,等. 四川省新生儿乙型肝炎疫苗接种卫生经济学评价[J].中国疫苗和免疫,2010,16(5):447-52.

[103]何海艳,单爱兰,吴伟慎,等.1992—2009 年天津市 15 岁以下儿童乙型肝炎疫苗免疫效果变化趋势分析[J].中国预防医学杂志,2012,13(1):39-42.

[104]Verling JM. The immunology of hepatitis B[J]. Clin Liver Dis,2007,11:727-59.

[105]Verma R,Khanna P,Prinja S,et al. Hepatitis B vaccine in national immunization schedule:a preventive step in India[J]. Hum Vaccin,2011,7(12):1387-1388.

[106]Viral Hepatitis Prevention Board. Universal HB immunization by 1997:where are we now?1998(Fact Sheet VHPB/ 1998/2,http://hgins.uia.ac.be/esoc/ VHPB/ vhfs2.html).

[107]Wang FS, Fan JG, Zhang Z, et al. The global burden of liver disease: the major impact of China[J]. Hepatology, 2014, 60(6): 2099-108.

[108]Whynes DK, Frew EJ, Wolstenholme JL. Willingness-to-pay and demand curves: a comparison of results obtained using different elicitation formats[J]. Int J Health Care Finance Econ, 2005, 5(4): 369-86.

[109]人力资源和社会保障部.关于切实做好维护乙肝表面抗原携带者入学和就业权利工作有关问题的通知[Z].2010-03-08.

[110]Williams R. Global challenges in liver disease[J]. Hepatology, 2006, 44(3): 521-6.

[111]World Health organization. Hepatitis B[EB/OL].http://www.who.int/mediacentre/factsheets/fs204/en/. 2015-3-1/2015-7-13.

[112]Yu R, Fan R, Hou J. Chronic hepatitis B virus infection: epidemiology, prevention, and treatment in China[J]. Front Med, 2014, 8(2): 135-44.

[113]ZHANG Shu-lin, UE Ya-fei, BAI Gui -qin, et al. Mechanism of intrauterine of hepatitis B virus [J].World J Gastroenterol, 2004, 10(3): 437-438.

[114]陈虹, 夏卫东, 许婕, 等.2013 年天津市医疗机构传染病报告质量调查[J].疾病监测, 2014, 29(7): 586-9.

[115]陈园生, 梁晓峰, 陈丽娟, 等.中国儿童乙型肝炎疫苗预防接种效果分析[J].中国计划免疫, 2006, 12(2): 84-86.

[116]陈园生, 梁晓峰, 胡俊峰.乙型肝炎病毒感染血清学标志与慢性感染自然史研究进展[J].中国疫苗和免疫, 2009, 15(3): 279-283.

[117]陈园生, 王晓军, 李艺星, 等. 慢性乙型病毒性肝炎患病率调查方法的探讨[J].中国计划免疫, 2007, 13(1): 27-29.

[118]陈园生, 周玉清, 王晓军, 等.公共服务场所器械消毒与乙型肝炎病毒污染现况调查[J].中国疫苗和免疫, 2008, 14(4): 315-318.

[119]崔富强, 龚晓红, 陈园生, 等.中国乙型肝炎疫苗免疫策略及新生儿以外人群接种乙型肝炎疫苗的可行性分析[J].中国疫苗和免疫, 2008, 14(6): 553-558.

[120]单爱兰, 刘勇, 解晓华, 等.口腔诊疗器械及环境乙型肝炎病毒污染的调查研究[J].中华医院感染学杂志, 2009, 19(11): 1375-1377.

[121]单爱兰.社区乙型肝炎及相关疾病患病率调查研究必要性及进展[J].

中国慢性病预防与控制,2011,19(3):327.

[122]高静,吴春晓,谢丽,等.上海市2006—2008年原发性肝癌发病及死亡资料分析[J].肿瘤,2012,32(7):526-530.

[123]龚晓红,王富珍,李辉,等.北京市慢性乙型肝炎患病率调查研究[Z].2005年北京地区肝病、感染学术年会,北京,2005.

[124]何海艳,吴伟慎,张之伦.非新生儿人群接种乙肝疫苗与乙型肝炎发病关系的Meta分析[J],中华流行病学杂志,2005,26(10):830-831.

[125]雷世岳,史静,刘曼云,等.我国去乙肝病毒携带者歧视的相关律法规以及政策的进展[J].实用预防医学,2013,20(5):635-637.

[126]李澄,段术琴,闫绍宏.1991—2010年内蒙古自治区乙型病毒性肝炎流行病学特征分析[J].疾病监测,2012,27(1):20-24.

[127]李黎,毕胜利,崔富强,等.全国人群乙型病毒性肝炎血清流行病学调查的总体方案[J].中国疫苗与免疫,2009,15(4):379-381.

[128]李永成.乙型肝炎病毒感染现状、影响因素及乙肝疫苗免疫持久性分析[D].天津:天津医科大学,2008:1-69.

[129]梁森,张顺祥,马起山,等.深圳市乙型肝炎相关疾病经济负担及其影响因素分析[J].中华流行病学杂志,2010,31(12):1340-1345.

[130]梁晓峰,陈园生,王晓军,等.中国3岁以上人群乙型肝炎血清流行病学研究[J].中华流行病学杂志,2005,26(9):655-658.

[131]梁雪枫,高丽,刘建峰,等.用二项分布分析乙肝病毒感染标志的家族聚集性[J].现代预防医学,2010,37(22):4208-4210.

[132]林平,朱灵芝.2365名小学生接种国产酵母乙肝疫苗5年免疫效果观察[J].疾病控制杂志,2004,8(2):115-117.

[133]骆晓艳.天津市儿童疫苗接种率及其抽样调查方法的评价[D].天津:天津医科大学,2011:1-57.

[134]莫建军,谭毅,莫兆军.广西2007年病毒性肝炎流行病学特征分析[J].公共卫生与预防医学,2008,19(4):15-17.

[135]亓文婷,孙建东,徐爱强,等.山东省乙型肝炎、肝硬化及肝癌流行趋势分析[J].中国公共卫生,2009,25(4):389-391.

[136]齐小秋,王宇.全国人群乙型病毒性肝炎血清流行病学调查报告[M].北京:人民卫生出版社,2011.

[137]钱福初,邹伟华,秦基取,等.慢性 HBV 感染者病毒基因型与临床指标关系的初步研究[J].中华医院感染学杂志,2010,20(3):327-329.

[138]谈逸云,赵黎芳,申惠国,等.上海市闵行区成人乙肝防治相关知识知晓率调查[J]. 现代预防医学,2010,37(14):2679 -2681.

[139]王富珍,龚晓红,齐亚莉,等.北京市乙肝病毒感染有关肝病死亡状况分析[J]. 中国预防医学杂志,2006,7(5):398-400.

[140]王华,江伟.中国人群乙型肝炎主要危险因素的 Meta 分析[J].江苏预防医学,2010,2(3):13-16.

[141]王怀,张卫,吴疆,等.北京市成人乙型肝炎疫苗免疫接种现况调查[J].中国公共卫生,2010,26(5):612-614.

[142]卫生部.2009 年补种乙肝疫苗项目管理方案[Z].2009-07-01.

[143]卫生部.医务人员艾滋病病毒职业暴露防护工作指导原则(试行)[Z].2004-04-06.

[144]卫生部政务公开办公室.卫生部政务公开办公室关于已核准的乙肝表面抗原携带者不得从事的职业的说明[Z]. 2011-02-17.

[145]吴伟慎,陈静,何海艳,等.设立监测点和统一报告标准对乙型肝炎诊断报告的影响研究[J].中华疾病控制杂志,2015,19(2):174-176.

[146]吴伟慎,单爱兰,解晓华,等.乙型和丙型病毒性肝炎高危人群血清学分析[J].中国慢性病预防与控制,2010,18(1):93-94.

[147]吴伟慎,赵莹,陈静,等. 天津市 2004—2013 年戊型肝炎流行趋势和特征分析[J].中国病毒病杂志,2015,1(5):45-49.

[148]吴伟慎,赵莹,陈静,等.天津市急性乙型肝炎流行特征及感染危险因素研究[J].疾病监测,2014,29(9):729-732.

[149]吴伟慎,赵莹,何海艳,等.天津市乙型和丙型病毒性肝炎相关肝硬化肝癌死亡率及流行特征研究[J].预防医学情报杂志,2016,32(9):941-944.

[150]吴伟慎.天津市乙型肝炎病毒感染免疫流行病学研究[D].天津:天津医科大学,2011:1-41.

[151]吴伟慎.乙型和丙型病毒性肝炎及相关肝细胞癌的流行现况[J].职业与健康,2014,30(19):2818-2825.

[152]熊田甜,周小涛,朱奕,等. 深圳市宝安区 2008-2012 年乙型肝炎流行病学特征分析[J].公共卫生与预防医学,2013,24(4):75-76.

[153]徐峰,何凡,周波青,等.不同剂量和程序的乙型病毒性肝炎疫苗免疫效果观察分析[J].疾病监测,2013,28(1):38-41.

[154]徐张燕,张敏,崔亚萍,等.疾病负担研究的发展与应用[J].中国肿瘤,2013,22(8):638-643.

[155]姚军,韩晓军,周绍聪,等.浙江省乙型肝炎血清流行病学研究[J].疾病监测,1997,12(7):258-260.

[156]俞斌,余滨,王夏,等.韩荣华武汉市近10年1~3岁儿童乙型肝炎疫苗接种率和乙型肝炎病毒表面抗原携带率调查及发病率分析[J].中国计划免疫,2005,11(2):132-133.

[157]张迟,蔡碧,唐险峰,等.湖北省1997—2007年病毒性肝炎流行特征分析[J].公共卫生与预防医学,2009,20(3):42-48.

[158]张文增,李长青,冀国强,等.北京市顺义区乙型肝炎疫苗母婴阻断效果评价[J].中国疫苗和免疫,2010,16(2):136-139.

[159]赵克开,张瑞祺,缪晓辉.丙型肝炎病毒感染的自然史[J].肝脏,2004,9(9):3-7.

[160]赵莹,单爱兰,陈静,等.规模化社区乙型病毒性肝炎及相关疾病现患率调查[J].职业与健康,2014,30(4):503-505.

[161]郑景山,蔡碧,李斌,等.湖北省儿童乙肝疫苗接种率及影响因素分析[J].公共卫生与预防医学,2005,16(1):4-6.

[162] 中华医学会妇产科学分会产科学组.乙型肝炎病毒母婴传播预防临床指南(第1版)[J].中华妇产科杂志,2013,48(2):151-154.

[163]中华医学会肝病学分会,中华医学会感染病学分会.慢性乙型肝炎防治指南(2015年版)[J].中国肝脏病杂志(电子版),2015,7(3):1-18.

[164]中华预防医学会,中国疾病预防控制中心免疫规划中心.中国成人乙型肝炎免疫预防技术指南[J].中华流行病学杂志,2011,32(12):1199-1203.

[165]钟群,谌稳国,罗述斌.重组乙型肝炎疫苗在健康人群中的免疫效果及安全性评价[J].实用预防医学,2012,19(10):1491-1493.

[166]周雪宁,万延川,权志博,等.性别对乙肝血清标志物模式人群分布率的影响及其探讨[J].实用医技杂志,2008,15(14):1802-1803.

[167]庄辉.加强对新生儿以外人群乙型肝炎疫苗免疫[J].中华流行病学杂志,2004,25(5):376.

[168]万春平.丙型肝炎病毒流行状况及主要危险因素研究进展[J].齐齐哈尔医学院学报,2015,36(30):4612-4614.

[169]王国栋,余正.国外丙型肝炎筛查经济学评价研究介绍[J].现代商贸工业,2015,7(13):90-91.

[170]魏来.丙型肝炎病毒感染后的自然史[J].中华肝脏病,2004,12(2):102.

[171]中国肝炎防治基金会.丙型病毒性肝炎防治教育手册[Z].2016-07-01.

[172]中国疾病预防控制中心.丙型肝炎病毒实验室检测技术规范[Z].2010-5-20.

[173] 中华人民共和国卫生部.WS213-2008 丙型病毒性肝炎诊断标准[S].北京:卫生部,2009-6-15.

[174]中华医学会肝病学分会,中华医学会感染病学分会.丙型肝炎防治指南(2019 年更新版)[J].临床肝胆病杂志,2019,35(12):2670-2686.

[175]中华预防医学会医院感染控制分会.中国丙型病毒性肝炎医院感染防控指南[J].中华医院感染学杂志,2012,22(24):I-IV.

[176]王豪.丙型肝炎的流行病学与预防[J].中华肝脏病杂志,2003,11(6):366-367.

[177]施阳,李燕婷,吴寰宇,等.医护人员丙型病毒性肝炎防治知识的知晓情况[J].环境与职业医学,2011,28(6):332-334.

[178]钱合笑,邵永强,张娜.温州市 2009 年居民恶性肿瘤死亡特征分析[J].公共卫生与预防医学,2011,22(4):32-34.

[179]马起山,邹宇华,张顺祥.疾病无形负担的研究进展[J].中国卫生经济,2011,30(1):89-91.

[180]刘童童,肖瓅,李雨波,等.不同人群丙型肝炎知识及行为和宣传材料需求调查[J].中国艾滋病性病,2010,16(3):273-276.

[181]李婷婷,殷森,黎诚耀.丙型肝炎疫苗最新研究进展—挑战与希望并存[J].现代免疫学,2015,35(1):81-87.

[182]胡玉荣,哈斯额尔敦,十月等.丙型肝炎的流行现状与预防[J].基层医学论坛,2006,10(2):178-179.

[183]胡善联.疾病负担的研究(上)[J].卫生经济研究,2005,(5):22-27.

[184]WS 213-2018,丙型病毒性肝炎诊断[S].

[185]WS/T 453-2014,丙型病毒性肝炎筛查及管理[S].

[186]Wosen Aman,Shaymaa Mousa,GamalShiha,et al. Current status and future directions in the management of chronic hepatitis C[J].Viro J,2012,9:57.

[187]Sean F. Altekruse,Katherine A. McGlynn,Marsha E. Reichman. Hepatocellular Carcinoma Incidence,Mortality,and Survival Trends in the United States From 1975 to 2005[J]. J Clin Oncol,2009,27(9):1485-1491.

[188]Gerlach JT,Diepolder HM,Zachoval R,et al:Acute hepatitis C. high rate of both spontaneous and treatment-induced viral clearance [J].Gastroenterology, 2003,125:80-88.

[189]WS300-2008,丁型病毒性肝炎诊断标准[S].

[190] 飞华健康网,5 种肝炎病毒的抵抗力 [EB/OL]. https://www.fh21.com.cn/gbk/gy/jx/357247.html.2012-12-26/2018-09-10.

[191]Zhimin Guo,Thomas King. Therapeutic Strategies and New Intervention Points in Chronic Hepatitis Delta Virus Infection[J]. Int J Mol Sci,2015,16: 19537-52.

[192]WHO. Hepatitis D. Fact sheet. Ref Type:Report(2017).

[193]Rizzetto M. The delta agent[J]. Hepatology,1983,3:729-37.

[194]Cross TJ,Rizzi P,Horner M,et al. The increasing prevalence of hepatitis delta virus(HDV)infection in south London[J]. J Med Virol,2008,80:277-82.

[195]Farci P,Niro GA. Clinical features of hepatitis D[J]. Semin Liver Dis, 2012,32(3):228-36.

[196]Aguilera A,Trastoy R,Barreiro P,et al. Decline and changing profile of hepatitis delta among injection drug users in Spain[J]. Antivir Ther,2018,23(1): 87-90.

[197]Braga WS,Castilho Mda C,Borges FG,etal. Hepatitis D virus infection in the Western Brazilian Amazon-Far from a vanishing disease[J]. Rev Soc Bras Med Trop,2012,45:691-5.

[198]Alfaiate D,D é ny P,Durantel D. Hepatitis delta virus:from biological and medical aspects to current and investigational therapeutic options[J]. Antiviral Res, 2015,122:112-29.

[199]Bahcecioglu IH,Aygun C,Gozel N,et al. Prevalence of hepatitis delta virus

(HDV)infection in chronic hepatitis B patients in eastern Turkey:still a serious problem to consider[J]. J Viral Hepat,2011,18(7):518–24.

[200]Abbas Z,Jafri W,Raza S. Hepatitis D:Scenario in the Asia–Pacific region [J]. World J Gastroenterol,2010,16:554–62.

[201]Wedemeyer H,Manns MP. Epidemiology,pathogenesis and management of hepatitis D:Update and challenges ahead[J]. Nat Rev Gastroenterol Hepatol,2010,7:31–40.

[202]Genne′ D,Rossi I. Hepatitis delta in Switzerland:A silent epidemic[J]. Swiss Med Wkly,2011,141:w13176.

[203]Gheorghe L,Csiki IE,Iacob S,Gheorghe C,et al. Hepatitis Delta Virus Infection in Romania:Prevalence and Risk Factors[J]. J Gastrointestin Liver Dis, 2015,24(4):413–21.

[204]Tahaei SM,Mohebbi SR,Azimzadeh P,et al. Prevalence of hepatitis D virus in hepatitis B virus infected patients referred to Taleghani hospital,Tehran,Iran [J]. Gastroenterol Hepatol Bed Bench,2014,7(3):144–50.

[205]Shadur B. Mac Lachlan J,Cowie B. Hepatitis D virus in Victoria 2000–2009[J]. Intern Med J,2013,43(10):1081–7.

[206]Rizzetto M,Ciancio A. Epidemiology of hepatitis D[J]. Semin Liver Dis, 2012,32:211–9.

[207]Rizzetto M,Ponzetto A,Forzani I. Hepatitis delta virus as a global health problem[J]. Vaccine,1990;8(Suppl):S10–S14,discussion S21–S23.

[208]Holmberg SD,Ward JW. Hepatitis delta:Seek and ye shall find[J]. J Infect Dis,2010,202:822–4.

[209]Hung CC,Wu SM,Lin PH,et al. Increasing incidence of recent hepatitis D virus infection in HIV–infected patients in an area hyperendemic for hepatitis B virus infection[J]. Clin Infect Dis,2014,58:1625–33.

[210]Sarah Coghill,John McNamara,Marion Woods,et al. Epidemiology and clinical outcomes of Hepatitis delta (D)virus infection in Queensland,Australia[J]. International Journal of Infectious Diseases,2018,74:123–7.

[211]Rosina R,Conoscitore P,Guppone G,et al. Changing pattern of chronic hepatitis D in southern europe[J]. Gastroenterology,1999,117:161–6.

[212]Rizzetto M. Hepatitis D Virus: Introduction and Epidemiology[J]. Cold Spring Harb Perspect Med, 2015, 5: a021576.

[213]Rizzetto M, Alavian SM. Hepatitis delta: The rediscovery[J]. Clin Liver Dis, 2013, 17: 475-87.

[214]Kim HS, Kim SJ, Park HW, et al. Prevalence and clinical significance of hepatitis D virus co-infection in patients with chronic hepatitis B in Korea[J]. J Med Virol, 2011, 83: 1172-11.

[215]Noureddin M., Gish R. Hepatitis delta: epidemiology, diagnosis and management 36 years after discovery[J]. Curr. Gastroenterol Rep, 2014, 16: 365 .

[216]Mai Thanh Binh, Nghiem Xuan Hoan, Hoang Van Tong, et al. High prevalence of hepatitis delta virus in Cameroon[J]. NATURE SCIENTIFIC REPORTS, 2018, 8: 1161.

[217]Liao B, Zhang F, Lin S, et al. Epidemiological, Clinical and Histological Characteristics of HBV/HDV Co-Infection: A Retrospective Cross-Sectional Study in Guangdong, China[J]. PLoS ONE, 2014, 9(12): e115888.

[218]WS301-2008,戊型病毒性肝炎诊断标准[S].

[219]Brittany L Kmush, Kenrad E Nelson, Alain B Labrique. Risk factors for hepatitis E virus infection and disease[J]. Anti Infect, 2014, 10(1): 1-13.

[220]韩一楠,张玫,等.大连市 1997-2010 年戊肝流行特征分析[J].疾病监测与控制杂志,2012,6(12):726-728.

[221]唐倩如,朱德东.1999-2008 年浙江省宁波市戊型病毒性肝炎流行特征分析[J].疾病监测,2010,25(4):258-260.

[222]欧剑鸣,谢忠杭,洪荣涛,等.福建省 2004—2010 年戊型病毒性肝炎流行特征分析[J].中华流行病学杂志,2012,33(4):445-446.

[223]李澄,李彬,范耀春.内蒙古 1997-2010 戊型病毒性肝炎流行病学特征分析[J]. 医学动物防制,2012,28(4):362-364.

[224]Hitoshi Mizuo, Yasuyuki Yazaki, Kenji Sugawara, et al. Possible risk factors for the Transmission of hepatitis E virus and for the severe form of hepatitis E acquired locally in Hokkaide, Japan[J]. Joural of Medical Virology, 2005, 76: 341-349.

[225]国家卫生健康委员会疾控局.关于印发病毒性肝炎防治知识要点的通知[Z].2018-07-26.